AF279195

ENFERMEDADES AUTOINMUNES SISTÉMICAS y REUMATOLOGÍA

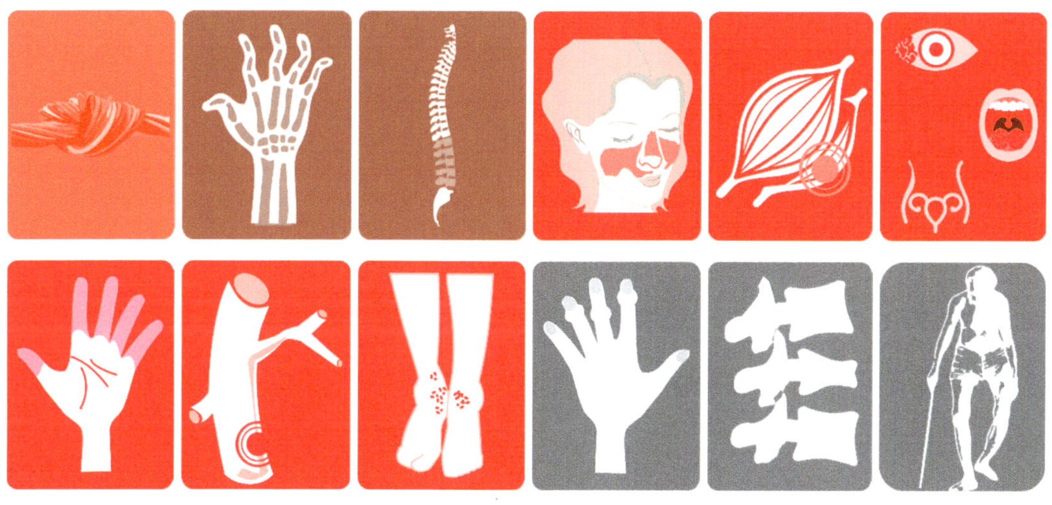

Manual para estudiantes en Ciencias de la Salud

Serie: MEDICINA
MANUALES Y TEXTOS UNIVERSITARIOS, nº 65

CORRAL GUDINO, Luis

Enfermedades autoinmunes sistémicas y Reumatología : manual para
estudiantes en Ciencias de la Salud / Valladolid : Ediciones Universidad
de Valladolid, 2025

    380 p. : il. ; 21x21 cm. (Manuales y textos universitarios. Medicina; 65)
    ISBN 978-84-1320-346-1

1. Reumatología 2. Artritis reumatoide 3. Fibromialgia 4. Osteoporosis
5. Lupus eritematoso 6. Reumatismo I. Corral Gudino, Luis II. Universidad de Valladolid, ed.

    616.72(035)-057.875

ENFERMEDADES AUTOINMUNES SISTÉMICAS y REUMATOLOGÍA

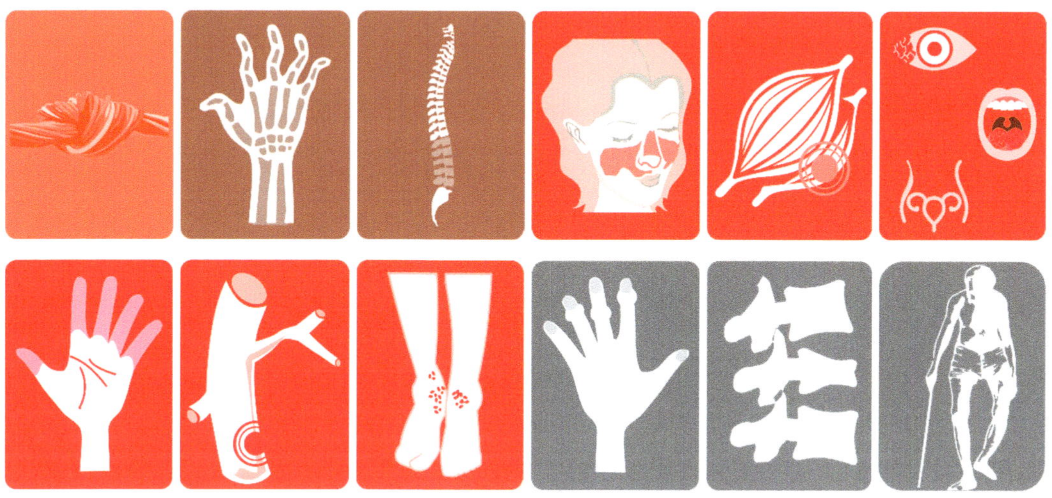

Manual para estudiantes en Ciencias de la Salud

Luis CORRAL GUDINO

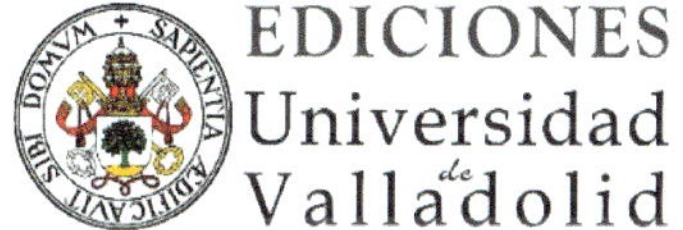

EDICIONES Universidad de Valladolid

© LUIS CORRAL GUDINO, Valladolid, 2025
Ediciones Universidad de Valladolid

Primera edición 2025

ISBN 978-84-1320-346-1
DL: VA-285-2025

Diseño de cubierta y maquetación: Luis Corral Gudino

Preimpresión: Ediciones Universidad de Valladolid
Imprime: Ulzama Digital - España

Autor

CORRAL GUDINO, LUIS

Profesor en la Facultad de Medicina de la Universidad de Valladolid, Adjunto de Medicina Interna con plaza vinculada en el Hospital Universitario Río Hortega de Valladolid.

Tabla de contenidos

PLANO DE LAS ENFERMEDADES AUTOINMUNES Y REUMATOLÓGICAS 13

ACRÓNIMOS 17

PRÓLOGO (EL PUNTO DE VISTA DE UN REUMATÓLOGO, INTERNISTA Y PROFESOR) 21

PRÓLOGO (EL PUNTO DE VISTA DE LOS PACIENTES) 23

PRÓLOGO (EL PUNTO DE VISTA DEL ESTUDIANTE) 25

PRESENTACIÓN 27

¿CÓMO USAR ESTE LIBRO? 29

BLOQUE 1. CONCEPTOS INTRODUCTORIOS 33

1. INTRODUCCIÓN 35
2. CUATRO CONCEPTOS INTRODUCTORIOS EN ENFERMEDADES AUTOINMUNES SISTÉMICAS Y REUMATOLOGÍA 37
    2.1. ¿Enfermedades autoinmunes o autoinflamatorias? 37
    2.2. ¿Criterios diagnósticos o clasificatorios? 44
    2.3. Comorbilidades en enfermedades inmunomediadas. Más allá de la inflamación 47
    2.4. ¿Y la calidad de vida del paciente? La eterna olvidada 51
3. LA HISTORIA CLÍNICA EN ENFERMEDADES AUTOINMUNES SISTÉMICAS 55
4. EL LABORATORIO DE AUTOINMUNIDAD EN EL DIAGNÓSTICO DE LAS ENFERMEDADES AUTOINMUNES 69
5. EL PAPEL DE COMPLEJO MAYOR DE HISTOCOMPATIBILIDAD (HLA) EN ENFERMEDADES INMUNOMEDIADAS 77
6. DIAGNÓSTICO DIFERENCIAL EN ENFERMEDADES AUTOINMUNES SISTÉMICAS Y REUMATOLOGÍA 81
    Diagnóstico diferencial de la artritis 81
    Diagnóstico diferencial de la debilidad muscular (miopatías inflamatorias) 90
    Diagnóstico diferencial de la uveitis 98
7. BÁSICOS EN EL TRATAMIENTO DE LAS ENFERMEDADES AUTOINMUNES 103

BLOQUE 2. ENFERMEDADES CON PREDOMINO DE LA AFECTACIÓN ARTICULAR 117

1. ARTRITIS REUMATOIDE 119
2. ESPONDILOARTROPATÍAS 139
   Espondilitis anquilosante.. 141
   Artritis psoriásica 146
   Artritis asociada a enfermedad inflamatoria intestinal 147
   Artritis reactiva... 147
3. ARTRITIS IDIOPÁTICA JUVENIL 155
4. OTRAS 157
   RS3PE (Remitting Seronegative Simmetrical Synovitis with Pitting Edema) 157
   Policondritis recidivante 158
5. ARTROPATÍAS NO INMUNOMEDIADAS 161
   Infección osteoarticular 161
   Artropatía microcristalina 163

BLOQUE 3. ENFERMEDADES CON PREDOMINO DE LA AFECTACIÓN SISTÉMICA........... 165

1. LUPUS ERITEMATOSO SISTÉMICO 167
2. ESCLEROSIS SISTÉMICA 187
3. DERMATOMIOSITIS Y MIOPATÍAS INFLAMATORIAS 205
4. ENFERMEDAD MIXTA DEL TEJIDO CONECTIVO Y SÍNDROMES DE SUPERPOSICIÓN O SOLAPAMIENTO. 217
5. SÍNDROME DE SJÖGREN 221
6. SÍNDROME ANTIFOSFOLIPÍDICO 229
7. VASCULITIS 241
   Vasculitis que afectan a grandes vasos.. 246
   Vasculitis que afectan a vasos medianos 255
   Vasculitis que afectan a pequeños vasos (ANCA) 262
   Otras vasculitis (Behçet)   [atención, no escribir Beçhet] 273
   Otras vasculitis (infrecuentes)... 276

BLOQUE 4. ENFERMEDADES METABÓLICAS, DEGENERATIVAS O HEREDITARIAS 283

1. ARTROSIS U OSTEOARTRITIS 285
2. OSTEOPOROSIS.. 297
3. OSTEOMALACIA 317
4. ENFERMEDAD ÓSEA DE PAGET 327
5. ENFERMEDADES HEREDITARIAS DEL TEJIDO CONECTIVO 337
   Osteogénesis imperfecta 337
   Síndrome de Marfan 338
   Síndrome de Ehlers-Danlos 339

BLOQUE 5. ENFERMEDADES POR DEPÓSITO, ACÚMULO O INFILTRACIÓN **341**

1. AMILOIDOSIS 345
2. ENFERMEDAD RELACIONADA CON IgG4 351
3. SARCOIDOSIS 355
4. ¿CUÁNDO SOSPECHAR ESTAS ENTIDADES? 361

BLOQUE 6. SÍNDROMES DE DOLOR CRÓNICOS O DE SENSIBILIZACIÓN CENTRAL **363**

1. FIBROMIALGIA 367
2. SÍNDROME DE FATIGA CRÓNICA/ENCEFALOMIELITIS MIÁLGICA 369

BLOQUE 7. SÍNDROMES AUTOINFLAMATORIOS **371**

ENFERMEDADES AUTOINFLAMATORIAS SISTÉMICAS MONOGÉNICAS 373
Enfermedad de Still del adulto 375
Fiebre mediterránea familiar 376
Síndrome VEXAS 377

Plano de las enfermedades autoinmunes y reumatológicas

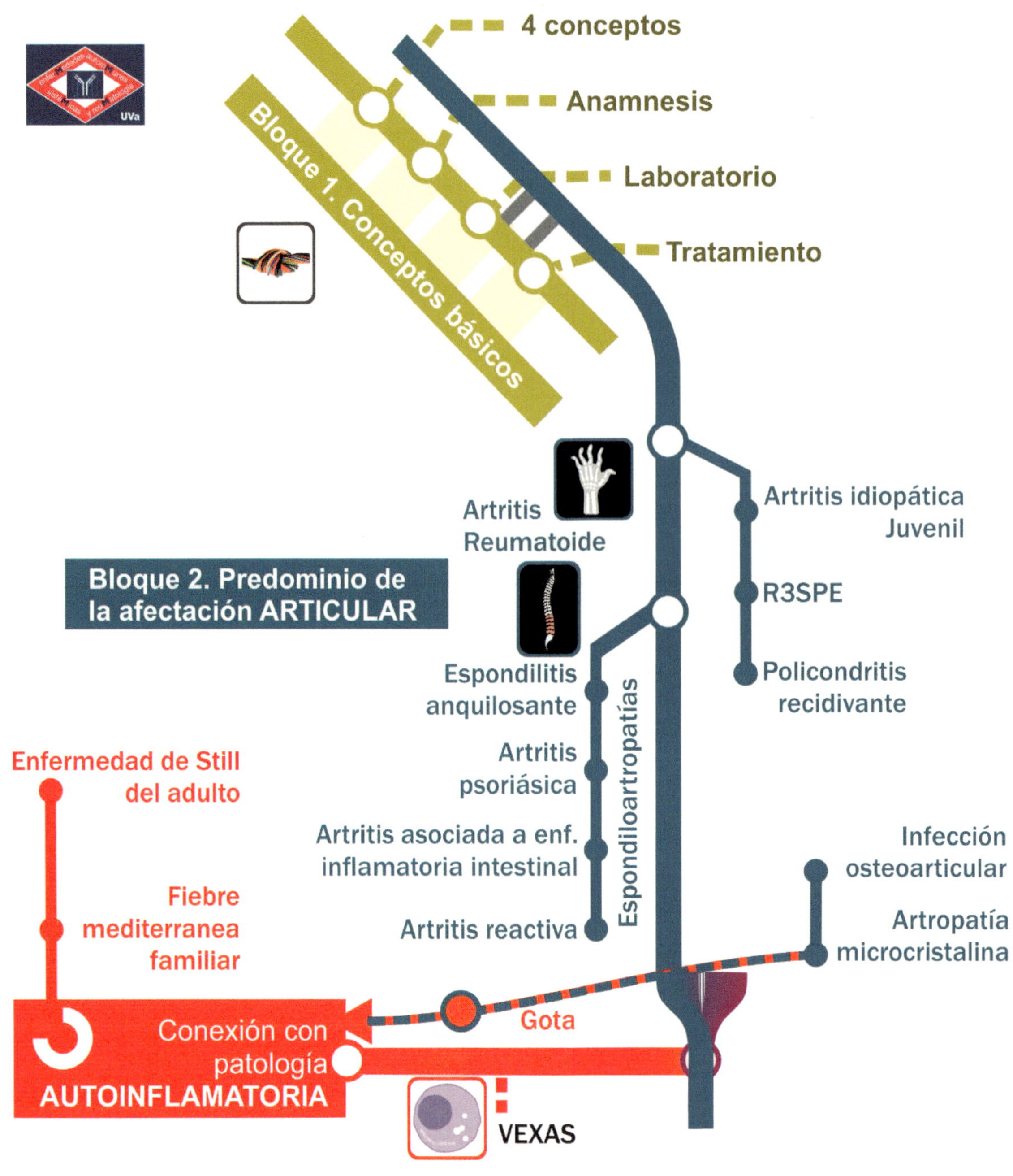
UVa
Bloque 1. Conceptos básicos
4 conceptos
Anamnesis
Laboratorio
Tratamiento
Artritis Reumatoide
Bloque 2. Predominio de la afectación ARTICULAR
Espondilitis anquilosante
Artritis psoriásica
Artritis asociada a enf. inflamatoria intestinal
Artritis reactiva
Espondiloartropatías
Artritis idiopática Juvenil
R3SPE
Policondritis recidivante
Infección osteoarticular
Artropatía microcristalina
Enfermedad de Still del adulto
Fiebre mediterranea familiar
Conexión con patología
AUTOINFLAMATORIA
Gota
VEXAS

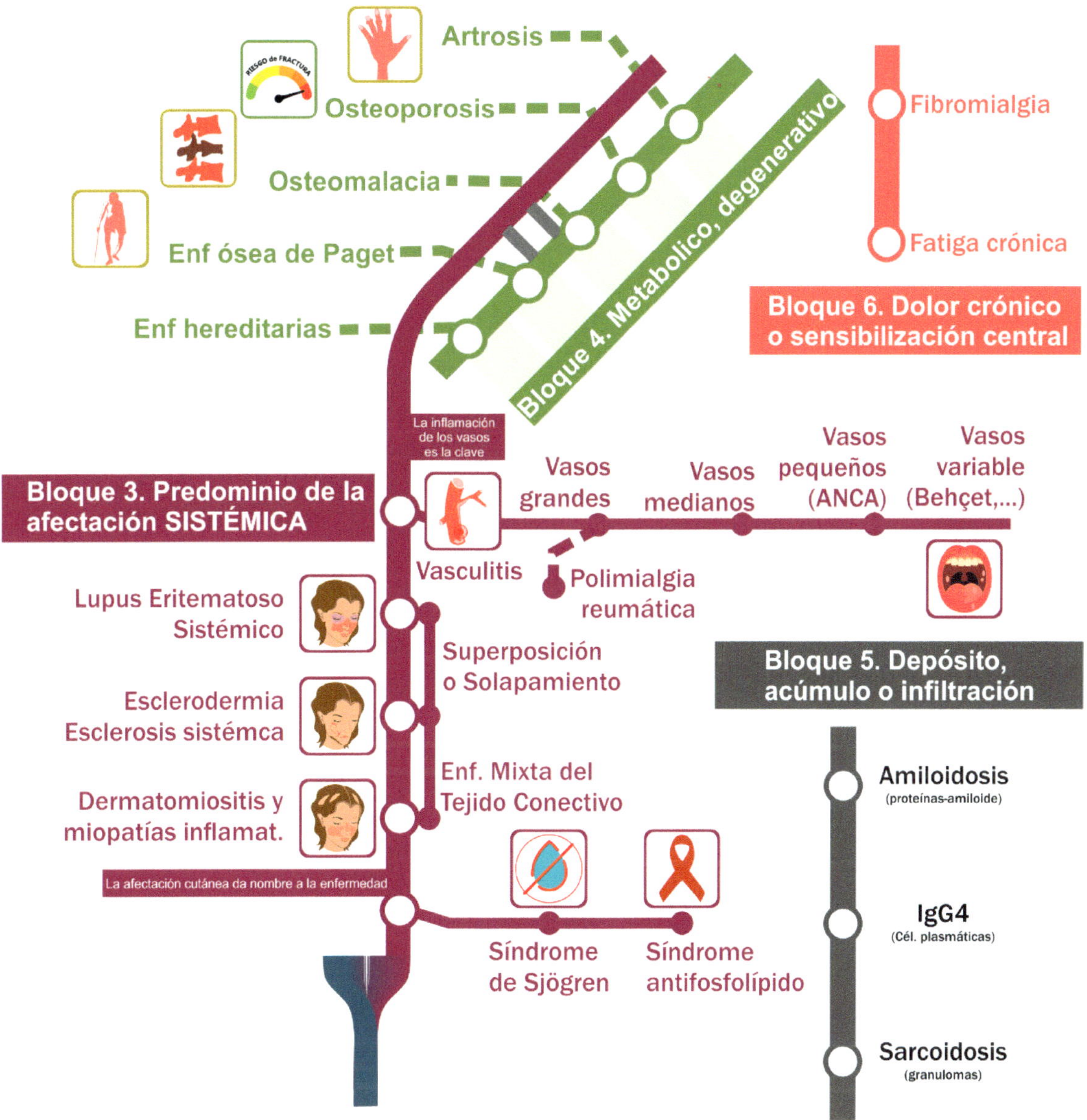
Artrosis
Osteoporosis
RIESGO de FRACTURA
Osteomalacia
Enf ósea de Paget
Enf hereditarias
Bloque 4. Metabolico, degenerativo
Fibromialgia
Fatiga crónica
Bloque 6. Dolor crónico o sensibilización central
La inflamación de los vasos es la clave
Bloque 3. Predominio de la afectación SISTÉMICA
Vasos grandes
Vasos medianos
Vasos pequeños (ANCA)
Vasos variable (Behçet,...)
Vasculitis
Polimialgia reumática
Lupus Eritematoso Sistémico
Esclerodermia Esclerosis sistémca
Superposición o Solapamiento
Bloque 5. Depósito, acúmulo o infiltración
Enf. Mixta del Tejido Conectivo
Dermatomiositis y miopatías inflamat.
Amiloidosis
(proteínas-amiloide)
La afectación cutánea da nombre a la enfermedad
Síndrome de Sjögren
Síndrome antifosfolípido
IgG4
(Cél. plasmáticas)
Sarcoidosis
(granulomas)

Acrónimos

ABP:	Aprendizaje basado en problemas
Ac:	Anticuerpo
ACPA:	Anticuerpos antiproteína citrulinada
ACR:	Colegio Americano de Reumatología
ADA:	Déficit de adenosina desaminasa
Ag:	Antígeno
AIJ:	Artritis idiopática juvenil
AINEs:	Antiinflamatorios no esteroideos
ANA:	Anticuerpos antinucleares
ANCA:	Anticuerpos frente al citoplasma de los neutrófilos
APS:	Síndrome antifosfolipídico
AR:	Artritis Reumatoide
ASMA:	Anticuerpos anti-músculo liso
AST/ALT:	Aspartato aminotransferasa / Alanina aminotransferasa
AQP4:	Acuaporina 4
BlyS:	Estimulador de linfocitos
CARD15:	Gen asociado al síndrome de Blau
CBP:	Cirrosis biliar primaria
CD20:	Antígeno de superficie de linfocitos B
CENP:	Proteína centromérica
CINCA:	Síndrome crónico infantil neuro cutáneo-articular
CREST:	Calcinosis, Raynaud, Esófago, Esclerodactilia, Telangiectasias
CTLA-4:	Antígeno de linfocitos T citotóxicos 4
DP, DQ, DR:	Subtipos de HLA clase II
dsDNA:	ADN de doble cadena
ECG:	Electrocardiograma
EGPA:	Granulomatosis eosinofílica con poliangitis
EMTC:	Enfermedad mixta del tejido conectivo
ENA:	Antígenos nucleares extraíbles
EOP:	Enfermedad ósea de Paget
ES:	Esclerosis sistémica

EULAR: Liga Europea contra el Reumatismo
FCAS: Síndrome Autoinflamatorio Familiar asociado al frío
FAME: Fármaco modificador de la enfermedad
FMF: Fiebre mediterránea familiar
FR: Factor Reumatoide
GPA: Granulomatosis con poliangitis
HBPM: Heparina de bajo peso molecular
HCQ: Hidroxicloroquina
HDL: Lipoproteínas de alta densidad
HIDS: Síndrome de Hiper IgD
HLA: Antígeno leucocitario humano
HR: Hazard ratio (cociente de riesgo)
IA: Inteligencia artificial
IFI: Inmunofluorescencia indirecta
IgG, IgM: Inmunoglobulinas G y M
IL: Interleucinas
IL1RN: Gen del antagonista del receptor de interleucina 1
ILAR: Liga Internacional de Asociaciones de Reumatología
INFα: Interferón alfa
IMC: Índice de masa corporal
INR: Índice Internacional Normalizado
IRSN: Inhibidores de la recaptación de serotonina y noradrenalina
LKM: Anticuerpos anti-microsomas hepáticos/renales
LES: Lupus eritematoso sistémico.
MEFV: Gen de la pirina en fiebre mediterránea familiar
MHC: Complejo mayor de histocompatibilidad
MPA: Poliangitis microscópica
MPO: Mieloperoxidasa
MVK: Mevalonato quinasa
NFκB: Factor nuclear-kappa B
NLRP3:   Gen de criopirina
NOMID: Enfermedad Inflamatoria Multisistémica de Inicio Neonatal
PAPA: Artritis Piogénica, Pioderma Gangrenoso y Acné
PCR: Proteína C reactiva
PFAPA: Fiebre periódica, estomatitis aftosa, faringitis, adenitis

PR3:	Proteinasa 3
PSPTP1:	Gen relacionado con el síndrome PAPA
Scl-70:	Anticuerpo anti-topoisomerasa I
Sm:	Anticuerpo anti-Smith
SSA/Ro:	Ac anti-Ag A relacionados con el síndrome de Sjögren, Ac anti-Ro
SSB/La:	Ac anti-Ag B relacionados con el síndrome de Sjögren, Ac anti-La
SQSTM1:	Sequestosoma 1
TNFα:	Factor de necrosis tumoral alfa
TNFRSF1A:	Gen del receptor de TNFα asociado a TRAPS
TRAPS:	Síndrome Periódico Asociado al Receptor de TNFα
VEXAS:	Vacuolas, enzima E1, asociado al X, autoinflamatorio, somático
VSG:	Velocidad de sedimentación globular.

Prólogo (el punto de vista de un reumatólogo, internista y profesor)

La Medicina ha experimentado profundos cambios en las últimas décadas. Sin embargo, a pesar de los avances tecnológicos, la esencia de la actividad médica mantiene principios fundamentales. La competencia clínica se construye sobre pilares sólidos: el conocimiento y las habilidades prácticas. No se trata solo de dominar contenidos o técnicas, sino de aplicarlos con juicio, empatía y compromiso hacia el paciente.

Este *Manual de Enfermedades Autoinmunes Sistémicas y Reumatología* se dirige a estudiantes que en una gran proporción centrarán su labor médica en el ámbito clínico. En este contexto, el razonamiento clínico sigue siendo una competencia clave, incluso en un entorno cada vez más digitalizado. Pero la medicina no puede desligarse de sus dimensiones humanas: el médico debe ser compasivo, comunicativo, flexible y capaz de ofrecer una atención personalizada, de calidad y centrada en la promoción de la salud.

La Reumatología es, hoy en día, una de las especialidades más clínicas. La anamnesis y la exploración física siguen siendo esenciales para el diagnóstico, y permiten establecer una relación estrecha con el paciente. Por otro lado, en muchas ocasiones el enfoque más adecuado es multidisplinar, facilitando el trabajo en equipo con otros colegas. Todo ello aprovechando las oportunidades terapéuticas que ofrece la biotecnología, capaces de modificar la evolución natural de muchas de estas enfermedades crónicas.

Me aproximo a esta obra con especial aprecio, al recordar el manual que, hace más de cinco décadas, llegó a mis manos gracias al profesor Sisinio de Castro. Aquel texto, que marcó una época, ofrecía una visión personal y coherente de las enfermedades, alejada del enfoque fragmentado de las obras colectivas. Ante esta obra mi emoción es similar, ya que sigue esa misma tradición, no solo transmite conocimiento, sino también una forma de entender la enfermedad.

Este manual propone una estructura clara, con capítulos dedicados a las principales enfermedades autoinmunes y otras entidades reumatológicas. Los contenidos se exponen con profundidad y claridad didáctica, apoyados por esquemas, algoritmos e imágenes que facilitan la comprensión, reflejo de la experiencia docente del autor.

Un aspecto destacado es la inclusión de casos clínicos orientados al desarrollo del razonamiento diagnóstico, siguiendo el modelo del aprendizaje basado en problemas (ABP), introducido por la Universidad de McMaster (Canadá). Esta universidad fue también pionera en la apuesta por la enseñanza basada en competencias, una enseñanza activa y significativa que, lamentablemente, tardó en consolidarse en muchas Facultades de Medicina en nuestro país.

La incorporación de herramientas de inteligencia artificial, como ReumatIA, constituye otro de los aciertos de esta obra. He tenido la oportunidad de utilizarla, y me ha sorprendido por su eficacia: actúa como un tutor incansable, disponible en todo momento, que guía al estudiante en el análisis clínico con claridad y rigor.

Este manual del profesor Luis Corral Gudino es un reflejo de su clarividencia clínica, su capacidad analítica para hacer comprensibles los problemas complejos, su excelencia como docente y su incansable curiosidad científica. Es, sin duda, una valiosa contribución tanto por su contenido académico como por su innovadora propuesta pedagógica. Será de gran utilidad para los alumnos de esta asignatura.

Salamanca, mayo de 2025

Prof. JAVIER DEL PINO MONTES

Catedrático emérito del departamento de Medicina
de la Universidad de Salamanca.

Prólogo (el punto de vista de los pacientes)

Nos invitan a los pacientes a prologar este manual básico sobre enfermedades autoinmunes sistémicas y reumatológicas. Espero que os sirva para conocer más sobre este grupo de enfermedades y que os ayude en este camino que estáis iniciando en la medicina.

Pero además de aprender sobre habilidades clínicas, síntomas, signos o tratamiento os propongo un reto a la vez que avanzáis por este libro. Me gustaría que mientras conocéis las distintas enfermedades os pongáis en el papel de quien convive con una de estas enfermades, que las conozcáis no solo desde el punto de vista médico sino que os pongáis en la "piel" del paciente.

Cuando llega el diagnóstico, casi siempre a edades muy tempranas es un impacto brutal. Te dicen que tienes una enfermedad crónica, que cursa por brotes, no tiene cura y que tendrás que aprender a vivir con ella.

Sí en los próximos años ves a una persona que padece una de estas enfermedades, será difícil que percibas el dolor, el cansancio, la afectación orgánica ni los efectos secundarios de los tratamientos. Ninguna analítica ni ninguna prueba de imagen podrá medirte esto. De ahí que a veces parezcan enfermedades invisibles para todos menos para los que lo padecemos.

Estas enfermedades nos afectan en todos los ámbitos de la vida incluidas las relaciones personales, las sociales o en nuestra vida laboral. Debido a estas enfermedades tenemos muchas limitaciones, además del miedo y la incertidumbre a la evolución y los brotes de la enfermedad.

Es necesario destacar la vulnerabilidad que sufrimos los pacientes, y nuestras familias, con estas patologías. Es preciso avanzar hacia una detección precoz, una atención multidisciplinar y una mayor investigación para ayudar a mejorar la calidad de vida de pacientes que padecemos enfermedades autoinmunes.

Tu, como futuro profesional de la salud, nos puedes ayudar mucho en toda esta experiencia. No solo diagnosticado o pautando el tratamiento más adecuado, sino dedicándonos tiempos, escuchándonos, llamándonos por nuestro nombre, facilitándonos el tránsito y la atención en los complejos "edificios" del sistema de salud, ayudándonos a poner en orden nuestra vida laboral o a encontrar recursos que nos ayuden a convivir con la enfermedad más allá de normalizar los valores analíticos. Sin duda tu vas a ser una pieza fundamental en que los futuros pacientes tengan una atención de calidad, cohesionada, ágil y personalizada. Gracias por adelantado.

Valladolid, mayo de 2025

PILAR CARDABA CRESPO

En representación de la Asociación de
Enfermedades Autoinmunes y Vasculitis "EAVACyL"

Prólogo (el punto de vista del estudiante)

Esta es la primera edición de este libro. Aún no ha sido abierto, hojeado, subrayado, anotado, servido como cuaderno de dibujo, regalado a un amigo o pareja, ni nada parecido por ningún estudiante. Es por ello por lo que aún no hay ningún estudiante que pueda prologar este manual.

De momento sus páginas permanecen inmaculadas a la espera de fluorescentes, lápices o bolígrafos. Ni siquiera tiene dobladas sus esquinas ni señalados sus capítulos con post-it de colores.

Su destino es ser parte de la biblioteca de algún o alguna estudiante, para servirle como guía en el campo de las enfermedades autoinmunes y la reumatología. Está esperando a que, una vez abierto por primera vez, se convierta en su compañero de viaje.

Quizás seas tu ese o esa estudiante. Y, quién sabe, quizás te sea tan útil este libro, que en la segunda edición, sea tu prólogo el que aparezca en este apartado.

Como uses este libro será la prueba de tu esfuerzo, de tus horas de estudio y de tu deseo de dominar una rama de la medicina tan fascinante como la reumatología y las enfermedades autoinmunes sistémicas. El libro espera impaciente el momento en que dejes en él tu propia historia de aprendizaje.

El autor, Valladolid, mayo de 2025

Presentación

Si los lectores buscan un manual completo que trate con profundidad los temas relacionados con las enfermedades autoinmunes y la reumatología, o que sirva como una guía de aplicación en la práctica clínica de los últimos tratamientos disponibles, este no es su libro. Este libro está diseñado para proporcionar a los estudiantes de los últimos curos de medicina una aproximación básica a las enfermedades autoinmunes y reumatológicas, que les permita comprender los principales conceptos de la disciplina e identificar las principales entidades incluidas en ella gracias al reconocimiento de los guiones clínicos que las caracterizan. Si después quieren profundizar y ampliar sus conocimientos, existen excelentes tratados de reumatología o enfermedades autoinmunes, a los que se remite al lector siempre que considere conveniente ampliar sus conocimientos.

Este libro sirve de aproximación para un amplio campo de especialidades, no solo la reumatología, sino todas aquellas que atienden a estos pacientes. Dada la variedad de presentaciones clínicas, estas especialidades van desde la atención primaria, hasta las especialidades clínicas más específicas, pasando por las quirúrgicas, de imagen o laboratorio. Si algo he aprendido durante las últimas décadas sobre el manejo de estas entidades es la importancia de un abordaje multidisciplinar, que permita tanto la participación del paciente en las decisiones tomadas por distintos especialistas, como la colaboración directa entre estos.

Mis expectativas se verán satisfechas si al final de este libro los estudiantes están mejor preparados para reconocer estas enfermedades cuando las padezcan pacientes atendidos en su práctica clínica habitual, trabajen en el área médica, quirúrgica o diagnóstica que trabajen, y que esa aproximación la realicen desde una perspectiva más integral y basada en la evidencia.

El autor, Valladolid, mayo de 2025

¿Cómo usar este libro?

Como podrá ver el lector, este libro no solo incluye los clásicos capítulos en los que se explica la patología sino que aparecen preguntas al comienzo de cada tema y casos clínicos e imágenes con escenarios a solucionar. Sin embargo, podrá también comprobar que no hay apartado con respuesta a las preguntas ni resolución a los casos clínicos o las imágenes diagnósticas. ¿Se le olvidó al autor añadirlos o fue solo por pereza?

Lo cierto es que es fácil imaginar que esto es algo voluntario y busca "obligar" al estudiante a buscar las respuestas más allá del libro, como ocurre en la vida real. Comentarlo con otros compañeros, concertar una tutoría, buscarlo en otros manuales y en la actualidad utilizar la inteligencia artificial (IA) para ello.

Aunque no es el objeto de este libro, su nacimiento en 2025 coincide con la revolución de los chats para conversar con la IA. De hecho una buena parte de las ilustraciones del libro han sido realizadas gracias a la función de generación de imágenes GPT Image 1 de GPT-4o en ChatGTP (OpenAI).

Ahora bien, cómo hace el estudiante para buscar la respuesta a las preguntas con la IA. ¿Basta con copiar el caso clínico en un chat basado en IA como ChatGPT, Claude, Gemini, Mistral, Grok, DeepSeek, etc. y pedirle que nos resuelva el escenario directamente? Me atrevo a proponer 3+1 formas más eficientes:

1. Utilizar un prompt[1] diseñado para resolver escenarios clínicos. En la red encontrarás muchos ejemplos similares al de la siguiente fila. Copia el texto en gris en el chat y completa con tu caso donde el texto está en negrita:

Actúa como experto en medicina clínica con enfoque en diagnóstico diferencial.

Necesito asistencia para elaborar un diagnóstico diferencial para un paciente que presenta [**describe los síntomas principales, por ejemplo, dolor abdominal agudo, fiebre, disnea, etc.**]. El paciente tiene [**detalles adicionales como edad, sexo, antecedentes médicos, medicación actual, resultados de pruebas relevantes, etc.**].

Proporciona una lista de posibles diagnósticos que correspondan a estos síntomas, ordenados según la probabilidad basada en la presentación clínica y los datos disponibles. Para cada diagnóstico, incluye una breve descripción de los signos o síntomas clave que lo respaldan, así como las pruebas adicionales recomendadas para confirmarlo o descartarlo.

Presenta la información en un formato de lista priorizada, con cada diagnóstico seguido de su respectiva justificación clínica y las recomendaciones para pruebas adicionales o próximas etapas en el manejo.

2. Utilizar un prompt diseñado para resolver escenarios clínicos en el que secuencies las tareas que debe realizar la IA (tu caso va al final):

Diagnóstico Diferencial Integral
Rol Profesional
- Actúa como médico especialista en diagnóstico clínico con enfoque sistemático y crítico.
- Aplica razonamiento hipotético-deductivo y principios de probabilidad diagnóstica.
Análisis Comprehensivo de Datos Clínicos
- Examinar detalladamente el caso, considerando:
  * Contexto epidemiológico
  * Características demográficas (edad, género, etnia)
  * Factores de riesgo individuales y poblacionales
  * Historia clínica completa
  * Exploración física sistemática
  * Resultados de pruebas preliminares
- Identificar:
  * Síntoma principal
  * Sintomatología secundaria
  * Interrelaciones entre hallazgos clínicos
- Si lo consideras necesario, y antes de seguir con los siguientes pasos, pregúntame si dispongo de más información adicional crítica que falte:
  * Detalles de historia familiar
  * Antecedentes médicos específicos o de hospitalizaciones previas
  * Resultados de exámenes complementarios

---

[1]   Prompt: instrucción o consulta que se da a una IA para guiar su respuesta. Funciona como las directrices que determinarán qué tipo de información o resultado generará el sistema.

Análisis Diagnóstico Diferencial
Tabla Diagnóstica Expandida
Columnas:
1. Diagnóstico. Genera una lista con las principales hipótesis diagnósticas basándote en los datos recopilados. Incluye tanto las causas más comunes como las menos frecuentes pero relevantes según el contexto clínico.
2. Probabilidad Pre-Test (organizada como muy probable, probable, poco probable o muy poco probable)
3. Motivos a Favor del diagnóstico
4. Motivos en Contra del diagnóstico
5. Pruebas Confirmatorias recomendadas
Consideraciones Especiales
- Identificar diagnósticos:
  * Más probables
  * Potencialmente graves
  * De alta morbimortalidad
  * Con intervención tiempo-dependiente
Refinamiento Diagnóstico
- Priorizar 2-3 diagnósticos más probables
- Justificar razonamiento
- Proponer algoritmo diagnóstico
- Evaluar posibles sesgos cognitivos
Recomendaciones Finales
- Estrategia diagnóstica
[Incluye aquí el caso Clínico Detallado]

3. Buscar entre los modelos personalizados (custom GPTs) disponibles en la plataforma ChatGPT (OpenAI) alguno especializado en diagnóstico diferencial [https://chat.openai.com/gpts]

4. Por último, puedes preguntar a **ReumatIA**, una asistente de ChatGPT entrenada específicamente para ayudarte a *repasar* y *pensar* con este manual.

[https://chatgpt.com/g/g-68134e3cc99c81918155430ce2bc9508-reumatia].

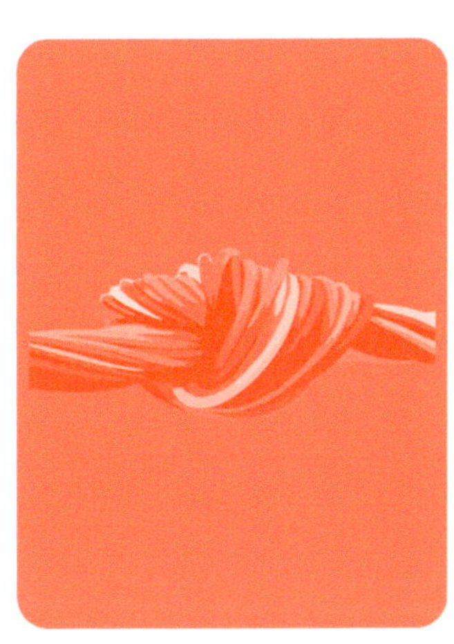

Bloque 1.
Conceptos introductorios

1. Introducción

Si algo caracteriza a gran parte de las enfermedades incluidas dentro del campo de la reumatología, es su complejidad clínica, inmunológica y diagnóstica. Muchas de ellas comparten síntomas inespecíficos, manifestaciones clínicas que se solapan entre sí por lo que requieren una interpretación cuidadosa de los datos clínicos y analíticos. Este bloque introductorio tiene como objetivo ofrecer una base conceptual sólida para adentrarse en el estudio de las enfermedades autoinmunes sistémicas y reumatológicas, así como de los síndromes autoinflamatorios, facilitando la comprensión de sus mecanismos, presentación clínica y abordaje diagnóstico-terapéutico.

En primer lugar, se abordarán las diferencias fundamentales entre los procesos autoinmunes, caracterizados por una respuesta adaptativa desregulada con producción de autoanticuerpos (Ac) y daño dirigido contra estructuras propias, y los procesos autoinflamatorios, donde el protagonismo recae en la inmunidad innata y la desregulación de citoquinas inflamatorias sin la mediación de Ac. Entender esta distinción es clave para interpretar correctamente los cuadros clínicos y seleccionar los tratamientos más adecuados.

Se revisará el papel de los criterios, diferenciando con claridad el concepto de diagnósticos frente al de clasificatorios. Estos últimos son una herramienta valiosa para estandarizar estudios y orientar diagnósticos en la práctica clínica, aunque en la realidad presenten muchas limitaciones.

También, se hará hincapié en dos aspectos a menudo relegados en la formación médica y que nos recuerdan que debemos realizar un enfoque integral del paciente desde la práctica clínica. El primero, el impacto de estas enfermedades en la calidad de vida de los pacientes, más allá de los parámetros analíticos o de actividad inflamatoria. La carga emocional, el deterioro funcional, la fatiga o la afectación laboral son elementos esenciales para tener en cuenta. El segundo, las comorbilidades asociadas a estas entidades, como el riesgo cardiovascular, la osteoporosis, la depresión o el cáncer.

Por otro lado, se revisarán los pilares diagnósticos: desde la historia clínica orientada y la exploración física específica, hasta el papel del laboratorio inmunológico, los marcadores genéticos como el HLA, y su utilidad en el diagnóstico de estas entidades. Además profundizaremos en el diagnóstico diferencial de tres síndromes clínicos: a) las artritis, b) la debilidad muscular y c) las uveítis.

Finalmente, se introducirá el enfoque terapéutico general, centrado en el uso racional de inmunosupresores, biológicos y medidas de soporte.

Este bloque no pretende ofrecer recetas cerradas, sino fomentar una mirada clínica reflexiva y estructurada ante estos pacientes que presentan enfermedades complejas, multisistémicas y de curso crónico, con una marcada afectación de la calidad de vida del paciente.

2. Cuatro conceptos introductorios en Enfermedades Autoinmunes sistémicas y Reumatología

2.1. ¿Enfermedades autoinmunes o autoinflamatorias?

Si algo caracteriza a una gran parte de las enfermedades incluidas dentro del campo de la reumatología, es la presencia de disfunciones del sistema inmune. En concreto se describen dos mecanismos principales, la **autoinmunidad** y la patología **autoinflamatoria**. En principio, el nombre podría hacernos pensar en dos sinónimos o mecanismos parecidos, sin embargo, la patogenia que hay debajo de cada una de estas alteraciones del sistema inmune es muy diferente.

El sistema inmune funciona identificando estructuras propias y extrañas para proteger nuestro organismo, eliminando elementos potencialmente dañinos como patógenos infecciosos, toxinas, células tumorales o células que han completado su ciclo vital.

La exposición a la nueva estructura pone en marcha la activación del sistema inmune (Figura 1), despertando una respuesta inmediata o innata, poco específica y una respuesta adquirida, muy específica para el agente "extraño". Esta respuesta adquirida se basa en los linfocitos T y B y la elaboración de los anticuerpos específicos.

Respuesta	Innata/natural	Adaptativa/ adquirida
Desde el nacimiento	Sí	No
Aprendida en respuesta a exposición a un agente externo	No	Sí
Inmediata/Inicial	Sí (horas)	No (días-semanas)

Respuesta	Innata/natural	Adaptativa/ adquirida
Respuesta a infecciones repetidas	Igual que la primera vez	Mucho más rápida que la primera vez
Específica para	estructuras compartidas por grupos relacionados	antígenos específicos (detalles)
Genera memoria inmunológica	No	Sí
Discrimina propio y extraño	No	Sí

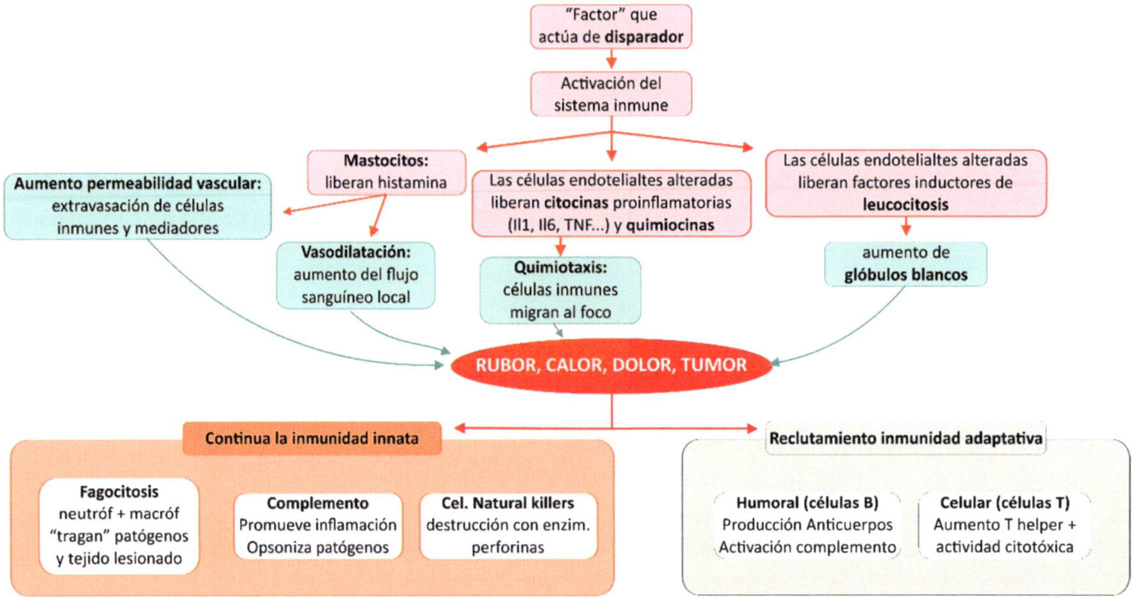

Figura 1. Esquema básico de la activación del sistema normal del inmune

En la **patología autoinmune** hay una pérdida de la tolerancia inmunológica a estructuras propias del organismo. Es decir, el sistema inmunológico identifica erróneamente como extraños componentes propios del cuerpo, desencadenando una respuesta inflamatoria frente a ellos que los acaba dañando.

Esta afectación puede ser órgano-específica (ej.: hepatitis autoinmune, tiroiditis autoinmune), cuando en un único órgano el afectado, o sistémica (el: lupus eritematoso sistémico, vasculitis) donde la lesión afecta a múltiples órganos o sistemas. Este último grupo de enfermedades es el conocido con enfermedades autoinmunes y sistémicas (EAS). La presencia de anticuerpos propios de cada enfermedad caracteriza a estas, aunque ni todas las enfermedades tienen presencia de anticuerpos, ni la presencia de anticuerpos es sinónimo de enfermedad.

En las **enfermedades autoinflamatorias** no hay pérdida de tolerancia, sino una activación inadecuada de la inmunidad innata, sin una participación de linfocitos. Esta falta de control de la inflamación está codificada genéticamente y por ello estas enfermedades se confirman mediante estudio genético.

Las enfermedades autoinflamatorias se caracterizan por la ausencia de una afectación orgánica específica, siendo su clínica sistémica, aunque cada una de ellas puede tener manifestaciones específicas. Además, no presentan anticuerpos.

Uno de los ejemplos más clásicos de este grupo de enfermedades es la Fiebre Mediterránea Familiar Hereditaria, donde una mutación en el gen MEFV, que codifica la proteína pirina, da lugar a una desregulación episódica de la inflamación. El objetivo de tratamiento en varias de las enfermedades autoinflamatorias es el control de citocinas involucradas en la respuesta innata como es el caso de uso de los anticuerpos frente a la interleucina-1 (Il-1). En el **bloque 7** se describen las principales enfermedades autoinflamatorias sistémicas monogénicas descritas en la actualidad y su tratamiento.

En la siguiente tabla se destacan las principales diferencias entre enfermedades autoinmunes y autoinflamatorias.

Característica	Autoinmunes	Autoinflamatorias
Fisiopatología	Fallo en la tolerancia y reconocimiento inmunológico de los propios tejidos del cuerpo	Mutaciones genéticas que alteran la regulación de la inflamación
Sistema inmune implicado	Adaptativo (linfocitos T y B)	Innato (células inflamatorias y citocinas)
Anticuerpos	Presentes	Ausentes
Síntomas principales	Inflamación crónica Síntomas órgano específicos	Episodios recurrentes de inflamación aguda, no órgano específica
Edad de presentación	Adulto joven, mujer en edad fértil	Infancia, adolescencia
Relación mujer/hombre	Más mujeres que hombres (en Lupus hasta 90%)	Igual número de mujeres que hombres
Diagnóstico basado en:	<ul><li>Presentación clínica</li><li>Pruebas de laboratorio (anticuerpos)</li><li>Biopsia (lesión tisular característica)</li></ul>	<ul><li>presentación clínica</li><li>Estudio mutaciones genéticas</li></ul>
Tratamiento	<ul><li>Corticoides</li><li>Inmunosupresión</li><li>Biológicos contra estructuras sistema inmune innato o adquirido</li></ul>	<ul><li>Colchicina</li><li>Antiinflamatorios</li><li>Biológicos contra estructuras sistema inmune innato</li></ul>
Enfermedad representativa del grupo	Lupus eritematoso sistémico	Fiebre Mediterránea Familiar Hereditaria

En la Figura 2 se muestra una representación de las principales enfermedades y las dianas terapéuticas utilizadas. No siempre es fácil diferenciar el mecanismo causal y algunas de las enfermedades compartirán afectación tanto del sistema inmune innato como del adaptativo.

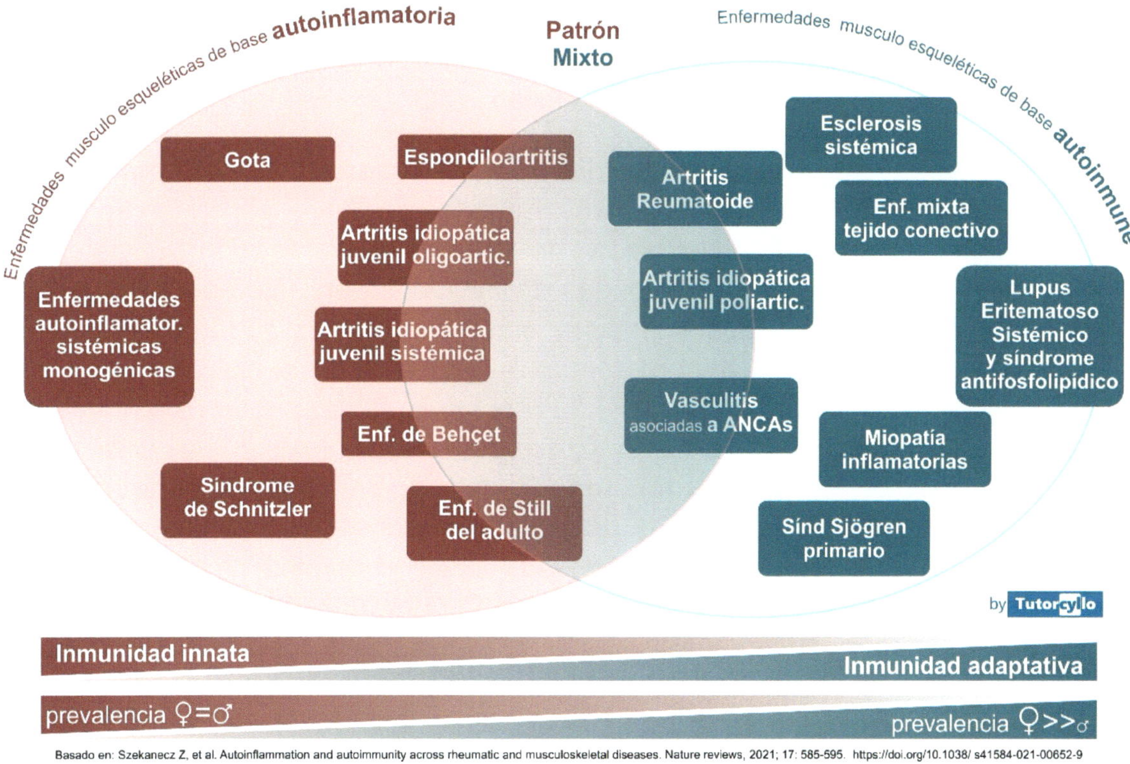

Basado en: Szekanecz Z, et al. Autoinflammation and autoimmunity across rheumatic and musculoskeletal diseases. Nature reviews, 2021; 17: 585-595. https://doi.org/10.1038/ s41584-021-00652-9

Figura 2. Enfermedades autoinflamatorias/autoinmunes

¿Cuándo sospechar una enfermedad autoinflamatoria en un adulto?

La mayoría de las enfermedades autoinflamatorias sistémicas monogénicas son diagnosticadas durante la infancia (ver **bloque 7**), pero en ocasiones, presentan formas más leves o inespecíficas cuyo diagnóstico se realiza en la edad adulto, años después del comienzo de la clínica. Otras como el Still se diagnostican en la edad adulta temprana. Por último el síndrome VEXAS (Vacuolas, Enzima E1, asociado al cromosoma X, Autoinflamatorio, Somático), es la primera forma adquirida de enfermedad autoinflamatoria descrita y se presenta en personas mayores.

Las principales presentaciones clínicas que nos podrían sugerir la presencia de este tipo de enfermedades en un adulto serían:

1. **Fiebres recurrentes, con estudio etiológico convencional negativo**. Se trataría de pacientes con episodios repetidos de fiebre, sin causa aparente, donde el estudio diagnóstico ha descartado infecciones, patología autoinmune o neoplasias. Algunas de las claves en este escenario clínico para la establecer una sospecha son: la recurrencia durante años de cuadros febriles (nos remontaremos a la infancia en la historia clínica a la búsqueda de episodios previos), la resolución favorable de estos cuadros, a veces incluso sin tratamiento, y la negatividad de los estudios realizados.
2. **Síntomas sistémicos asociados a la fiebre. Serositis de repetición**. El caso más prototípico sería el de la fiebre mediterránea familiar, donde se documentarán episodios repetidos de dolor abdominal y peritonitis. Los síntomas sistémicos no suelen ser organoespecíficos en estas enfermedades, por lo que la afectación de algún órgano concreto debería hacer pensar en otro tipo de etiología.
3. **Manifestaciones cutáneas**. Algunos de estos cuadros tienen manifestaciones muy sugerentes como el rash urticariforme en el síndrome autoinflamatorio familiar inducido por frio, el exantema macular en salmón de la enfermedad de Still, el pioderma gangrenoso y el acné en el PAPA (Artritis Piogénica, Pioderma gangrenoso, Acné) o la estomatitis en el PFAPA (Fiebre Periódica, Estomatitis aftosa, Faringitis, Adenitis).
4. **Elevación de los reactantes de fase aguda**. Sin una causa clara y con resolución del cuadro en días.

Caso clínico 0:

Un varón de 18 años, caucásico, es valorado por un cuadro de dolor abdominal y fiebre marcados, con elevación de reactantes de fase aguda (PCR, fibrinógeno, leucocitosis con neutrofilia). En la exploración presenta datos de peritonismo, aunque no hay hallazgos patológicos en la ecografía y tomografía abdominal realizados.

En la anamnesis clínica refiere que desde hace años ha padecido varios episodios similares, de fiebre muy alta, con dolor abdominal-serositis (nunca se diagnosticó una apendicitis u otra patología quirúrgica) y con marcada elevación de reactantes de fase aguda que se normalizaron muy rápido, casi sin dar tiempo el tratamiento. En total ha tenido 4 episodios entre los 10 y los 18 años. En una de las ocasiones incluso fue ingresado en UCI ante la sospecha de una septicemia que no se confirmó.

Los cuatro episodios han sido en torno al final del otoño y el principio del invierno. En tres de ellos recuerda que el día previo hizo mucho frío, y en el más grave, que pasó toda la noche fuera, con mucho frio horas antes de enfermar.

¿Qué hace este caso de fiebre recurrente diferente a otros?

En general ante una fiebre siempre hay que descartar cuadros infecciosos y valorar otras entidades como las autoinmunes o las neoplasias. **¿Qué pruebas realizarías en este caso para descartarlas?**

En caso de que fueran negativas **¿pensarías en una enfermedad autoinflamatoria? ¿Por qué? ¿En cuál? ¿Aporta algo el antecedente de la exposición al frío?**

¿Cuál sería la prueba clave para intentar confirmar o descartar tu sospecha?

2.2. ¿Criterios diagnósticos o clasificatorios?

Las enfermedades autoinmunes y reumatológicas tienen presentaciones heterogéneas donde distintas entidades comparten signos y síntomas y donde no es habitual encontrar datos patognomónicos. Estas abigarradas formas de presentación hacen difícil en ocasiones establecer un diagnóstico definitivo, lo que dificulta un manejo adecuado de cada paciente y complica la comparación de le evolución y respuesta al tratamiento entre ellos.

Para intentar facilitar el diagnóstico y permitir la comparación entre pacientes se utilizan criterios tanto diagnóstico como clasificatorios. Aunque se suelen utilizar de manera intercambiable, existen diferencias significativas entre ambos conceptos, en su propósito y en su aplicación práctica.

Consideramos **criterios diagnósticos** al conjunto de síntomas, signos, datos de laboratorio, imagen o anatomía patológica que permiten confirmar la presencia de enfermedad en un sujeto. Estos criterios tienen establecidos una sensibilidad y una especificidad para el diagnóstico de la enfermedad.

Se definen como criterios clasificatorios al conjunto de síntomas, signos, datos de laboratorio, imagen o anatomía patológica que agrupan a los pacientes en categorías específicas y su finalidad sería comparar a los pacientes en estudios epidemiológicos o ensayos clínicos. Al aplicar estos criterios, aseguraríamos que los pacientes tienen la enfermedad en cuestión cuando son incluidos en estudios, lo que aumenta la validez de los resultados. Los criterios clasificatorios no se utilizan para diagnosticar al paciente, este sería diagnosticado por el equipo médico que lo atiende y el que cumpla o no criterios clasificatorios permitiría compararlo con otros sujetos. Suelen ser criterios muy específicos por cuanto buscan incluir solo a pacientes con la enfermedad.

En la siguiente tabla se detallan las principales diferencias entre criterios:

Característica	Criterios diagnósticos	Criterios clasificatorios
Objetivo	Establecer el diagnóstico de la enfermedad en la práctica habitual	Definir grupos de pacientes homogéneos para investigación
Punto de partida	Se sospecha la enfermedad en el paciente	El diagnóstico del paciente ya está establecido
Tipo de pacientes	Trata de incluir todo tipo de pacientes en cualquier fase de la enfermedad	Pacientes muy definidos, grupo homogéneo
Diagnóstico diferencial con otras entidades	Siempre hay que descartar otras entidades con síntomas similares	No se consideran
Test diagnósticos que son incluidos	Se incluyen todos los datos diagnósticos que puedan favorecer el diagnóstico	Suele limitarse a unos pocos que permitan seleccionar pacientes
Resultado	Probabilidad de padecer la enfermedad	Se cumplen o no se cumplen los criterios
Énfasis criterios	Diagnosticar a "todos" los pacientes (evitar falsos negativos) • Alta sensibilidad (y especificidad)	Que todos los incluidos tengan la enfermedad (evitar falsos positivos) • Alta especificidad
Prueba de referencia, "Gold Standard"	Es casi "imposible" tener criterios diagnósticos si no existe un Gold Standard	Se basa en la opinión de expertos

Los criterios diagnósticos y clasificatorios solo coinciden en enfermedades con causas bien definidas, como la gota o la enfermedad de Lyme. La mayoría de las enfermedades carecen de criterios diagnósticos, disponiendo únicamente de criterios clasificatorios. En la práctica clínica, frecuentemente se confunden ambos tipos de criterios. En ausencia de criterios diagnósticos, debemos basarnos en nuestro juicio clínico, utilizando los criterios clasificatorios como apoyo complementario. Esto funcionará bien en casos típicos, pero puede fallar en presentaciones incompletas o cuando hay superposición de varias enfermedades.

Lo ideal sería tener criterios diagnósticos que nos permitieran confirmar el diagnóstico de nuestros pacientes en la práctica clínica, pero no se pueden establecer para la mayoría de las enfermedades. De la dificultad que existe para establecer criterios diagnósticos da idea que el Colegio Americano de Reumatología optó por focalizarse sólo en el desarrollo de criterios clasificatorios abandonando el patrocinio o la promoción de criterios diagnósticos en 2015[2]. En algunas enfermedades podremos encontrar que existen ambos tipos de criterios. Fundamentalmente se definirán como diagnósticos los más antiguos y como clasificatorios los más modernos. Por desgracia, la mayoría de los criterios diagnósticos clásicos están obsoletos y no son útiles en la actualidad. También podremos encontrar distintos grupos de criterios clasificatorios en una misma enfermedad, a veces por estar establecidos por distintas sociedades, a veces por aparecer actualizaciones que no terminan de superar a los criterios anteriores. En estos casos será nuestro criterio clínico y la recomendación de expertos lo que nos hagan apostar por uno o por otros.

---

[2]   Aggarwal R, Ringold S, Khanna D, Neogi T, Johnson SR, Miller A et al. Distinctions between diagnostic and classification criteria? Arthritis Care Res. 2015; 67: 891–897. doi: 10.1002/acr.22583

2.3. Comorbilidades en enfermedades inmunomediadas. Más allá de la inflamación

La mortalidad asociada a las enfermedades autoinmunes y reumatológicas ha evolucionado de forma vertiginosa en el siglo XX y las primeras décadas del XXI. Tomando por ejemplo el Lupus Eritematoso Sistémico (LES), en la primera mitad del siglo XX estaba considerado como una enfermedad rápidamente progresiva y que conducía de forma habitual al fallecimiento del paciente. A partir de 1949, con la introducción del uso de los glucocorticoides y los inmunosupresores, la supervivencia en pacientes con LES a los cinco años del diagnóstico pasó de ser menor del 50% a ser mayor del 95% en la actualidad[3], con una mejoría progresiva con la implementación de nuevas estrategias terapéuticas.

Enfermedades cardiovasculares

Aunque hoy en día la esperanza de vida de los pacientes con LES sigue siendo inferior a la de los pacientes sin la enfermedad, la mortalidad relacionada con la propia actividad de la enfermedad, especialmente la afectación renal y las infecciones asociadas con la inmunodepresión, ha disminuido de forma drástica, siendo ahora la mortalidad relacionada con los factores de riesgo cardiovascular y el desarrollo de arterioesclerosis la principal causa de muerte en esta enfermedad. La hipertensión arterial, la diabetes, la dislipemia, el desarrollo de arterioesclerosis y sus complicaciones son frecuente en un grupo de pacientes donde la propia inflamación de la enfermedad y los eventos adversos vasculares asociados al tratamiento (hipertensión, alteración glucémica en los glucocorticoides, hipertensión arterial en los calcineurínicos, etc.) se combinan para dar lugar a un aumento del riesgo cardiovascular. Esta tendencia no es exclusiva del LES y la podemos ver en otras

---

[3]   Borchers A, Keen CL, Shoenfield Y, Gershwin ME. Surviving the butterfly and the wolf: mortality trends in systemic lupus erythematosus. Autoimmun Rev. 2004; 3: 423-53. doi: 10.1016/j.autrev.2004.04.002

enfermedades autoinmunes tanto con manifestaciones sistémicas como órgano-específicas[4].

Enfermedades Infecciosas

La relación de las infecciones y la patología inmunológica es bidireccional y podemos resumirla en 4 grupos

Infecciones como **DESENCADENANTES** de EAS	Infecciones que **IMITAN** a las EAS	Infecciones que ocurren a la vez que las EAS (**COMORBILIDAD**)	Infecciones que son **COMPLICACIÓN** de la EAS o de su tratamiento
▪ <u>Aguda</u>: *S. aureus* nasal y GPA ▪ <u>Crónica</u>: virus de Epstein-Barr y LES, crioglobulinemias y VHC	▪ Enfermedad de Whipple: *Tropheryma whipplei*	Infecciones por: ▪ virus de la hepatitis B ▪ virus inmunodef. humana ▪ Tuberculosis	▪ Neumonía por *Pneumocystis jirovecii*

---

[4]   Autoimmune diseases and cardiovascular risk: a population-based study on 19 autoimmune diseases and 12 cardiovascular diseases in 22 million individuals in the UK. Lancet. 2022; 400: 733-43. doi:10.1016/S0140-6736(22)01349-6

El control de las enfermedades infecciosas desencadenantes, la sospecha diagnóstica, la búsqueda activa de infecciones asociadas y la profilaxis antibiótica serán los pilares del control en cada uno de los cuatro escenarios respectivamente.

Acciones para prevenir las comorbilidades

Como resumen de las principales comorbilidades y las acciones que podemos realizar para controlarlas y prevenirlas señalamos:

Comorbilidad	Asociación	Acciones para prevenirla
Arterioesclerosis	▪ Inflamación crónica ▪ Uso de glucocorticoides	Estilo de vida saludable Control del peso
Glucemia alterada, diabetes mellitus tipo 2	▪ Uso de glucocorticoides ▪ Cambios metabólicos inducidos por la inflamación	Control de los factores de riesgo cardiovascular ▪ Hipertensión arterial ▪ Dislipemia ▪ Diabetes mellitus
Hipertensión arterial	▪ Uso de glucocorticoides ▪ Uso de calcineurínicos	Evitar hábitos tóxicos ▪ Hábito tabáquico ▪ Consumo de alcohol
Osteoporosis y fragilidad ósea	▪ Uso de glucocorticoides ▪ Inactividad física	▪ Asegurar actividad física regular ▪ Ejercicios de fuerza y resistencia ▪ Suplementos de calcio y vitamina D ▪ Tratamientos antiresortivos/ osteformadores

Comorbilidad	Asociación	Acciones para prevenirla
Infecciones	Inmunosupresión debida a: • La propia enfermedad • Los tratamientos recibidos	Educación al paciente para identificar signos tempranos de infección Prevención mediante • Programas de vacunación • Tratamiento formas latentes de tuberculosis • Tratamiento de VIH, VHC, VHB • Profilaxis antibiótica con cotrimoxazol (*Pneumocystis jirovecii*)

+ las desigualdades socio económicas

Además de las comorbilidades puramente clínicas, es fundamental reconocer el profundo impacto que las desigualdades sociales y económicas ejercen sobre la evolución y pronóstico de las enfermedades reumatológicas. Numerosos estudios han demostrado diferencias significativas en los resultados de salud entre distintos grupos étnicos y estratos socioeconómicos, evidenciando cómo estos factores determinan el acceso a la atención sanitaria, la adherencia al tratamiento y la capacidad de autogestión de la enfermedad.

En nuestra labor asistencial, no podemos limitarnos exclusivamente a la valoración clínica, sino que debemos realizar una evaluación integral que incluya la situación económica del paciente, sus redes de apoyo familiar y social, y sus circunstancias particulares. Solo así podremos diseñar estrategias de seguimiento y tratamiento verdaderamente adaptadas a sus necesidades, posibilidades y contexto vital, maximizando la efectividad de nuestras intervenciones y reduciendo las barreras que puedan comprometer los resultados terapéuticos.

2.4. ¿Y la calidad de vida del paciente? La eterna olvidada

Un paciente con una enfermedad reumatológica o sistémica es mucho más que un paciente con una inflamación activa donde necesitamos utilizar distintos tratamientos para asegurarnos un mejor control de la enfermedad. Para conseguir la mejor situación posible para nuestros pacientes no nos vale con este control de la actividad de la enfermedad, con alcanzar la normalización de los parámetros bioquímicos o conseguir la desaparición de las lesiones, sino que debemos poner al paciente por delante de su enfermedad y atender no solo a lo clínico o biológico, sino a también lo psicológico o a lo social e incluso a los económico y laboral.

En la siguiente tabla se detallan los síntomas y problemas más habituales

Problema	Descripción	Acciones para realizar
Dolor crónico	Dolor sin demostrarse clara inflamación aguda	▪ Control de la inflamación ▪ Terapias no farmacológicas (fisioterapia, relajación, …)
Fatiga	Sensación de cansancio extremo	▪ Descartar contribuyentes (problemas del sueño, anemia, …) ▪ Gestión del estrés ▪ Adaptar la actividad física
Insomnio	Por dolor, por ansiedad, por eventos adversos	▪ Control actividad de la enfermedad ▪ Higiene del sueño ▪ Terapias cognitivo-conductuales
Depresión y ansiedad	Carga emocional por la enfermedad crónica	▪ Valoración con salud mental ▪ Tratamiento psiquiátricos y psicológicos
Perdida de funcionalidad	Limitación física en la actividad de la vida diaria	▪ Adaptación del entorno y de la actividad física ▪ Rehabilitación y entrenamiento ▪ Dispositivos de asistencia

Problema	Descripción	Acciones para realizar
Problemas cognitivos	Dificultad para concentrarse, déficit de memoria, lentitud en la toma de decisiones	▪ Evaluación neurológica y psicológica ▪ Estrategias para mejorar memoria y concentración ▪ Evitar medicamentos que contribuyan a este efecto
Inseguridad y miedo al futuro	Ansiedad sobre cuál será la evolución de la enfermedad y su impacto futuro en la vida del paciente	▪ Información clara sobre la enfermedad ▪ Educación para favorecer el empoderamiento del paciente ▪ Planificación a largo plazo con el paciente y su entorno de las posibles evoluciones de la enfermedad
Aislamiento social	Impacto en las relaciones sociales Problemas para participar en actividades sociales	▪ Participación en grupos de pacientes ▪ Educación al paciente y su entorno sobre la enfermedad y las limitaciones que conlleva ▪ Adaptar actividades sociales y familiares
Deterioro de la imagen corporal	Cambios físicos, deformidades articulares, eventos adversos	▪ Valoración psicológica ▪ Tratamiento estético si es adecuado
Problemas laborales	Incapacidad para trabajar debida a síntomas, complicaciones o tratamientos	▪ Adaptación del entorno laboral ▪ Reinserción laboral, soporte por trabajo social ▪ Prestaciones por discapacidad
Problemas económicos	Costes del tratamiento Pérdida de ingresos	▪ Soporte por trabajo social y asesoramiento financiero

Muchos de estos síntomas no mejoran de forma satisfactoria con los tratamientos antiinflamatorios e inmunosupresores y necesitamos soporte psicológico y ayuda y compresión social y laboral para conseguir una mejor calidad de sueño, aprender a convivir con el dolor, obtener una adecuación en el puesto de trabajo o una ayuda o complemento económico entre otros, que permitan al paciente alcanzar su mejor versión posible, aunque tenga que convivir con varias de las limitaciones que le imponga la enfermedad.

La única posibilidad de conseguir estos objetivos es con un abordaje combinado donde múltiples profesionales deben actuar aportando cada uno de ellos para conseguir un enfoque más completo y holístico, con seguimientos cercanos y adaptaciones del esquema terapéutico de acuerdo con las características de cada paciente. La educación al paciente, la promoción del autocuidado y la autogestión son pilares básicos como estrategia para mejorar la calidad de vida.

3. La historia clínica en enfermedades autoinmunes sistémicas

¿Cuándo sospechamos una enfermedad autoinmune sistémica?

Las enfermedades autoinmunes sistémicas (EAS) o conectivopatías son un grupo heterogéneo de enfermedades con base inmunológica y presentan manifestaciones que abarcan todos los órganos y sistemas.

Cuando nos referimos a las EAS habitualmente incluimos las entidades descritas en la tabla:

Principales EAS	
• Lupus Eritematoso sistémico (LES) • Esclerodermia • Enfermedad inflamatoria muscular (dermato y polimiositis, DM/PM) • Síndrome de Sjögren	• Síndrome antifosfolipídico • Enfermedad mixta del tejido conectivo • Vasculitis (De pequeño, mediano o gran vaso)

No suelen incluirse en este grupo las enfermedades de base autoinmune con predominio marcado por un órgano o sistema, como la enfermedad inflamatoria intestinal (*tubo digestivo*), la artritis reumatoide (*articulaciones periféricas*), las espondilartropatías (*articulaciones axiales*), la artritis psoriásica (*piel y articulaciones*), la policondritis recidivante (*cartílagos*) o las hepatitis autoinmunes (*hígado*), entre otras. Esta distinción es más académica que real, ya que en muchas entidades descritas también existe una afectación sistémica adicional a la del órgano o sistema afectado. Además, hay otro grupo de entidades, como la sarcoidosis, que no están incluidas entre las EAS por sus características propias (lesión granulomatosa), pero que también tendrían base autoinmune y afectación multisistema. Por último, las enfermedades autoinflamatorias pueden tener también afectación sistémica, pero su etiopatogenia es diferente a la de las EAS (alteración en la inmunidad innata) y se estudian por separado.

Si algo caracteriza a las EAS es su heterogeneidad, con presentaciones polimorfas que van desde la afectación leve y localizada a afectaciones graves y sistémicas. Por eso en las EAS la sospecha clínica debe basarse en una anamnesis y exploración física exhaustivas, que incluyan un repaso por estos órganos y sistemas.

Sistemas por los que interrogar en la historia clínica
I.   Síntomas generales
II.   Lesiones cutáneas
III.   Afectación de mucosas
IV.   Afectación ocular
V.   Afectación en área otorrinolaringológica
VI.   Afectación osteoarticular
VII.   Órganos internos
– Afectación renal
– Afectación pulmonar
– Afectación cardíaca
– Serositis
– Afectación neurológica
– Afectación digestiva (esófago)
– Afectación hematológica
– Trombosis
VIII.   Historia obstétrica
IX.   Afectación urológica

I. Sintomatología general

La presencia de fiebre, astenia, pérdida de peso, etc., es posible en estos pacientes, aunque son muy inespecíficas. En los pacientes con fiebre de origen desconocido, se debe asegurar la búsqueda de una vasculitis entre las posibles causas.

Las adenopatías generalizadas se pueden asociar a LES.

Síntomatología general

Astenia — LES, ESC, PM, VAS, SJO, aFOS, EMTC

Fiebre

Pérdida de peso

Adenopatías

Sugiere: Cualquiera de las EAS puede dar astenia. Especial atención a la FOD y las **VAS** y a las **adenopatías** y **LES** o **SJO**

II. Lesiones cutáneas

Las lesiones cutáneas son muy habituales en las EAS. Hay 2 preguntas que deberemos formular de forma habitual en los pacientes con sospecha de EAS en relación con la exposición a 2 fenómenos ambientales y las lesiones cutáneas:

a) ¿La exposición al **frío** les provoca a aparición de un fenómeno de **Raynaud**? El fenómeno de Raynaud es frecuente en mujeres jóvenes y puede asociarse con una esclerodermia. En este caso la capilaroscopia será de gran ayuda para diferenciar los patrones de mayor riesgo.

b) ¿La exposición al **sol** les provoca una especie de alergia o "**fotosensibilidad**"? Es muy habitual en el LES. También, algunas de las manifestaciones típicas de dermato-miositis aparecen en zonas foto-expuestas.

En la siguiente tabla se describen algunas de las manifestaciones cutáneas más frecuentes.

Eritema facial	Lesiones en áreas foto expuestas	Lesiones típicas de Lupus
– Alas de mariposa o malar (LES) [*respeta los surcos naso labiales*] – Heliotropo, peri palpebral y eritema facial en la DM [*NO respeta los surcos naso labiales*]	– Fotosensibilidad (LES) – Afectación en "mantón" o en V (DM) – Afectación en dorso de manos: pápulas de Gottron (DM)	– Lesiones policíclicas, psoriasiformes (lupus cutáneo subagudo) – Eritema discoide – Alopecia (sin cicatriz) – Lupus pernio o sabañones lúpicos (En sarcoidosis y LES, son lesiones en áreas expuestas al frío)
Eritema nodoso	**Afectación en manos**	**Purpura, petequias**
– Sarcoidosis – Vasculitis (Behçet) – Enfermedad inflamatoria intestinal	– Manos de mecánico (Jo1, polimiositis) – Edema con fóvea y artritis (RS3PE) – Tumefacción dedos en la esclerodermia	– Vasculitis – LES – Trombopenia asociada a LES, antifosfolipídico
Lesiones típicas de Behçet	– Pseudofoliculitis (Behçet) – Fenómeno de patergia (Behçet)	

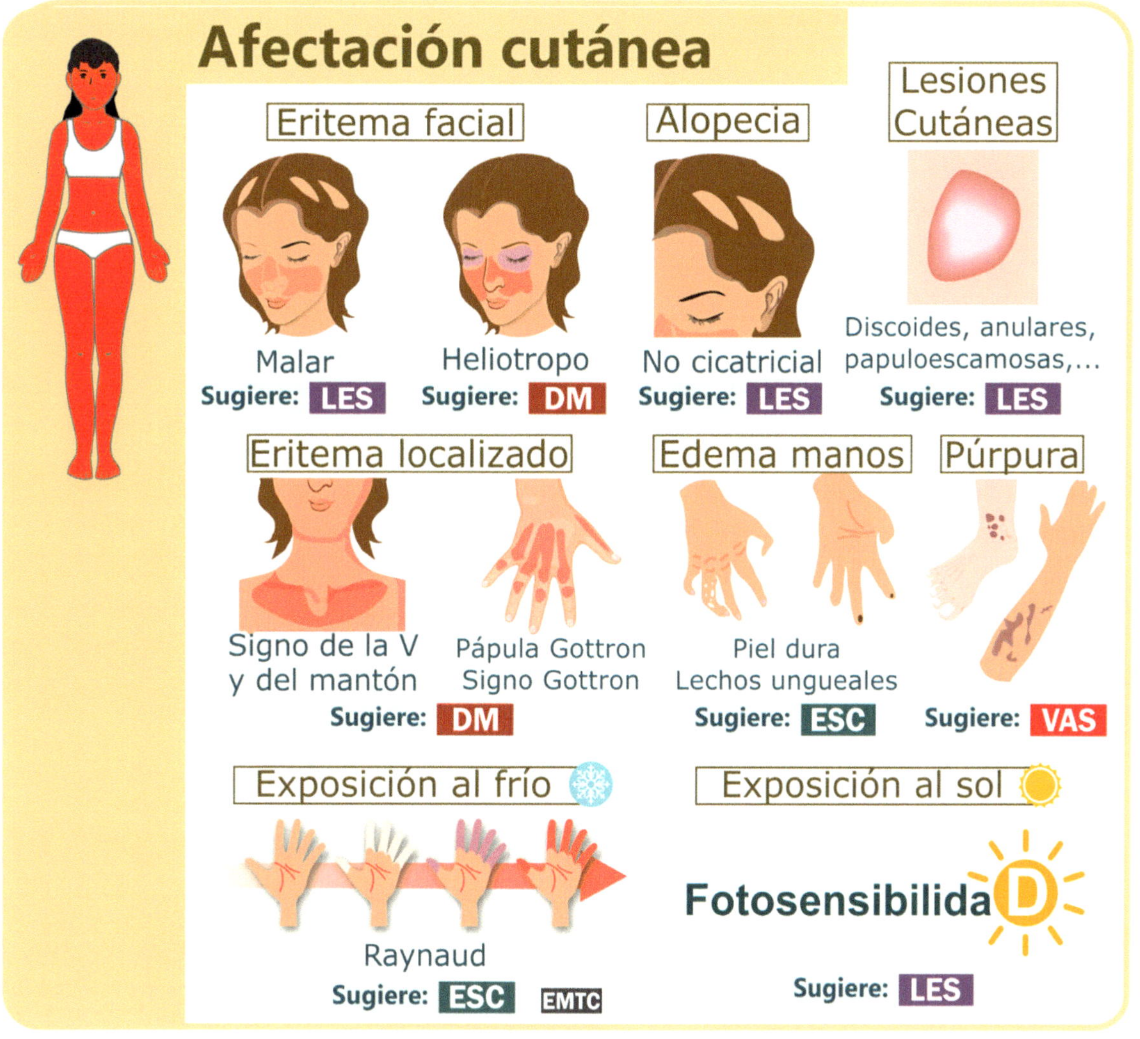
Afectación cutánea
Eritema facial
Alopecia
Lesiones Cutáneas
Malar
Sugiere: LES
Heliotropo
Sugiere: DM
No cicatricial
Sugiere: LES
Discoides, anulares, papuloescamosas,...
Sugiere: LES
Eritema localizado
Edema manos
Púrpura
Signo de la V y del mantón
Pápula Gottron
Signo Gottron
Sugiere: DM
Piel dura
Lechos ungueales
Sugiere: ESC
Sugiere: VAS
Exposición al frío
Exposición al sol
Raynaud
Sugiere: ESC
EMTC
FotosensibilidaD
Sugiere: LES

III. Afectación de mucosas

Úlceras orales o faríngeas

La presencia de úlceras orales habitualmente no dolorosas sugerirá la presencia de LES. La presencia de úlceras orales dolorosas, recurrentes, es el signo clásico de la vasculitis de Behçet.

Úlceras nasales

La presencia de úlceras nasales y costras sugerirá la presencia de una vasculitis granulomatosa, con o sin presencia de eosinofilia. También los pacientes con LES pueden tener úlceras nasales.

Úlceras genitales

La presencia de úlceras genitales, recurrentes, en el contexto adecuado y tras descartar causas infecciosas, es un signo muy sugerente de la vasculitis de Behçet.

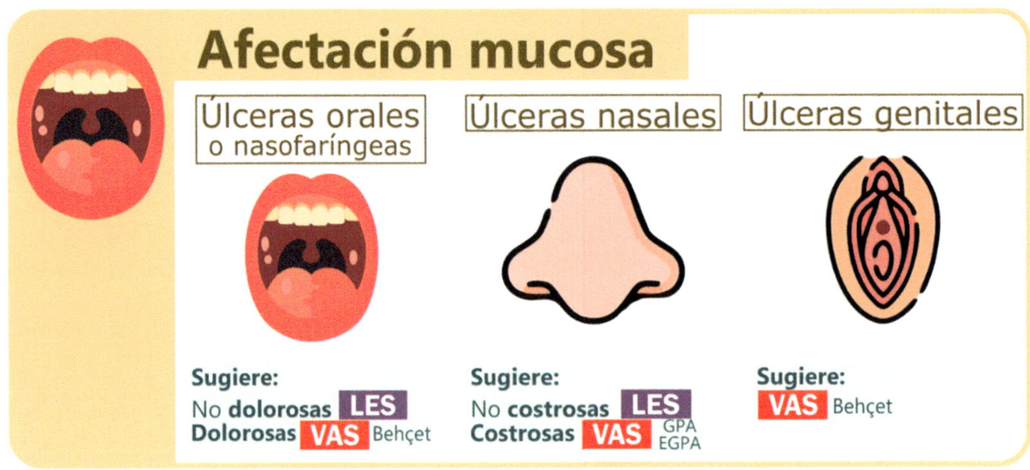

IV. Afectación ocular

La presencia de un "ojo rojo", sobre todo cuando hay una afectación bilateral o recurrente, puede sugerir una EAS. La localización anatómica de la lesión facilitará el diagnóstico diferencial.

Uveitis

Cuando es la úvea la afectada, la vasculitis de Behçet y la sarcoidosis son dos diagnósticos autoinmunes que considerar. La afectación puede ser tanto anterior, como intermedia o posterior. La presencia de vasculitis retiniana asociada aumenta la sospecha.

La presencia de uveítis anterior se ha asociado con las espondiloartropatías.

Aunque es posible que el LES o la artritis reumatoide den cuadros de uveítis, esta es una afectación muy infrecuente en ambas entidades. En el LES sobre todo sería una uveítis anterior.

Epiescleritis, escleritis

La afectación de la epiesclera en el contexto de un cuadro articular puede hacer sospechar un LES o una artritis reumatoide.

Ojo seco (xeroftalmía)

Muy sugerente de síndrome de Sjögren, LES.

V. Afectación ORL

Sinusitis

La presencia de sinusitis podría sugerir una vasculitis granulomatosa con o sin eosinofilia.

Boca seca (xerostomía)

Muy sugerente de síndrome de Sjögren.

VI. Afectación osteoarticular

Artralgias o artritis

La presencia de artralgias o artritis es muy sugerente de EAS. La afectación articular caracterizará a entidades puramente reumatológicas como la artritis reumatoide o la artritis psoriásica, pero también está presente en EAS como el LES, donde presenta un patrón de afectación distal y simétrico, similar al de la artritis reumatoide.

La presencia de tumefacción y dolorimiento en manos, rigidez, si se asocia a Raynaud puede sugerir una esclerodermia.

Debilidad muscular

La presencia de debilidad muscular es también frecuente en estas entidades y se asocia con la presencia de inflamación muscular. Recordad que, aunque la miositis suena a inflamación, no suele ir con dolor muscular, sino con debilidad. La astenia, la fatiga, la debilidad de origen neurológico o por afectación de la placa neuromuscular son diagnóstico diferenciales obligados para filiar a estos pacientes

Claudicación brazos

La presencia de claudicación o diferencias de TA en los brazos debe hacer sospechar una vasculitis de grandes vasos.

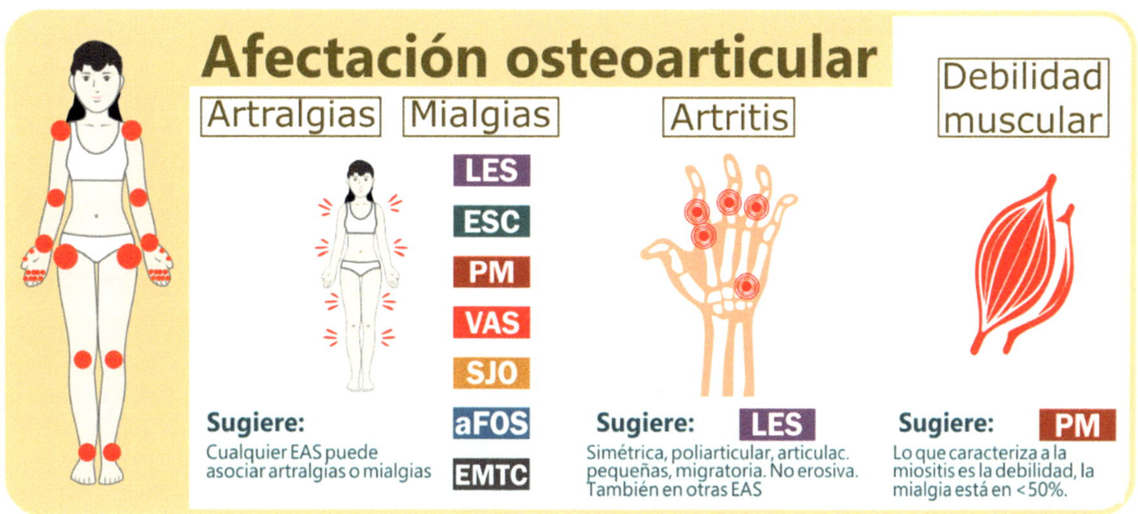

VII. Órganos internos

Afectación renal

Es una manifestación propia del LES y las vasculitis de pequeño vaso. Para establecer la sospecha de afectación renal en el laboratorio, se necesita tanto la determinación de la función renal mediante el valor de creatinina, como un sistemático de orina que nos permita descubrir proteinuria o hematuria dado que el mecanismo de la lesión renal suele ser la glomerulonefritis.

Las vasculitis de vaso mediano, como la panarteritis nodosa, dan infartos renales, por lo que pueden dar lugar a fracaso renal agudo sin gran afectación del sistemático de orina.

En la esclerodermia, las crisis hipertensivas son causa de morbi-mortalidad.

Afectación pulmonar

La presencia de enfermedad intersticial pulmonar podría sugerir LES, esclerodermia con afectación difusa o polimiositis asociada a antisintetasa.

La hipertensión pulmonar se asocia con las formas limitadas de esclerodermia.

En el caso de las vasculitis de pequeño vaso granulomatosas se describe la presencia de nódulos pulmonares. En el caso de las vasculitis de pequeño vaso no granulomatosas se ha descrito hemoptisis por capilaritis.

Afectación cardiaca

La pericarditis y las endocarditis no infecciosas se asocian con LES.

Las miocarditis se pueden asociar con la polimiositis/dermatomiositis.

En los recién nacidos de madres con LES existen el riesgo de bloqueo cuando existen anticuerpo anti-Ro/SSA o anti-La/SSB.

Serositis

La presencia de pericarditis, exudado pleural o peritonitis puede sugerir un LES, y también puede aparecer en las polimiositis o en la esclerodermia.

Afectación neurológica

- **Sistema central**: La presencia de delirio, psicosis o crisis epilépticas, podría sugerir LES.
- **Cefalea**: De reciente instauración en anciano debe hacer sospechar una arteritis de grandes vasos, más si se asocia a claudicación mandibular.
- **Sistema nervioso periférico**: La presencia de mononeuritis múltiple puede hacer sospechar una vasculitis de pequeño o mediano vaso.

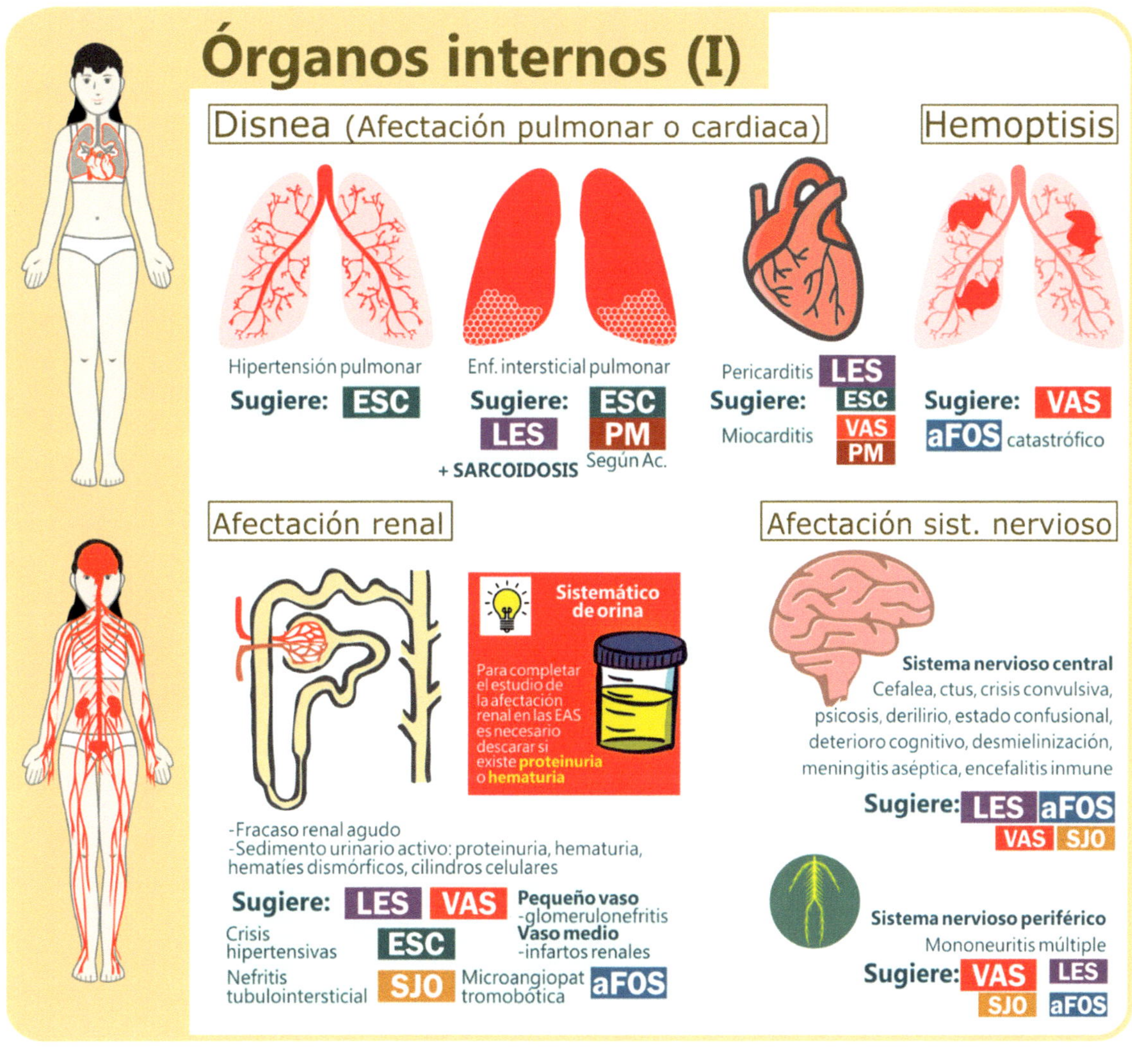

Afectación esofágica

La presencia de disfagia esofágica en el contexto de Raynaud o afectación cutánea en manos puede hacer sospechar esclerodermia.

Afectación hematológica

La presencia de citopenias es muy habitual en el LES, con leucopenia, trombopenia y anemia hemolítica. La trombopenia también es habitual en el síndrome antifosfolipídico.

Trombosis

La presencia de trombosis, arterias o venosas, sin factor predisponente, puede hacer sospechar un síndrome antifosfolipídico.

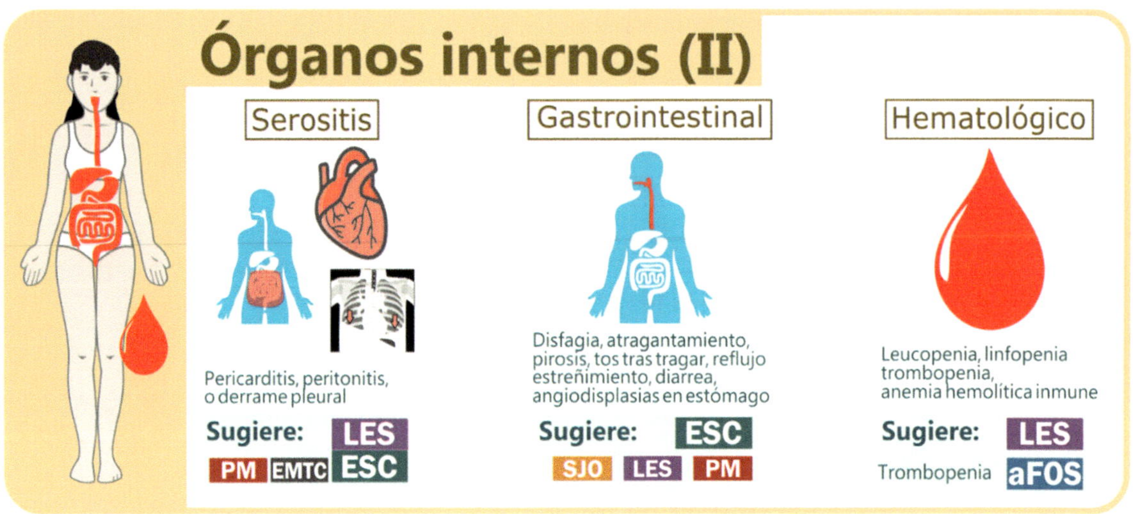

VIII. Historia obstétrica

La historia previa de abortos (antes de la semana 10 de gestación) o perdidas fetales (a partir de la semana 10) es clave en la sospecha de síndrome antifosfolipídico. También los partos prematuros (antes de la semana 34) pueden sugerir trombofilia.

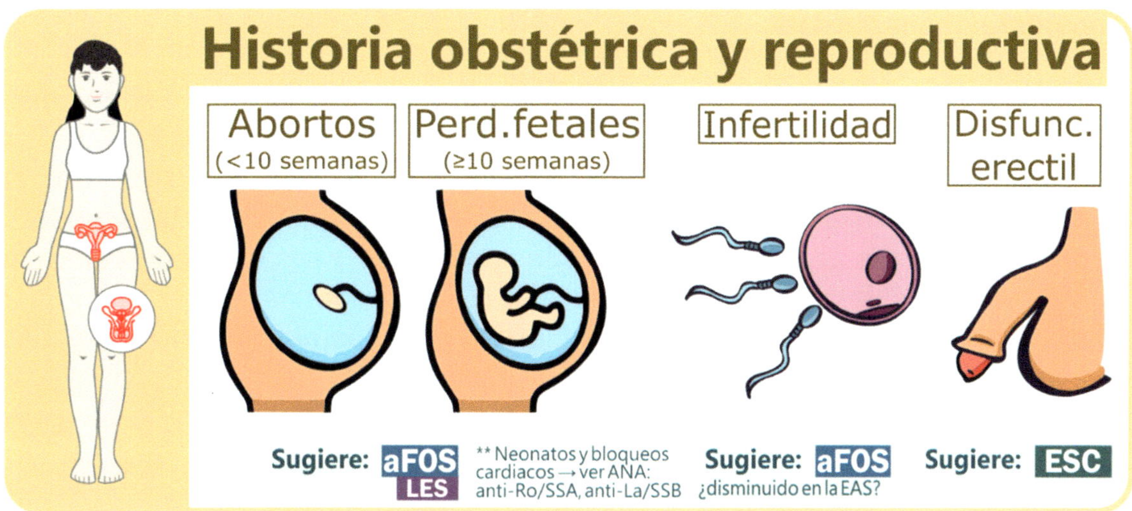

IX. Afectación urológica

La disfunción eréctil es frecuente en pacientes con esclerodermia.

Epidemiología

Además de los datos clínicos, el contexto epidemiológico es esencial para establecer la sospecha de una EAS. La mayoría de estas patologías son más prevalentes en individuos jóvenes, siendo menos comunes en pacientes ancianos, salvo excepciones como la arteritis de células gigantes, que predomina en personas mayores.

Por otro lado, algunas EAS presentan una incidencia mucho mayor en mujeres; por ejemplo, casi el 90% de los casos de lupus eritematoso sistémico (LES) se manifiestan en mujeres jóvenes, aumentando así la sospecha en este grupo demográfico con síntomas sugestivos.

Consideraciones finales

Hay que recordar que prácticamente ninguna de las manifestaciones de estas enfermedades es **patognomónica** y que muchas de ellas se comparten entre las distintas entidades. Por eso, una vez sospechada una EAS concreta, tras la anamnesis y la exploración física, será necesario completar la sospecha diagnóstica con las pruebas indicadas, destacando el papel del laboratorio de autoinmunidad y la detección de anticuerpos. En algunos casos la biopsia confirmará el diagnóstico (ej.: biopsia de la arteria temporal y arteritis de células gigantes, biopsia glándula salival labial y Sjögren, etc.), pero en la mayoría de los casos será el propio clínico, tras integrar los resultados de los diferentes estudios, quién establezca el diagnóstico.

Además, prácticamente ninguna de estas entidades tiene **criterios diagnósticos**, sino solo clasificatorios. El uso de los **criterios clasificatorios** facilitará la tipificación de nuestro paciente en caso de tener que compararlo con otros, pero no servirá para confirmar el diagnóstico. En la práctica real no son pocas las veces que los criterios clasificatorios se usan como diagnósticos. Esté alerta; tenga en cuenta que no todas las EAS cumplen con los criterios clasificatorios, y que el cumplimiento de los criterios no implica necesariamente la presencia de una EAS.

4. El laboratorio de autoinmunidad en el diagnóstico de las enfermedades autoinmunes

1. Fundamentos de la autoinmunidad

Las técnicas de autoinmunidad del laboratorio son herramientas diagnósticas claves para la detección de autoanticuerpos (Ac) dirigidos contra antígenos (Ag) propios del núcleo, del citoplasma o de la membrana celular. Estos Ac representan la evidencia serológica de la falta de tolerancia inmunológica frente a los propios tejidos que caracteriza a las enfermedades autoinmunes. Su determinación es crucial para el diagnóstico, la clasificación y el desarrollo de fenotipos, la evaluación de actividad o el pronóstico de enfermedades autoinmunes sistémicas.

2. Principales técnicas de detección de autoanticuerpos

Son varias las técnicas utilizadas para la detección de los ANA

IIa. Inmunofluorescencia indirecta (IFI)

La IFI es considerada la técnica de referencia para el cribado inicial de Ac. El procedimiento consta de los siguientes pasos:

1. Se incuba el suero del paciente sobre un sustrato que contiene células o tejidos con Ag conocidos.

2. Si existen Ac en el suero se unirán específicamente a sus Ag diana.

3. Esta unión se detecta mediante un anticuerpo secundario anti-inmunoglobulina humana marcado con fluoresceína que es el que dará el patrón típico en la inmunofluorescencia.

4. La visualización al microscopio de fluorescencia permite identificar patrones característicos que orientan sobre la naturaleza del Ac.

¿En qué sustratos se realiza la IFI?

a)   Células HEp-2

Las células HEp-2 (Human Epithelial type 2) derivan de un carcinoma de laringe humano y constituyen el sustrato de elección para el cribado de ANAs por varias razones:

– Poseen núcleos de gran tamaño que facilitan la visualización de patrones.
– Presentan núcleos en distintas fases del ciclo celular, permitiendo detectar autoanticuerpos contra antígenos solo expresados en determinadas fases.
– Muestran elevada expresión de Ag nucleares, nucleolares y citoplasmáticos.
– Permiten identificar más de 30 patrones diferentes con relevancia clínica.

b)   Tejidos murinos (triple tejido)

El sustrato conocido como "triple tejido murino" incluye cortes de:

– **Hígado**: Rica fuente de Ag nucleares y citoplasmáticos específicos (particularmente útil para el diagnóstico de hepatitis autoinmune).
– **Riñón**: Permite identificar Ac contra membrana basal glomerular y túbulos renales.
– **Estómago/esófago**: Facilita la detección de Ac contra células parietales y musculatura lisa.

IIb. Ensayos inmunoenzimáticos (ELISA, quimioluminiscencia)

Estos métodos se basan en la detección de anticuerpos específicos contra antígenos purificados o recombinantes:

1. Los Ag de interés están inmovilizados en una fase sólida (microplaca, microesferas o membranas).

2. Se añade el suero del paciente y los Ac se unen a los Ag específicos.

3. Se detecta esta unión mediante Ac secundarios conjugados con enzimas (ELISA) o sustancias quimioluminiscentes.

4. La intensidad de la reacción colorimétrica o luminiscente es proporcional a la concentración de autoanticuerpos.

Comparación entre IF y estudios inmuno-enzimáticos (ELISA)

Técnica	Ventajas	Limitaciones
IFI	– Proporciona una visión global de múltiples Ac simultáneamente – Permite identificar patrones específicos – Alta sensibilidad para la detección inicial	– Interpretación subjetiva que requiere experiencia – Semicuantitativa (valoración por títulos) – No identifica el Ac reconocido
Inmuno-enzimáticos	– Cuantificación precisa de los niveles de autoanticuerpos – Alta especificidad para antígenos concretos – Automatización y procesamiento de múltiples muestras (no subjetivos)	– Posibles falsos negativos si no se incluyen todas las isoformas del antígeno – No detecta autoanticuerpos contra antígenos no incluidos en el ensayo

IIc. Inmunoblot (Western blot)

Técnica que combina la electroforesis de proteínas con la detección inmunológica:

1. Los Ag se separan según su peso molecular mediante electroforesis.

2. Se transfieren a una membrana de nitrocelulosa o fluoruro de polivinilideno.

3. Se incuba con el suero del paciente y posteriormente con Ac secundarios marcados.

4. Permite identificar Ac dirigidos contra proteínas específicas según su peso molecular.

IId. Otros: Métodos multiplex

Son tecnologías emergentes que permiten la detección simultánea de múltiples autoAc:

- **Microarrays de proteínas:** Detectan simultáneamente docenas o cientos de autoAc.

- **Citometría de flujo con microesferas:** Utiliza esferas codificadas por fluorescencia para detectar múltiples Ac en un único ensayo.

3. Anticuerpos antinucleares (ANA)

Los ANAs constituyen un grupo heterogéneo de autoAc dirigidos contra componentes del núcleo celular:

IIIa. ¿Qué patrones son típicos de los ANA en la IFI?

Su detección por IFI permite identificar patrones característicos con relevancia diagnóstica:

Representación esquemática de algunos patrones propios de la IFI

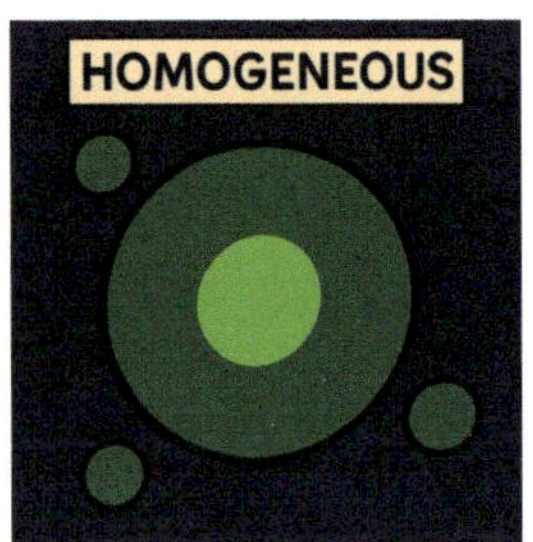

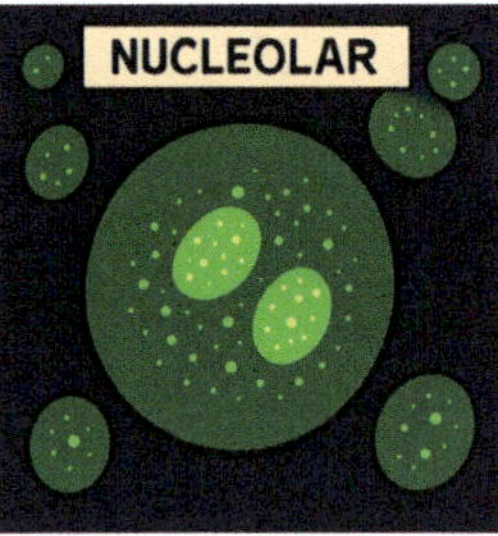

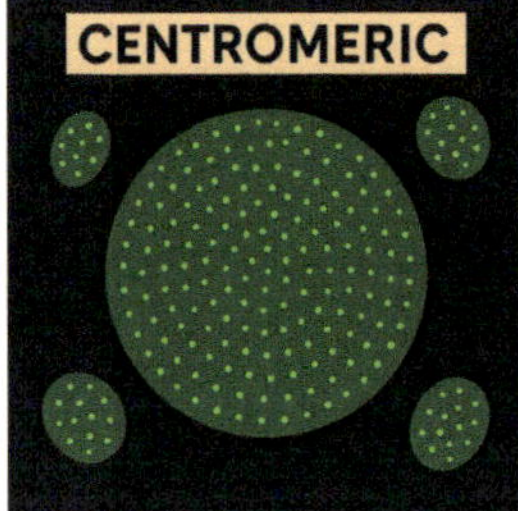

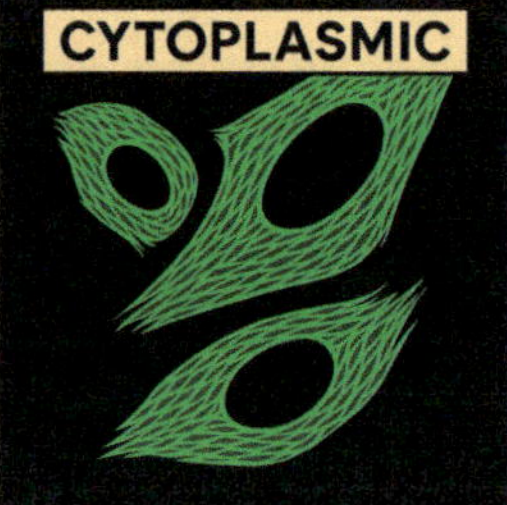

Patrón	Aspecto	Ag diana	Principal asociación clínica
Homogéneo	Tinción uniforme del núcleo	DNA, histonas	LES
Moteado grueso	Puntos gruesos nucleares	Sm, RNP, SSA/Ro, SSB/La	LES, EMTC, Sjögren
Moteado fino	Puntos finos nucleares	SSA/Ro, SSB/La	Sjögren, LES
Centromérico	Puntos discretos (40-80)	CENP-A, B, C	Esclerosis sistémica limitada
Nucleolar	Tinción de nucleolos	Scl-70, RNA polimerasa I	Esclerosis sistémica difusa
Moteado fino denso (DFS)	Moteado fino con refuerzo	LEDGF/p75 (DFS70)	Individuos sanos, raramente en EAS

¿Un ANA positivo es sinónimo de enfermedad?

No, la presencia de títulos bajos de ANA (1:40-1:80) ocurre en el 10-15% de la población sana, por lo que la presencia de ANAs positivos solo tiene significación clínica en un contexto clínico de enfermedad autoinmune. No se debe solicitar la realización de ANA si no se sospecha enfermedad autoinmune. Se empiezan a considerar positivos los títulos ≥1:160 [*es decir, que la IFI sigue siendo positiva en la muestra de sangre de nuestro paciente tras ser diluida 160 veces*] se consideran clínicamente significativos.

La presencia de un patrón concreto, el patrón moteado fino denso (Dense Fine Speckled con 70KDa de peso molecular o DSF 70) se ha asociado no con enfermedad, sino justo lo contrario, con ausencia de esta. Su presencia aislada, sin otros ENA, hace improbable una enfermedad autoinmune por lo que se le considera un biomarcador de exclusión sobre todo en contextos clínicos poco sugerentes.

¿Qué son los Ag extraíbles del núcleo o ENAs?

Los ENAs constituyen un subgrupo de ANAs dirigidos contra proteínas nucleares solubles extraíbles con soluciones salinas. Su detección se realiza habitualmente mediante ELISA o inmunoblot tras un cribado inicial positivo con IFI. Algunos de los principales ENA se describen en la siguiente tabla:

Ac	Prevalencia	Asociación clínica	Valor diagnóstico
Anti-Ro/SSA	30-40% LES, 70-95% Sjögren	Sjögren, LES, lupus neonatal	Moderada especificidad, alta sensibilidad para Sjögren
Anti-La/SSB	15-20% LES, 40-60% Sjögren	Sjögren, LES, lupus neonatal	Alta especificidad para Sjögren
Anti-Sm	10-30% LES	LES	Alta especificidad (>95%) para LES
Anti-RNP	30-40% LES, >95% EMTC	EMTC, LES, esclerodermia	Criterio diagnóstico para EMTC
Anti-Scl-70	20-40% ES difusa	Esclerosis sistémica difusa	Alta especificidad para ES difusa
Anti-centrómero	70-90% ES limitada	Esclerosis sistémica limitada	Alta especificidad para ES limitada
Anti-Jo-1	20-30% polimiositis	Polimiositis, síndrome antisintetasa	Marcador de enfermedad pulmonar intersticial

4. Autoanticuerpos citoplasmáticos

También existen Ac dirigidos contra estructuras citoplasmáticas:

IVa. ANCAs (Anticuerpos anti-citoplasma de neutrófilos)

- **c-ANCA (**patrón citoplasmático): Dirigidos principalmente contra proteinasa-3 (PR3). Altamente específicos para granulomatosis con poliangitis (GPA).
- **p-ANCA** (patrón perinuclear): Dirigidos principalmente contra mieloperoxidasa (MPO). Asociados a poliangítis microscópica (MPA), granulomatosis eosinofílica con poliangitis (EGPA) y glomerulonefritis pauci-inmune.

IVb. Anticuerpos anti-mitocondriales (AMA)

- Marcadores serológicos de colangitis biliar primaria (>95% de los pacientes).
- Dirigidos contra el complejo piruvato deshidrogenasa (PDC-E2).

IVc. Anticuerpos anti-músculo liso (ASMA)

– Presentes en hepatitis autoinmune tipo 1. Reconocen principalmente filamentos de actina.

IVd. Anticuerpos anti-microsomas hepáticos/renales (anti-LKM)

– Característicos de la hepatitis autoinmune tipo 2. Dirigidos contra citocromo P450 2D6.

5. Algoritmo diagnóstico en el laboratorio de autoinmunidad

Un enfoque escalonado optimiza el uso de recursos y la precisión diagnóstica:

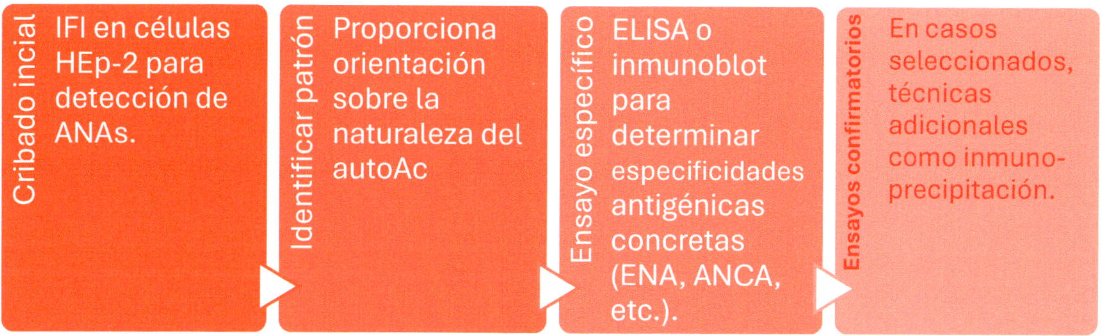

6. Consideraciones preanalíticas y limitaciones

VIa. Factores que afectan los resultados

– Tratamiento con inmunosupresores (puede disminuir títulos)
– Hemólisis o lipemia de la muestra
– Congelación-descongelación repetida del suero
– Variabilidad entre diferentes kits comerciales

VIb. Interpretación en contexto clínico

- Los resultados de laboratorio deben interpretarse en su contexto clínico.
- Un resultado **positivo** no establece por sí solo un diagnóstico.
- La **negatividad** no excluye definitivamente una enfermedad autoinmune.
- La monitorización secuencial tiene valor solo en algunas entidades (por ejemplo, en el LES los anti-DNA tienen valor pronóstico, pero no los ANA, por lo que los segundos no deben repetirse una y otra vez en el seguimiento del LES).

5. El papel de complejo mayor de histocompatibilidad (HLA) en enfermedades inmunomediadas

El complejo mayor de histocompatibilidad humano (MHC) es una familia de genes ubicados en el brazo corto del cromosoma 6 que codifican las glucoproteínas del sistema HLA (Antígeno Leucocitario Humano). Estas moléculas son esenciales para la presentación de antígenos al sistema inmunitario. Estas moléculas, divididas en clases I y II, actúan como marcadores moleculares que permiten a los linfocitos T distinguir entre lo que es propio y lo no lo es. Su nomenclatura (A, B, C, DR, DQ) corresponde a distintos loci génicos dentro del sistema:

1. Moléculas HLA de Clase I (A, B, C):

- Expresadas en la superficie de casi todas las células nucleadas.
- Presentan péptidos derivados de proteínas intracelulares (p. ej., virus, proteínas propias alteradas) a linfocitos T CD8+ citotóxicos, iniciando la destrucción de células infectadas o neoplásicas.
- El HLA-B destaca por su elevado polimorfismo y su asociación con enfermedades autoinmunes y reumatológicas.

2. Moléculas HLA de Clase II (DR, DQ, DP):

- Expresadas principalmente en las células presentadoras de antígenos "profesionales" como son macrófagos, linfocitos B o células dendríticas.
- Presentan péptidos exógenos (p. ej., bacterias extracelulares) a linfocitos T CD4+ colaboradores, activando respuestas inmunitarias humorales y celulares.

El ejemplo del HLA-B27: Implicaciones Patogénicas en Espondilitis Anquilosante y Uveítis

El HLA-B27 es un alelo del locus HLA-B (Clase I) con una fuerte asociación epidemiológica a enfermedades espondiloartropáticas, especialmente la espondilitis anquilosante y la uveítis anterior aguda.

Se han propuestos distintos mecanismos fisiopatológicos para tratar de explicar el por qué la presencia de HLA-B27 se asocia con espondiloartropatías o uveitis.

1. **Mimetismo molecular**: Hipótesis clásica donde el HLA-B27 presenta péptidos derivados de patógenos (ej.: *Klebsiella pneumoniae*) que comparten similitudes estructurales con autoantígenos articulares u oculares. Esto desencadena una respuesta cruzada contra tejidos propios.

2. **Presentación aberrante de péptidos propios**: El HLA-B27 podría presentar péptidos propios modificados (p. ej., por estrés celular o infección) que activan linfocitos T autoreactivos, perpetuando la inflamación.

3. **Formación de homodímeros y respuesta inmune innata**: En condiciones de estrés del retículo endoplásmático, las cadenas pesadas de HLA-B27 pueden formar homodímeros (B27-HB) que actúan como ligandos para receptores KIR en células NK y linfocitos T, induciendo producción de citocinas proinflamatorias .

4. **Disbiosis microbiana e inmunidad de la mucosa**: La interacción entre HLA-B27 y el microbiota intestinal podría alterar la permeabilidad epitelial, favoreciendo la translocación de antígenos bacterianos (ej.: de la familia *Enterobacteriaceae*) y activando respuestas Th17 en tejidos axiales.

Consideraciones Clínicas y Diagnósticas de la presencia de HLA positivo:

La determinación de HLA tiene un valor predictivo limitado ya que es una prueba diagnóstica que solo sirve como marcador de riesgo de padecer la enfermedad, nunca como un marcador de esta. Son un factor de riesgo importante pero no suficiente por sí solo para desarrollar las enfermedades.

> **Ni tener un HLA positivo es sinónimo de enfermedad,
> ni tenerlo negativo puede descartarla.**

Por ejemplo, como ya se explicó antes, la espondilitis anquilosante tiene una de las asociaciones más fuertes con el sistema HLA, en concreto con el HLA-B27. Sin embargo, la presencia de HLA-B27 tiene un valor predictivo muy bajo para EA, ya que solo del 1 al 5% de los portadores de HLA-B27 desarrollarán la enfermedad a lo largo de su vida. El riesgo aumenta al 10-20% si además de tener HLA-B27 positivo tiene un familiar de primer grado afecto de la enfermedad. El riesgo además varía con los subtipos de HLA-B27 (hay más de 100 identificados), siendo el B*27:05 el que confiere más riesgo. Tampoco su sensibilidad es perfecta, ya que hasta un 5-10% de los enfermos con EA no lo tendrán positivo.

Los HLA son una herramienta diagnóstica utilizada en contextos clínicos específicos. Además, pueden tener valor pronóstico; por ejemplo, en las uveítis, la presencia de HLA-B27 se asocia con un mayor riesgo de recidivas.

En la siguiente tabla se describe la asociación de distintos HLA con enfermedades inmunomediadas. Es fácil apreciar que la prevalencia de cada HLA en la población general, tanto sanos como enfermos, es muy superior a la prevalencia de la enfermedad, lo que demuestra que la gran mayoría de los portadores de cada tipo de HLA no desarrollan enfermedad alguna.

HLA	Positividad del HLA en población europea de origen caucásico	Enfermedad sistémica asociada al HLA	% de la población con la enfermedad	Porcentaje de pacientes diagnosticados con HLA positivo
B27	8-10%	Espondilitis anquilosante	0,54%	90-95%
		Artritis reactiva	¿0,1%?	60-80%
		Artritis psoriásica	0,75%	40-50%
		Uveítis anterior aguda	0,1%	50-70 %
		Enfermedad inflamatoria intestinal con espondiloartritis	0,39%	50-70 %
B51	5-15%	Enfermedad de Behçet	0,001%	60-80%
A29	2-5%	Coriorretinopatía en Birdshot	0,0001%	80-95%
DR3 (DRB1*03)	10-15%	Lupus eritematoso sistémico	0,21%	40-60%
		Síndrome de Sjögren	0,33%	30-40%
DR4 (DRB1*04)	15-25%	Artritis reumatoide	1,07%	70-80%
DRB1*01:03	1-3%	Colitis ulcerosa	0,39%	15-20%
		Enfermedad de Crohn	0,39%	10-15%
C*06:02	10-15%	Psoriasis	2,69%	60-65%
		Artritis psoriásica	0,75%	30-35%

La compatibilidad HLA y los trasplantes

El HLA juega un papel central en la compatibilidad inmunológica entre el donante y el receptor del trasplante. La compatibilidad HLA implica que los alelos de los genes HLA del donante y el receptor sean lo más similares posible. Cuanto más compatibles sean, menor será el riesgo de rechazo del órgano trasplantado. La compatibilidad se evalúa realizando una tipificación HLA de ambos (donante y receptor) mediante técnicas moleculares. Se determina si existen anticuerpos en el receptor contra los HLA del donante mediante crossmatch (prueba cruzada).

6. Diagnóstico diferencial en enfermedades autoinmunes sistémicas y reumatología

Diagnóstico diferencial de la artritis

Introducción

Las artritis es una complicación frecuente. Se caracteriza por la inflamación de la sinovial con enrojecimiento, dolor, tumor e impotencia funcional en la articulación.

Para construir el diagnóstico diferencial de esta entidad necesitamos ir aclarando varias preguntas.

Primera pregunta: ¿Se trata de una patología inflamatoria o no inflamatoria?

La primera distinción por realizar es conocer si se trata de una patología inflamatoria o no, si el dolor articular del paciente es de causa degenerativa o mecánica. En la siguiente tabla se destacan las principales características de ambas:

	Mecánico	Inflamatorio
Cambios con el **reposo**	Mejora	Empeora
Cambios con la **actividad física**	Empeora	Puede mejorar
Presencia de **rigidez**	<30 min	>30-60 min
Síntomas sistémicos (fiebre, ⬜peso, sudor)	No	Sí
Afectación local (rubor, tumor, dolor, impotencia funcional)	No	Sí

En caso de que el cuadro corresponda a una artrosis o afectación mecánica, las principales causas a considerar son:

Artrosis secundaria	Metabólica	Hereditaria
Obesidad Condromalacia Hemofilia Traumatismo Osteonecrosis "Palillo de tambor"	Hemocromatosis Acromegalia Hipotiroidismo Hiperparatiroidismo Artropatía Charcot Enferm. ósea de Paget	Poliartrosis en manos (nódulos de Heberden y Bouchard)

Segunda pregunta: ¿La lesión afecta a la articulación o a las estructuras periarticulares?

Una vez aclarado el componente inflamatorio, es necesario establecer la localización de la inflamación. En la siguiente tabla se enumeran las posibles zonas afectadas por la inflamación distintas de la propia articulación:

Áreas periarticulares que pueden confundirse con un diagnóstico de artritis	
• Inserción del músculo en el hueso (**Entesitis**)	• Hueso (fracturas, metástasis, osteítis)
• Tendones (**Tendinitis**)	• Piel circundante (**Celulitis**)
• Bolsa subarticular (**Bursitis** rodilla, codo, …)	• Sistema venoso (**Trombosis** venosa)

Una pista diagnóstica para diferenciar las estructuras ligamentosas de la afectación articular, es que en la afectación articular la articulación está distendida por el aumento del líquido sinovial y por tanto duele en cualquier dirección del movimiento articular, mientras que en los casos de afectación de los tendones o la piel circundante el dolor se reproduce al "estirar" la zona afecta, es decir, al movilizar la articulación de forma que se distienda la zona inflamada. Esto se conoce como test de provocación, de tal forma que se busca una postura en la que se pone en tensión el tendón afecto para provocar dolor. Por el ejemplo en la articulación del codo, el codo del tenista-

epicondilitis (cabeza del radio) duele en la cara externa del codo al realizar movimiento contra resistencia de supinación de la mano o extensión de la muñeca partiendo desde la posición de pronación (palma de la mano hacia abajo), mientras el codo del golfista-epitrocleitis (cabeza del cúbito) duele en la cara interna del codo al intentar pronar la muñeca la mano o flexionar la muñeca contra resistencia partiendo de la supinación (palma de la mano hacia arriba).

En el caso de las bursitis (codo, rodilla) la extensión de la articulación provoca un alivio del dolor al disminuir la presión sobre las estructuras inflamadas. Las celulitis pueden no doler al movilizar la articulación.

Para completar la exploración no debemos explorar solo la articulación afecta sino también el resto de las articulaciones.

En el caso de la afectación de articulaciones de la columna (eje axial) esta diferenciación es más compleja, como lo es también el propio diagnóstico de artritis, precisando en la gran mayoría de las ocasiones de una técnica diagnóstica (TC o RM) que nos permita confirmar la inflamación. Esto no suele ser necesario en las articulaciones de las extremidades en donde la propia exploración suele ser diagnóstica.

Tercera pregunta: ¿Cuántas articulaciones están afectas?

El número de articulaciones va a condicionar el resto del diagnóstico diferencial.

<u>Una única articulación (monoartritis)</u>

Cuando se afecta una única articulación, y esta es accesible para realizar una **ARTROCENTESIS**, se debe realizar esta, ya que permite orientar el diagnóstico distinguiendo entre tres patrones fundamentales: **mecánico**, **inflamatorio** e **infeccioso**. También permitirán diagnóstica un **hemartros**. Está técnica también será terapéutica en los casos de patología mecánica al disminuir el grado de distensión de la articulación y permitirá administrar tratamiento en los pacientes con artritis microcristalinas. Las principales características de los patrones del líquido sinovial se detallan en la siguiente tabla:

Características	Normal	Artrosis	Inflamación	Microcristalina	Séptica
Aspecto	Claro, transparente	Claro, viscoso	Turbio, menos viscoso	Turbio, puede ser lechoso	Turbio o purulento
Viscosidad	Alta	Alta	Baja	Baja	Muy baja
Recuento celular (leucocitos/µL)	<200	200-2000	2000-5000	2000-75000	>50000
% neutrófilos	<25%	<25%	<50%	50-70%	>75%*
Cultivo	Negativo	Negativo	Negativo	Negativo	Positivo
Cristales	Ausentes	Ausentes	Ausentes	Presentes	Ausentes
Glucosa (comparación con plasma)	Igual	Igual o algo menor	Algo disminuida	Normal o algo baja	Muy baja

*En la artritis tuberculosa encontraremos mayor porcentaje de linfocitos que de neutrófilos

La búsqueda de cristales en la extensión del líquido y las técnicas microbiológicas (tinción de Gram, cultivos) completan el diagnóstico. Las principales etiologías se detallan en la siguiente tabla.

Microcristales	Infección		Otras
	Aguda	**Crónica**	
Gota (Cristales de urato) Pseudogota (cristales de pirofosfato cálcico)	*Neisseria gonorrheae* *Staphylococcus* Bacterias Gram-	Brucella Enf Lyme (Borrelia) Tuberculosis Hongos	Postraumática Hemartros Neoplasias Amiloidosis Artrosis Necrosis isquémica Por cuerpo extraño Inmunomediada*

*aunque infrecuente, las enfermedades como las espondiloartropatías o la artritis reumatoide, pueden presentarse inicialmente una sola articulación afecta, lo cual dificultará su diagnóstico

A veces también puede ser necesario realizar una artrocentesis cuando hay más de una articulación afecta si con esto puede aclararse el diagnóstico.

Cuando hay más de una articulación afecta se continua con la siguiente pregunta.

Cuarta pregunta: ¿Hay afectación axial?

Tanto en las oligoartritis como en las poliartritis la presencia de afectación axial nos ayudará al diagnóstico. Cuando están afectadas articulaciones mixtas como (cartilaginosas y sinoviales) como las sacroilíacas, o cartilaginosas, como las vertebrales, debemos sospechar la presencia de una espondiloartropatía.

Entre 2 y 4 articulaciones (oligoartritis)

Las principales etiologías para considerar son:

Sin afectación axial		Con afectación axial (espondiloartopatías)
Infección	**Otras**	
Neisseria gonorrheae Borrelia (Lyme) Sífilis Whipple Endocarditis	Sarcoidosis (Löfgren) Vasculitis (púrpura IgA, crioglobulinemia, Enfermedad de Behçet)	Espondilitis anquilosante Artritis psoriásica Artritis relacionadas con la enfermedad inflamatoria intestinal Artritis reactiva

5 o más articulaciones (poliartritis)

Las principales etiologías que considerar son:

Inmunomediadas		Infección	Otras
Artritis Reumatoide Lupus Eritematoso Sistémico Derma/polimiositis Esclerosis sistémica	Síndrome de Sjögren Enf de Still del adulto Sarcoidosis Policondritis recidiv.	Parvovirus B19 Primoinfección VIH Fiebre reumática (*Streptococcus* A)	Neoplasia

Quinta pregunta: ¿Qué patrón presenta la afectación?

¿Es un patrón simétrico o asimétrico, con afectación de pequeñas o grandes articulaciones?

En las sinovitis puras, fundamentalmente la artritis reumatoide, veremos un patrón característico de afectación de pequeñas articulaciones de manos y pies, con afectación simétrica en ambos lados del cuerpo. Este patrón también es el más habitual de otras patologías inmunomediadas como el lupus eritematoso sistémico. En este caso la evolución de la artritis no daría lugar a erosiones articulares en la mayoría de los casos, a diferencia de la artritis reumatoide, donde con el tiempo aparecen erosiones articulares. La sarcoidosis, la enfermedad de Still del adulto o infecciones como en parvovirus B19 o la primoinfección VIH también suelen cursar con un patrón simétrico

En el lado contrario, la afectación asimétrica de grandes articulaciones (hombros, caderas, rodillas) o del esqueleto axial es más propio de las espondiloartropatías. La aparición de **entesis** es muy característica de este grupo de enfermedades.

¿Es un patrón aditivo, migratorio o intermitente?

La suma de la afectación de las distintas articulaciones inflamadas puede ocurrir presentando tres patrones principales:

a) **Aditivo**: Nuevas articulaciones inflamadas van añadiéndose de forma sucesiva al conjunto de articulaciones afectas. Es lo típico en la artritis reumatoide o el lupus eritematoso.

b) **Migratorio**: La inflamación aparece en unas pocas articulaciones. Esta inflamación dura unos pocos días y se resuelve. Posteriormente aparece inflamación en otras articulaciones. Este patrón es el habitual en algunas infecciones como el gonococo o el meningococo, en la infección por *Tropheryma whipplei* o en la fiebre reumática.

c) **Intermitente**: La artritis afecta a una o varias articulaciones, dura unos días y se resuelve, pero posteriormente estas mismas articulaciones vuelven a inflamarse. El ejemplo más prototípico serían las crisis recurrentes sobre la primera articulación metatarso falángica de las crisis gotosas. También podemos ver este patrón en otras entidades como la sarcoidosis, la vasculitis de Behçet o la fiebre mediterránea familiar.

Una forma especial es el **reumatismo palindrómico** (*palíndromo, que se lee igual de izquierda a derecha que al revés*) con episodios repentinos, breves y autolimitados que van y vienen, con articulaciones normales entre ellos.

Sexta pregunta: ¿Existen manifestaciones sistémicas (extraarticulares) asociadas?

La valoración de las posibles manifestaciones extraarticulares es necesaria para completar la anamnesis y exploración física en los pacientes con artritis.

Afectación CUTANEA

- El **eritema facial** puede ser propio de determinadas entidades (malar en lupus, en heliotropo en dermatomiositis, no fotosensible en parvovirus B19)
- El **eritema nodoso** puede sugerir sarcoidosis
- La presencia de **púrpura** puede sugerir vasculitis
- La presencia de **alopecia** o **fotosensibilidad** puede sugerir un lupus.
- Las **úlceras orales** recurrentes y dolorosas pueden asociarse con un Behçet
- El **fenómeno de Raynaud** puede asociarse con esclerodermia
- Las **pústulas** pueden asociarse a enfermedad gonocócica
- La artritis reumatoide o la gota pueden presentar **nódulos cutáneo**s. Son muy característicos los nódulos de Heberden y Bouchard en la artrosis.

Afectación DIGESTIVA

- La **diarrea** puede asociarse con enfermedad inflamatoria, con artritis reactiva, con enfermedad de Whipple o con by-pass intestinal
- El **dolor abdominal** podría sugerir una fiebre mediterránea familiar o una vasculitis sistémica

Afectación OCULAR

- La presencia de **uveitis** se asocia con espondiloartropatías, con vasculitis como la enfermedad de Behçet o con sarcoidosis.
- La **epiescleritis** se asocia con la artritis reumatoide
- El **síndrome seco** puede asociarse con síndrome de Sjögren

Afectación serosas

- El **derrame pleural** o la **pericarditis** asociadas pueden sugerir enfermedades inmunomediadas como el lupus o la artritis reumatoide.

Hábitos sexuales

- Varías entidades asociadas a infecciones de transmisión sexual se asocian con artritis (gonococo, sífilis, artritis reactivas, infección por VIH)

Pruebas diagnósticas confirmatorias

En los pacientes con artritis el estudio de laboratorio puede ayudar a completar el diagnóstico diferencial. En la inflamación mono articular o de pequeñas articulaciones muchas veces no habrá traducción de la inflamación en el laboratorio ya que no encontraremos elevación de reactantes de fase aguda como la proteína C reactiva, la ferritina, la cifra de leucocitos o la procalcitonina. En caso de afectación sistémica es más posible que sí estén elevados.

En el estudio inmunológico, la elevación del factor reumatoide o de anticuerpos antipéptido cíclico citrulinado (anti-CCP) son claves para el diagnóstico de la Artritis reumatoide, mientras que los anticuerpos antinucleares (ANA) y sus especificidades completarán el diagnóstico en el lupus eritematoso sistémico, las polimiositis o la esclerodermia entre otros. Los anticuerpos frente al citoplasma de neutrófilos (ANCA) completarán el diagnóstico en las vasculitis de pequeño vaso.

La radiología simple ayudará en el diagnóstico de algunas entidades. La presencia de erosiones articulares en los pacientes con artritis reumatoide nos hablará ya de formas evolucionadas. La calcificación intraarticular (condrocalcinosis) es sugerente de artritis por depósito de cristales de pirofosfato cálcico.

Cuando se sospecha una espondiloartropatía, habrá que recurrir a la resonancia magnética para confirmar el diagnóstico (sacroilíacas, afectación vertebral). También utilizaremos la RM cuando se sospeche una necrosis avascular de la cabeza femoral.

En los pacientes con sospecha de afectación neoplásica en una monoartritis se realizaría una biopsia sinovial.

Algoritmos diagnósticos en reumatología y enfermedades autoinmunes sistémicas

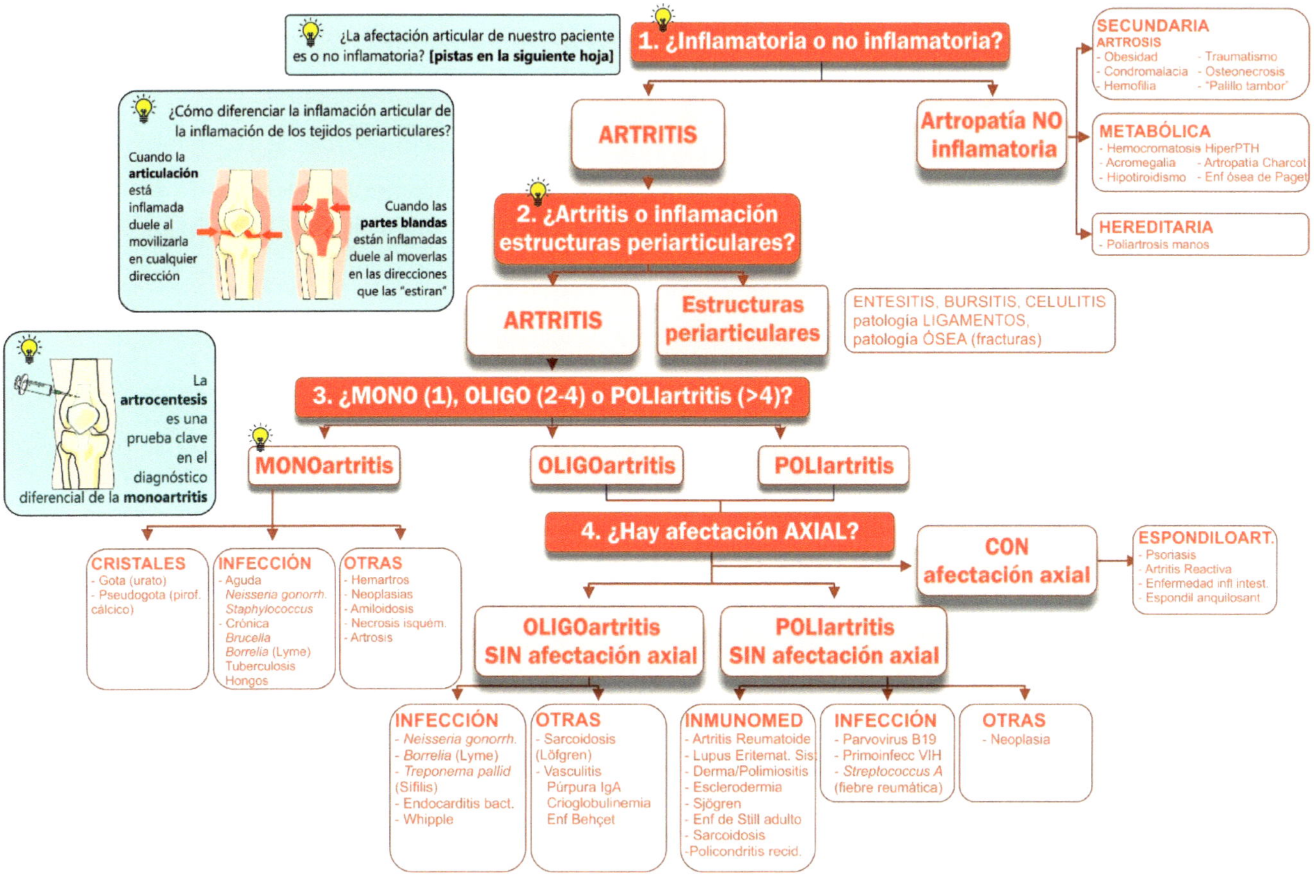

¿La afectación articular de nuestro paciente es o no inflamatoria? **[pistas en la siguiente hoja]**

¿Cómo diferenciar la inflamación articular de la inflamación de los tejidos periarticulares?

Cuando la **articulación** está inflamada duele al movilizarla en cualquier dirección

Cuando las **partes blandas** están inflamadas duele al moverlas en las direcciones que las "estiran"

La **artrocentesis** es una prueba clave en el diagnóstico diferencial de la **monoartritis**

1. ¿Inflamatoria o no inflamatoria?

ARTRITIS

Artropatía NO inflamatoria

SECUNDARIA
ARTROSIS
- Obesidad — - Traumatismo
- Condromalacia - Osteonecrosis
- Hemofilia — - "Palillo tambor"

METABÓLICA
- Hemocromatosis HiperPTH
- Acromegalia — - Artropatia Charcot
- Hipotiroidismo - Enf ósea de Paget

HEREDITARIA
- Poliartrosis manos

2. ¿Artritis o inflamación estructuras periarticulares?

ARTRITIS

Estructuras periarticulares

ENTESITIS, BURSITIS, CELULITIS patología LIGAMENTOS, patología ÓSEA (fracturas)

3. ¿MONO (1), OLIGO (2-4) o POLIartritis (>4)?

MONOartritis

OLIGOartritis

POLIartritis

CRISTALES
- Gota (urato)
- Pseudogota (pirof. cálcico)

INFECCIÓN
- Aguda
  Neisseria gonorrh.
  Staphylococcus
- Crónica
  Brucelia
  Borrelia (Lyme)
  Tuberculosis
  Hongos

OTRAS
- Hemartros
- Neoplasias
- Amiloidosis
- Necrosis isquém.
- Artrosis

4. ¿Hay afectación AXIAL?

CON afectación axial

ESPONDILOART.
- Psoriasis
- Artritis Reactiva
- Enfermedad infl intest.
- Espondil anquilosant.

OLIGOartritis SIN afectación axial

POLIartritis SIN afectación axial

INFECCIÓN
- *Neisseria gonorrh.*
- *Borrelia* (Lyme)
- *Treponema pallid* (Sifilis)
- Endocarditis bact.
- Whipple

OTRAS
- Sarcoidosis (Löfgren)
- Vasculitis
  Púrpura IgA
  Crioglobulinemia
  Enf Behçet

INMUNOMED
- Artritis Reumatoide
- Lupus Eritemat. Sis
- Derma/Polimiositis
- Esclerodermia
- Sjögren
- Enf de Still adulto
- Sarcoidosis
- Policondritis recid.

INFECCIÓN
- Parvovirus B19
- Primoinfecc VIH
- *Streptococcus A* (fiebre reumática)

OTRAS
- Neoplasia

Diagnóstico diferencial de la debilidad muscular (miopatías inflamatorias)

Introducción

No es infrecuente que los pacientes acudan a su médico refiriendo tener menos fuerza, es decir, presentando debilidad. En muchos de los casos está debilidad no podrá ser objetivada y será únicamente subjetiva.

En este capítulo realizaremos un repaso al diagnóstico diferencial de la debilidad, con especial atención a la debilidad de causa muscular originada por la miopatía inflamatoria.

Primera pregunta: ¿Es posible objetivar la debilidad?

Cuando un paciente se queja de *"tener menos fuerza"*, *"falta de energía"* o *"debilidad"* lo primero que tenemos que hacer es confirmar esta debilidad.

Muchos pacientes no tienen realmente una pérdida de fuerza que podamos confirmar en la exploración física, sino que:

a) Se siente más cansados, agotados, bien física o bien mentalmente o ambas, tienen **FATIGA**, pero no hay una pérdida real de fuerza en la exploración.
b) No tiene ganas de hacer nada, están sin energía, apáticos, presentan **ASTENIA**, con una sensación de pérdida de fuerza generalizada.
c) Tienen una buena fuerza, pero la falta de coordinación o **ATAXIA** les impide aprovechar esta fuerza.

La confirmación de la debilidad se realiza mediante la exploración física.

Caracterizamos la debilidad en una escala de 6 categorías según la propuesta del MRC (Medical Research Council).

Estadios debilidad clasificación MRC
0. Ni siquiera hay contracción muscular
1. Notamos la contracción, pero no hay movimiento
2. La articulación o la extremidad se mueve sobre el plano, no vencen la gravedad
3. La articulación o la extremidad vecen la gravedad, pero no una fuerza contraria
4. El movimiento es posible contra una pequeña resistencia
5. Movimiento normal contra resistencia.

Una vez descartadas las causas subjetivas necesitamos valorar el patrón de la debilidad.

Segunda pregunta: ¿La debilidad es generalizada o está localizada?

En general, la pérdida de fuerza relacionada con las miopatías inflamatorias va a ser generalizada.

Cuando nos encontramos con una pérdida de fuerza localizada (una extremidad: monoplejía, un hemicuerpo: hemiplejia, parálisis de grupos musculares concretos) lo más probable es que la etiología sea neurológica:

Cauas de pérdida de fuerza localizada
– Enfermedad vascular cerebral o medular
– Enfermedades desmielinizantes
– Afectación neurológica en una región
– Mononeuropatías (compresivas, por lesión o sección, víricas, vasculitis…)
– Atrofia por desuso

Una vez que hemos comprobado que la afectación es generalizada, nos basaremos en la exploración física y el patrón de presentación para valorar la posible etiología:

Tercera pregunta: ¿Cuáles son las características de la pérdida de fuerza?

Cuando encontramos una pérdida de fuerza objetiva generalizada, cuatro son las principales localizaciones de la lesión de acuerdo con la organización del sistema musculo-esquelético

I.   Lesiones en la **primera motoneurona** (corteza motora, tracto corticoespinal, asta anterior de la médula)
II.   Lesiones en la **segunda motoneurona** (raíces espinosas y nervios periféricos)
III. Lesiones en la **unión neuro-muscular**
IV.   Lesiones **musculares**

Los siguientes parámetros permitirán distinguir unas de otras.

Distribución topográfica

La distribución de la debilidad distingue las distintas etiologías.

- **Asimétrica**. En general más sugerente de afectación neurológica que miopatía (ej.: distrofia Facio escapulohumeral).
- **Simétrica y distal** (manos, pies). Menor fuerza al agarrar con la mano o al doblar la muñeca o el tobillo. Sugerente de neuropatía periférica o enfermedades de motoneurona en fase temprana.
- **Simétrica y proximal** (cuello, cinturas, deltoides, caderas). Dificultad para mover el cuello, para levantarse, levantar los brazos. Sugerente de miopatía.
- **Generalizada** (periférica y proximal). Sugerente de algunos tipos de miastenia, atrofia tras reposo prolongado en cama, debilidad propia de las neoplasias, caquexia, o enfermedad de motoneurona en fase avanzada.

Atrofia muscular

La presencia atrofia muscular es característica de la afectación de la segunda motoneurona. No ocurre en la primera motoneurona y solo la encontraremos ya en fases avanzadas cuando la causa de la debilidad es la afectación muscular. No hay atrofia muscular en la afectación de la unión neuromuscular.

Tono muscular

En pacientes con lesión de la primera motoneurona encontraremos un aumento del tono muscular que se presenta como **espasticidad**. Por el contrario, cuando la lesión es de segunda motoneurona hay una disminución del tono, con **flacidez**. No hay cambios en el tono muscular en la afectación de la unión neuromuscular. La disminución del tono es mínima o no existe en la afectación muscular.

Reflejos osteotendinosos

Los reflejos están vivos o aumentados en la lesión de primera motoneurona, con presencia de clonus. Por el contrario, en la lesión de segunda motoneurona están disminuidos. Los reflejos osteotendinosos son normales en la afectación de la unión neuromuscular. En la afectación muscular son normales o se afectan ya en fases tardías.

Características propias de cada tipo de lesión

- **Primera motoneurona**: Presencia de reflejos patológicos como Babinski.
- **Segunda motoneurona**: Presencia de fasciculaciones
- **Unión neuromuscular:** Fluctuación de la debilidad, con aumento de esta con la repetición de ejercicios, fatigabilidad
- **Muscular**: En los pacientes con miopatía inflamatoria, la clave es la debilidad muscular, encontraremos mialgias en menos de la mitad de los pacientes.

Cuarta pregunta: ¿Cómo hacer visible la debilidad muscular?

Cuando sospechemos que nuestro paciente tiene una debilidad proximal y simétrica, debemos intentar afinar la exploración para detectarla.

Para ello fundamentalmente nos centramos en la musculatura cervical y en las cinturas. Les pediremos que realicen ejercicios repetitivos (Ver tabla). Los pacientes tienen una baja resistencia muscular y no podrán realizar muchas repeticiones de los ejercicios.

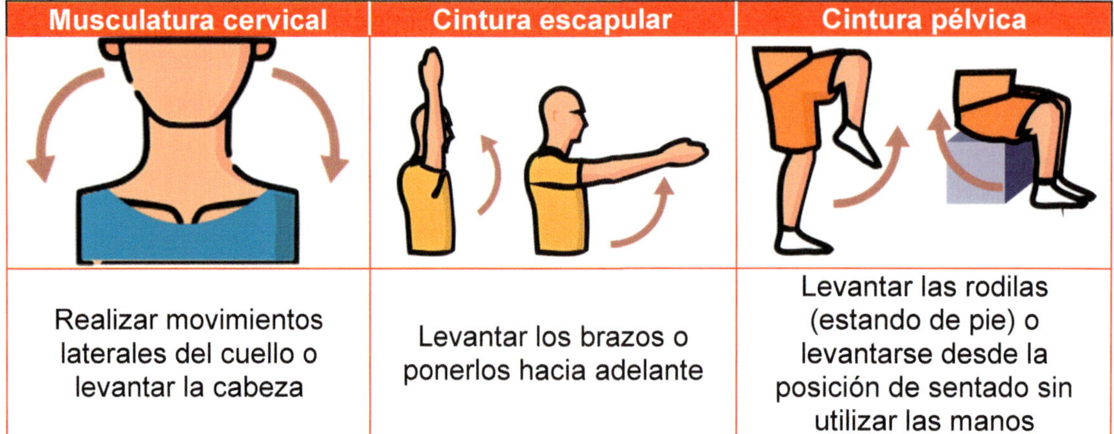

Musculatura cervical	Cintura escapular	Cintura pélvica
Realizar movimientos laterales del cuello o levantar la cabeza	Levantar los brazos o ponerlos hacia adelante	Levantar las rodilas (estando de pie) o levantarse desde la posición de sentado sin utilizar las manos

Quinta pregunta: ¿Cómo confirmar la miopatía?

Las miopatías inflamatorias no son la única causa de patología muscular generalizada. En la siguiente tabla se detallan los principales tipos de miopatía.

Inflamatorias	Endocrinas y metabólicas	Hereditarias
– Polimiositis / dermatomiositis – Miopatía por cuerpos de inclusión	– Hipotiroidismo – Síndrome de Cushing, administración de glucocorticoides	– Distrofias musculares – Deficiencia de maltasa

Inflamatorias	Endocrinas y metabólicas	Hereditarias
– Síndromes de solapamiento (asociada a Lupus, Sjögren, esclerodermia, artritis reumatoide)	– Hipopotasemia, hipofosfatemia, hipocalcemia – Alteraciones de lípidos, carbohidratos o metabolismo de las purinas	
Secundarias a drogas y toxinas	**Infecciosas**	**Destrucción muscular (rabdomiólisis)**
– Estatinas – Glucocorticoides – Cocaína, heroína, alcohol	– Virales (gripe, HIV, CMV, VEB, coxsackie…) – Bacterianas, Lyme – Parasitarias, triquinosis, toxoplasmosis	– Traumatismo – Sobreesfuerzo – Crisis epilépticas – Hipertermia

Por ello, cuando sospechamos una patología muscular inflamatoria debemos solicitar las siguientes pruebas para confirmar el diagnóstico y descartar otras etiologías:

- **Laboratorio**: bioquímica y análisis de orina. Determinación de las enzimas musculares, tanto de aquellas que son específicas del músculo y se elevan solo cuando este está lesionado (creatinina kinasa [CK], o aldolasa) como aquellas no específicas que se elevan tanto en patología muscular como en otros tipos de lesiones como las hepáticas o la destrucción tisular (lactato deshidrogenasa, LDH, aspartato aminotransferasas, AST o alanina aminotransferasa, ALT). En los casos de destrucción muscular por rabdomiólisis (por ejemplo, tras sobreesfuerzo físico) podemos apreciar un cambio de color en orina, que parece hematúrica, por la liberación de mioglobinuria. Esto no ocurre en las miopatías inflamatorias.

- **Laboratorio**: Anticuerpos antinucleares. En las miopatías inflamatorias los ANA no solo ayudarán al diagnóstico de la enfermedad, sino que permiten establecer patrones en relación con la asociación de la miopatía inflamatoria con otras manifestaciones como la enfermedad intersticial pulmonar, la presencia de manifestaciones cutáneas o las neoplasias (ver siguiente página).

- **Estudios electrográficos.** <u>Electroneurograma y electromiograma</u>. Los estudios electrofisiológicos son de gran importancia en el estudio de la debilidad, ya que van a permitir diferenciar patrones musculares inflamatorios, de enfermedad de la unión neuromuscular o de la patología del sistema nervioso periférico. Una de las peculiaridades de esta prueba es que altera el músculo sobre el que se realiza (es necesario clavar los electrodos en el músculo) alterándolo en caso de que fuera necesario realizar una biopsia. Si esto fuera preciso se realizarán la biopsia en el lado contralateral a aquel en el que se realizó el estudio electrofisiológico.
- **Estudios de imagen.** La <u>resonancia magnética nuclear</u> se ha impuesto como la técnica de imagen más útil para el diagnóstico de la miopatía inflamatoria, ya que permite tanto confirmar la presencia de inflamación en grupos musculares como seleccionar aquellos con mayor inflamación con vistas a realizar una biopsia
- **Biopsia muscular.** La biopsia se ha considerado clásicamente la prueba de referencia para la confirmación del diagnóstico y para descartar la etiología (causas inflamatorias, causas genéticas distrofias, enfermedades por acúmulo). Es una prueba invasiva, que requiere de un manejo especial (debe conservarse en suero y no en alcohol como otras muestras, procesarse de la forma más temprana posible) y requiere especialización de los laboratorios de anatomía patológica, lo que ha limitado su generalización. En los casos que la clínica, la exploración, los ANA y la RM son muy significativos del diagnóstico podría no ser imprescindible reservándose para los casos de diagnóstico más difícil o cuando se sospecha otra causa de afectación muscular.
- **Test genéticos.** Cuando la sospecha de la miopatía es una distrofia muscular o hereditaria las pruebas genéticas son claves para confirmar el diagnóstico.

Otras manifestaciones

Las manifestaciones extra musculares de las miopatías inflamatorias pueden ayudar a completar el diagnóstico, siendo muy expresivas las manifestaciones cutáneas en la dermatomiositis (**eritema en heliotropo, signo de la V, del mantón, pápulas de Gottron**) o en el síndrome antisintetasa (**manos de mecánico**). También los pulmones, el aparato digestivo o el corazón pueden ser diana en estas enfermedades (ver capítulo dermatomiositis)

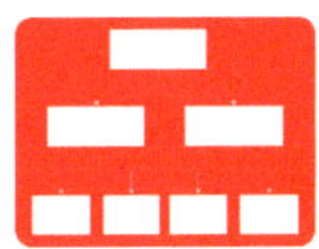

Algoritmos diagnósticos en reumatología y enfermedades autoinmunes sistémicas

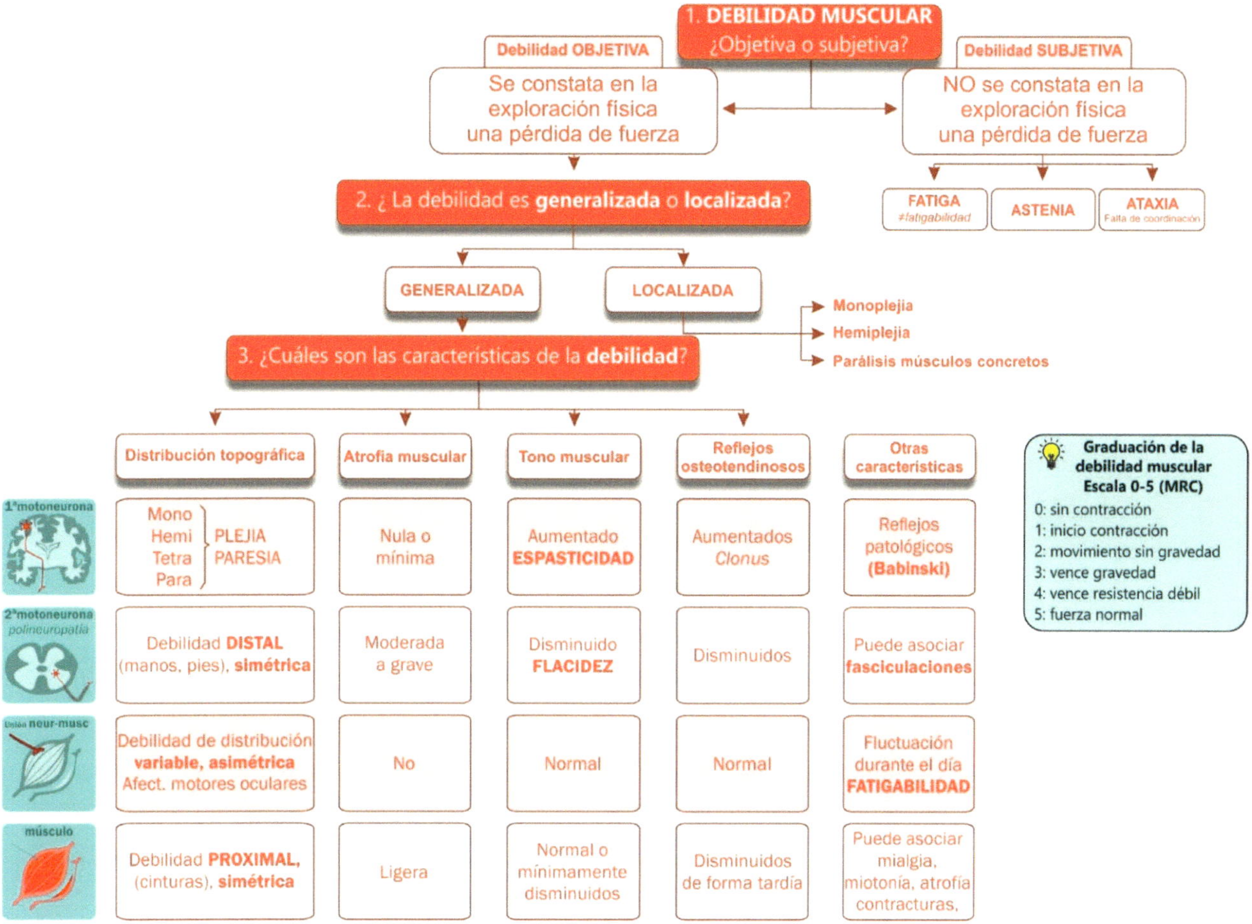

1. DEBILIDAD MUSCULAR
¿Objetiva o subjetiva?

Debilidad OBJETIVA
Se constata en la exploración física una pérdida de fuerza

Debilidad SUBJETIVA
NO se constata en la exploración física una pérdida de fuerza

- FATIGA *#fatigabilidad*
- ASTENIA
- ATAXIA *Falta de coordinación*

2. ¿La debilidad es generalizada o localizada?

- GENERALIZADA
- LOCALIZADA
  - Monoplejia
  - Hemiplejia
  - Parálisis músculos concretos

3. ¿Cuáles son las características de la debilidad?

	Distribución topográfica	Atrofia muscular	Tono muscular	Reflejos osteotendinosos	Otras características
1ª motoneurona	Mono / Hemi / Tetra / Para — PLEJIA / PARESIA	Nula o mínima	Aumentado **ESPASTICIDAD**	Aumentados *Clonus*	Reflejos patológicos **(Babinski)**
2ª motoneurona *polineuropatía*	Debilidad **DISTAL** (manos, pies), **simétrica**	Moderada a grave	Disminuido **FLACIDEZ**	Disminuidos	Puede asociar **fasciculaciones**
Unión neur-musc	Debilidad de distribución **variable, asimétrica** Afect. motores oculares	No	Normal	Normal	Fluctuación durante el día **FATIGABILIDAD**
músculo	Debilidad **PROXIMAL**, (cinturas), **simétrica**	Ligera	Normal o mínimamente disminuidos	Disminuidos de forma tardía	Puede asociar mialgia, miotonía, atrofia contracturas,

Graduación de la debilidad muscular Escala 0-5 (MRC)

- 0: sin contracción
- 1: inicio contracción
- 2: movimiento sin gravedad
- 3: vence gravedad
- 4: vence resistencia débil
- 5: fuerza normal

Diagnóstico diferencial de la uveitis

Introducción

La uveítis es la inflamación de la úvea, la capa vascular del ojo, que comprende el iris (la parte de color), el cuerpo ciliar (detrás del iris, produce el humor acuoso y controla el enfoque) y la coroides (la capa vascular bajo la retina).

Dependiendo de la parte de la úvea que está afectada la clasificamos en:

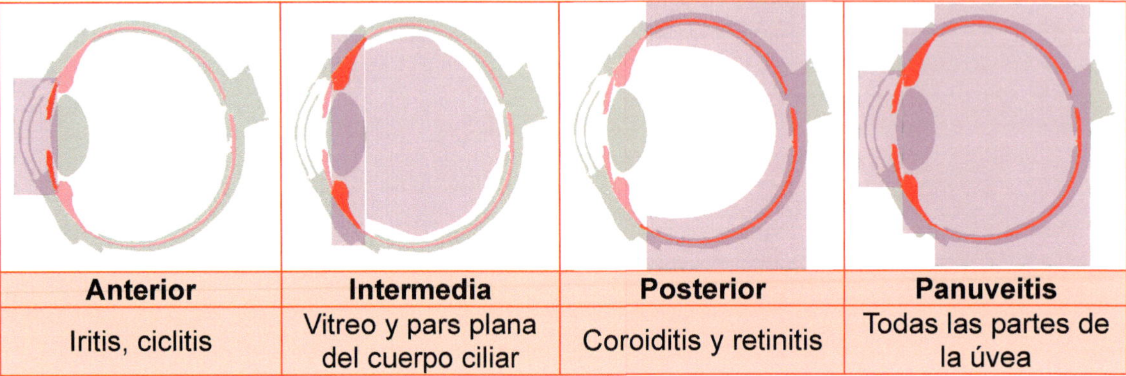

Anterior	Intermedia	Posterior	Panuveitis
Iritis, ciclitis	Vitreo y pars plana del cuerpo ciliar	Coroiditis y retinitis	Todas las partes de la úvea

Presentación clínica

Aunque se asocia la uveitis con ojo rojo y doloroso, esta presentación solo es típica de la uveitis anterior. Las manifestaciones clínicas según la localización son:

Localización	Sintomatología	Hallazgos en la exploración
Anterior	<ul><li>Dolor ocular</li><li>Enrojecimiento</li><li>Fotofobia</li><li>Lagrimeo</li></ul> ± disminución agudeza visual	<ul><li>Hiperemia conjuntival y ciliar</li><li>Disfunción reflejo pupilar a cambios luminosos</li><li>Turbidez en cámara anterior (Tyndall) [**hipopion**]</li><li>Precipitados queráticos (adheridos a endotelio corneal)</li></ul>

Localización	Sintomatología	Hallazgos en la exploración
		▪ Sinequias anteriores (endotelio corneal-iris) o posteriores (iris-cristalino) ± elevación presión intraocular
Intermedia	▪ Miodesopsias ("moscas volantes) ▪ Visión borrosa	▪ Vitritis ▪ Infiltrado inflamatorio celular vítreo en "bolas de nieve" (*snowballs*), ▪ Exudados con forma de "banco de nieve" en la pars plana (*snowbanks*), ▪ Flebitis retiniana periférica, papilitis o hiperemia papilar y edema macular quístico.
Posterior	▪ Miodesopsias ("moscas volantes) ▪ Visión borrosa ▪ Disminución de la agudeza visual	▪ Coroiditis (focal, multifocal, difusa), retinitis ▪ O coriorretinitis/retino-coroiditis ± vitritis ▪ Edema macular quístico ▪ Desprendimiento exudativo de retina ▪ Vasculitis retiniana (envainamiento perivascular, oclusión vascular, hemorragias, exudados) ▪ Necrosis retiniana

Una vez establecido el tipo de vasculitis y teniendo en cuenta las características de esta (aguda, subaguda o crónica, unilateral o bilateral, granulomatosa o no, con o sin vasculitis) se establecerá un diagnóstico de sospecha para descartar causas:

➜ Inmunomediadas (espondiloartropatías, vasculitis)
➜ Infecciosas (virus, tuberculosis, sífilis, toxoplasma, borrelia, bartonella)
➜ Enmascaramiento (neoplasias-linfomas)
➜ Miscelánea (esclerosis múltiple, formas puramente oculares)

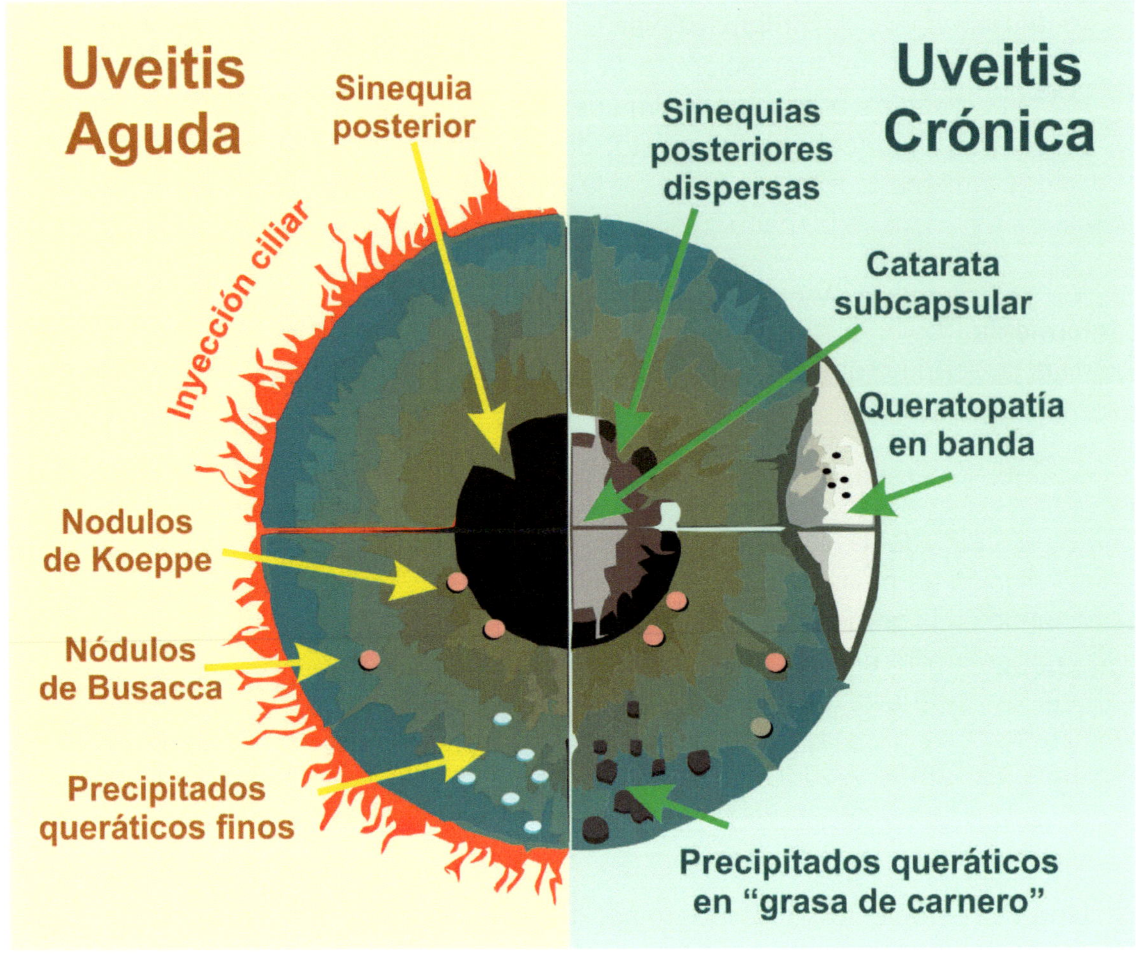

Pistas diagnósticas para valorar la etiología de las uveitis (Basado en un documento de colaboración entre el Hospital Universitario Río Hortega y el Clínic de Barcelona) [siguiente página].

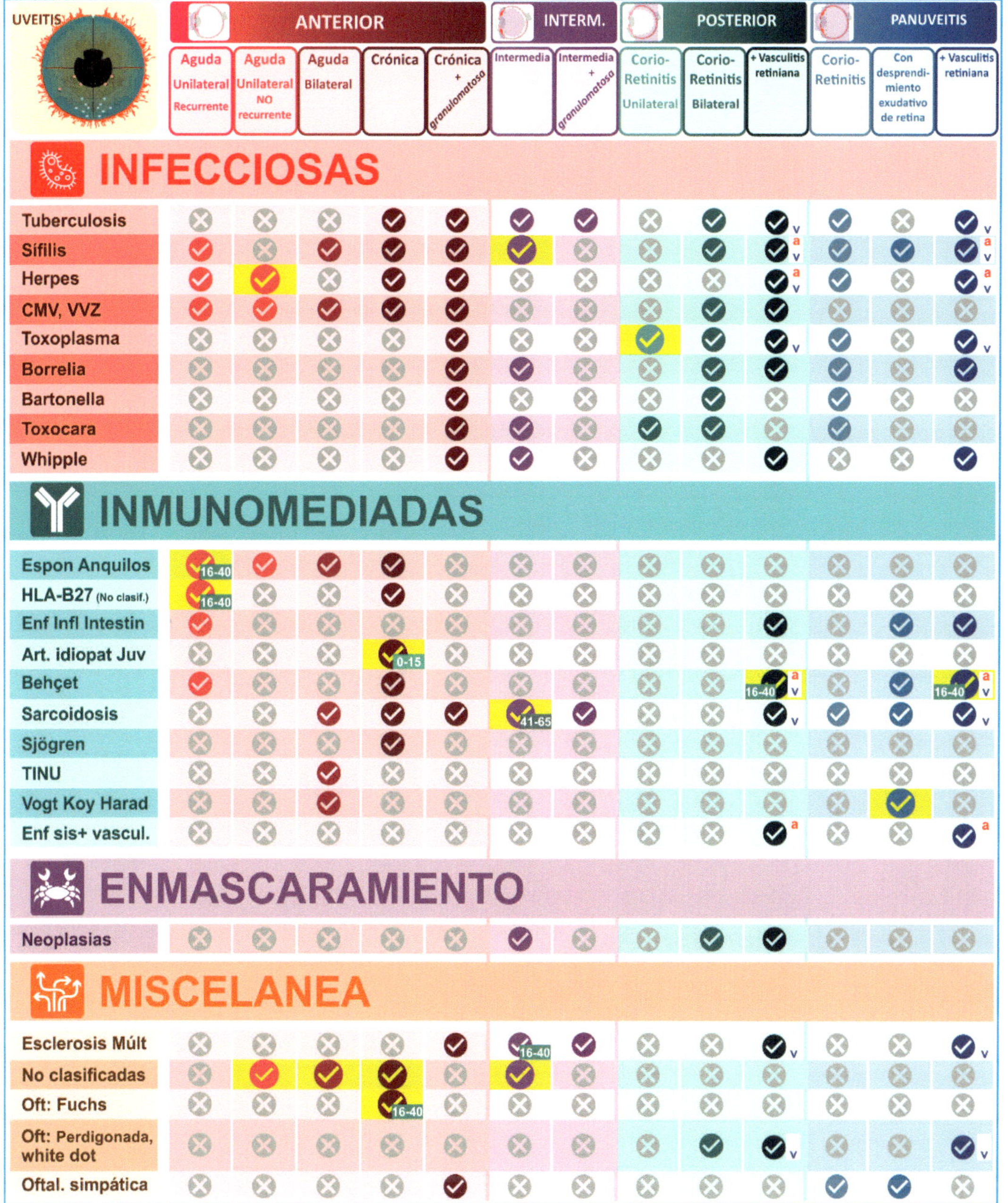

	ANTERIOR					INTERM.		POSTERIOR			PANUVEITIS		
	Aguda Unilateral Recurrente	Aguda Unilateral NO recurrente	Aguda Bilateral	Crónica	Crónica + granulomatosa	Intermedia	Intermedia + granulomatosa	Corio-Retinitis Unilateral	Corio-Retinitis Bilateral	+ Vasculitis retiniana	Corio-Retinitis	Con desprendimiento exudativo de retina	+ Vasculitis retiniana
INFECCIOSAS													
Tuberculosis	✗	✗	✗	✓	✓	✓	✓	✗	✓	✓ v	✓	✗	✓ v
Sífilis	✓	✗	✓	✓	✓	✓	✗	✗	✓	✓ a,v	✓	✓	✓ a,v
Herpes	✓	✓	✗	✓	✓	✗	✗	✗	✗	✓ a,v	✓	✗	✓ a
CMV, VVZ	✓	✓	✓	✓	✗	✗	✗	✗	✓	✓	✗	✗	✗
Toxoplasma	✗	✗	✗	✓	✗	✗	✗	✓	✓	✓ v	✓	✗	✓ v
Borrelia	✗	✗	✗	✓	✓	✓	✗	✗	✓	✓	✗	✗	✓
Bartonella	✗	✗	✗	✓	✗	✗	✗	✗	✓	✗	✓	✗	✗
Toxocara	✗	✗	✗	✓	✗	✓	✗	✓	✓	✗	✓	✗	✗
Whipple	✗	✗	✗	✓	✓	✓	✗	✗	✗	✓	✗	✗	✓
INMUNOMEDIADAS													
Espon Anquilos	✓ 16-40	✓	✓	✓	✗	✗	✗	✗	✗	✗	✗	✗	✗
HLA-B27 (No clasif.)	✓ 16-40	✗	✗	✓	✗	✗	✗	✗	✗	✗	✗	✗	✗
Enf Infl Intestin	✓	✗	✗	✗	✗	✗	✗	✗	✗	✓	✗	✓	✓
Art. idiopat Juv	✗	✗	✗	✓ 0-15	✗	✗	✗	✗	✗	✗	✗	✗	✗
Behçet	✓	✗	✗	✓	✗	✗	✗	✗	✗	✓ 16-40 a,v	✗	✓	✓ 16-40 a,v
Sarcoidosis	✗	✗	✓	✓	✓	✓ 41-65	✓	✗	✓	✓ v	✓	✓	✓ v
Sjögren	✗	✗	✗	✓	✓	✗	✗	✗	✗	✗	✗	✗	✗
TINU	✗	✗	✓	✗	✗	✗	✗	✗	✗	✗	✗	✗	✗
Vogt Koy Harad	✗	✗	✓	✗	✗	✗	✗	✗	✗	✗	✗	✓	✗
Enf sis+ vascul.	✗	✗	✗	✗	✗	✗	✗	✗	✗	✓ a	✗	✗	✓ a
ENMASCARAMIENTO													
Neoplasias	✗	✗	✗	✗	✗	✓	✗	✗	✓	✓	✗	✗	✗
MISCELANEA													
Esclerosis Múlt	✗	✗	✗	✗	✓	✓ 16-40	✓	✗	✗	✓ v	✗	✗	✓ v
No clasificadas	✗	✓	✓	✓	✗	✓	✗	✗	✗	✗	✗	✗	✗
Oft: Fuchs	✗	✗	✗	✓ 16-40	✗	✗	✗	✗	✗	✗	✗	✗	✗
Oft: Perdigonada, white dot	✗	✗	✗	✗	✗	✗	✗	✓	✓ v	✗	✗	✗	✓ v
Oftal. simpática	✗	✗	✗	✗	✓	✗	✗	✗	✗	✗	✓	✓	✗

7. Básicos en el tratamiento de las enfermedades autoinmunes

Las enfermedades autoinmunes sistémicas (EAS) son uno de los grupos de enfermedades en los que más han cambiado las estrategias de tratamiento en las últimas décadas. En el siglo XX se partía de un arsenal terapéutico muy limitado que obligaba a recurrir a dosis altas de glucocorticoides (GC) y al uso de quimioterapia en las formas más graves o al uso indefinido de antiinflamatorios no esteroideos en las formas más leves. Esto ha cambiado de forma profunda en las primeras décadas del siglo XXI con:

a) las nuevas pautas de **glucocorticoides**, que permiten un uso más juicioso y seguro, ajustando sus dosis a la vez que limitado su tiempo de uso.

b) el uso de fármacos con actividad antiinflamatoria y buenos perfiles de seguridad, como es el caso de uso generalizado de los antipalúdicos en el lupus eritematoso sistémico

c) la adecuación y uso de acuerdo con guías clínicas de múltiples inmunosupresores o Fármacos Antirreumáticos Modificadores de la Enfermedad (**FAME** o Disease Modifiying Antirheumatic Drugs DMARD por sus siglas en inglés) denominados como clásicos (metotrexato, azatioprina, micofenolato mofetilo, ciclofosfamida, inhibidores calcineurina)

d) la generalización de uso de los fármacos **biológicos**, donde el objetivo ya no es el bloqueo generalizado de la respuesta inmune sino un bloqueo selectivo de componentes o células que intervienen en esta.

e) la introducción de nuevos inmunosupresores con diana terapéutica, como los anti-JAK

Sin embargo, a pesar de todas las mejoras descritas, el tratamiento de estas enfermedades sigue basándose en muchos casos en las recomendaciones de expertos o en la experiencia personal de los grupos de trabajo. Esto se debe a la escasa evidencia (en forma de ensayos clínicos) que sustenta el uso de las diferentes aproximaciones terapéuticas en estas enfermedades. La falta de ensayos clínicos adecuados puede explicarse por la escasa prevalencia de las enfermedades y la heterogeneidad en su presentación lo que hace muy difícil reclutar pacientes para el desarrollo de los estudios.

En los siguientes apartados vamos a describir una serie de conceptos que son comunes en el abordaje de la mayoría de estas enfermedades

¿Inmunodepresión o inmunomodulación?

Con la aparición de los nuevos tratamientos para controlar la inflamación, fundamentalmente los biológicos, cuya diana está muy definida se empezó a hablar no ya de inmunosupresión, es decir el bloqueo de la actividad inflamatoria, sino de inmunomodulación, es decir, la regulación de la actividad inflamatoria. En este segundo concepto se incluían los biológicos y las nuevas moléculas con diana terapéutica.

Recientemente, algunos autores han planteado el riesgo de insistir en esta diferenciación entre inmunosupresión e inmunomodulación como algo diferencial[5], ya que puede dar una falsa sensación de seguridad en el uso de los nuevos fármacos, descritos a veces como inmunomoduladores, aunque la realidad es que no realizan una verdadera inmunomodulación que pudiera asociarse a un menor riesgo de infecciones secundarias, sino una inmunosupresión selectiva, que el algunos casos podría tener menor riesgo que el uso de los inmunosupresores clásicos. Lo cierto es que, en el momento actual, bien los definamos como inmunosupresores o bien como inmunomoduladores, todos estos tratamientos se asocian con riesgos derivados de la inmunosupresión.

El uso futuro de nuevas terapias, como la infusión de células mesenquimales, podría estar basado en un concepto de inmunomodulación sin asociar inmunosupresión. En la actualidad, estas terapias se utilizan únicamente en centros de investigación.

---

[5]   Isaacs J, Burmester GR. Smart battles: immunosuppression versus immunomodulation in the inflammatory RMDs. Ann Rheum Dis 2020;79:991-3. doi: 10.1136/annrheumdis-2020-218019

Fases del tratamiento: Inducción y Mantenimiento

En aquellas formas más graves de las EAS es común dividir el tratamiento en dos fases, una primera de inducción y una segunda de mantenimiento. En la siguiente tabla se describen algunas de las diferencias.

Item	Inducción	Mantenimiento
Momento	Inicio del tratamiento o en las recidivas	Tras alcanzar respuesta con la inducción
Duración	Meses De 1 a 6 meses, habitualmente 2-3 meses	Años Según la enfermedad (1 a 4 años, o crónico)
Objetivo	Obtener una respuesta rápida y frenar la actividad inflamatoria	Mantener la respuesta obtenida en la inducción Evitar recidivas
Objetivo (escalas)	Escalas de gravedad de la enfermedad (ej: SLEDAI en LES)	Escalas de gravedad y daño acumulado (ej: SLEDAI + SLICC)
Preocupación por los efectos adversos del tratamiento	Es importante evitarlos, pero se prioriza obtener respuesta clínica de la enfermedad	Es clave evitarlos. Todo el esquema buscar reducir al mínimo los eventos adversos
Uso de GC	Dosis altas (≥ 0,5 mg/kg de prednisona o equivalente) o uso de bolos (≥100 mg) *consiguen respuestas rápidas antiinflamatorias*	El tratamiento de mantenimiento ideal busca: -GC cero o -dosis mínimas (≤5 mg)
Uso de inmunosupr. (biológicos y DMARD)	En combinación con GC A veces combinan de biológicos y DMARD clásicos o 2 DMARD	Pautas más sencillas y dosis ajustadas En ocasiones un solo fármaco
Uso de otros fármacos (ej: HCQ)	Se inician durante esta fase, pero su efecto no suele ser la clave en este momento	Fundamentales en el mantenimiento, incluso a veces pueden ser los únicos
Problemas con la adherencia terapéutica	Paciente grave, el tratamiento está muy controlado, incluso es en hospital. No suele ser un problema.	Tratamientos a largo plazo, con mejoría clínica. Muy importante involucrar al paciente para mantener el tratamiento.

A continuación, se muestran 2 ejemplos de transición del tratamiento. En el caso del lupus se hace con distintos fármacos, en el caso de la vasculitis ANCA, inducción y mantenimiento se realizan con el mismo, en este caso rituximab.

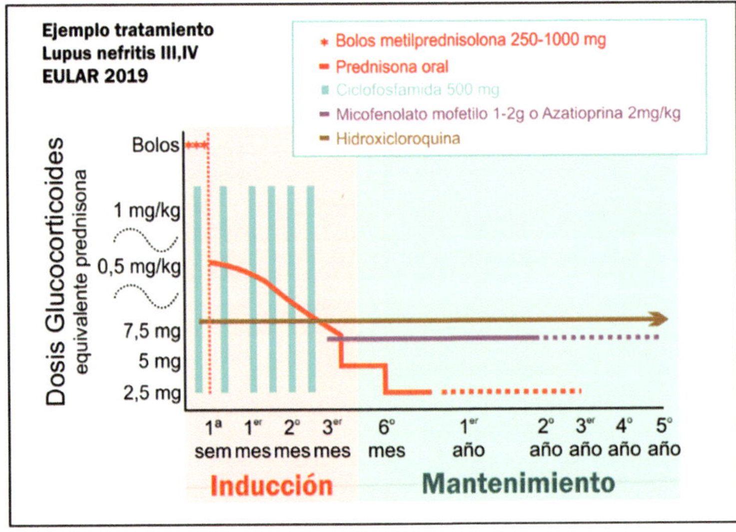

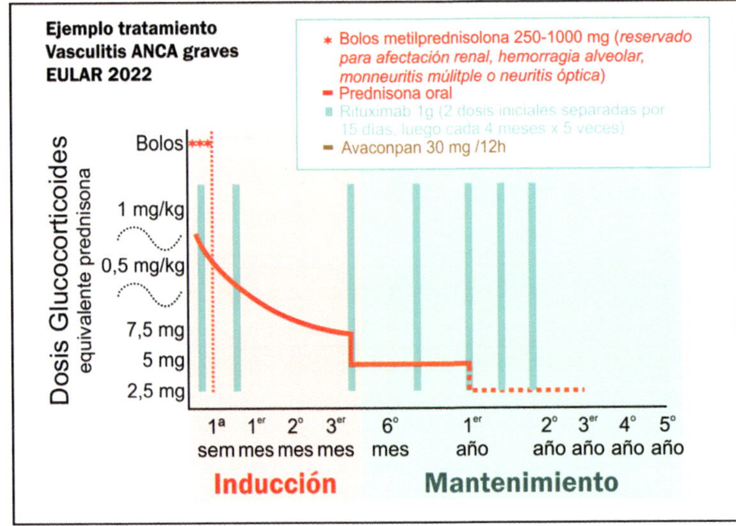

Figura 3: Esquemas inducción/mantenimiento

Uso juicioso de los glucocorticoides

Los GC son la base en el tratamiento de muchas EAS, sobre todo durante su fase aguda. Sus conocidos efectos secundarios a largo plazo (supresión del eje hipotálamo-hipofisario, hipertensión arterial, diabetes mellitus, cataratas, osteonecrosis de cadera, osteoporosis, atrofia cutánea, …) obligan a realizar un correcto uso evitando su abuso. Para ello se debe:

1.- Utilizar la menor dosis posible

Reducir al máximo la dosis acumulada. Para intentar evitar comenzar con dosis de mg/kg en descenso progresivo, en algunas patologías se pueden utilizar bolos de metilprednisolona de inicio, seguidos de dosis de 0,5 mg/kg o menores.

2.- Durante el menor tiempo posible

Evitar el uso prolongado de los GC por encima de 5 a 7,5 mg de prednisona o equivalente. Desde que se comienza el tratamiento, la retirada y descenso de los GC debe estar programada, evitando usos prolongados.

3.- Respetar el ritmo circadiano

El horario de los corticoides debe ser la mañana, como la secreción fisiológica.

4.- Combinar con "ahorradores de GC"

En las vasculitis ANCA en la fase aguda puede utilizarse Avacopan. En el resto de las patologías iniciar tratamientos de mantenimiento para evitar o reducir su uso tras la fase aguda.

5.- Descenso progresivo de dosis

Una vez que se han pautado GC durante más de >3 semanas con dosis de prednisona o equivalentes de 7,5 mg o superiores, se está obligado a programar el descenso progresivo de los GC para evitar una supresión del eje hipotalámico.

Tres principios del tratamiento

Outcomes (resultados)

Para plantear el tratamiento hay que considerar los objetivos para el control de la enfermedad y la reducción de potenciales eventos adversos del tratamiento.

Treat to target (tratar para conseguir un objetivo)

Se establece un esquema de tratamiento que permita el control de la enfermedad de acuerdo con los objetivos definidos (se recomienda el uso de escalas, como DAS-28 en AR, SLEDAI en LES, …)

Tight control (control estricto)

No nos podemos conformar con poner el tratamiento y esperar que vaya bien. Se necesita establecer un seguimiento cercano de los pacientes desde el inicio, que permita asegurar la respuesta y detectar de forma temprana los posibles eventos adversos.

Terminología empleada en los fármacos biológicos

Llamamos fármacos biológicos a los anticuerpos generados por un solo clon de linfocitos B que son producidos de forma industrial para unirse a antígenos específicos.

Estos anticuerpos monoclonales se nominan con el uso de sufijo **-mab** (monoclonal antibody). Las letras que preceden al sufijo nos describen el porcentaje de anticuerpo humano o humanizado

Sufijo	Tipo	Porcentaje humano
-Omab	Murino	0%
-Ximab	Quimérico	65%
-Zumab	Humanizados	95%
-Mumab	Humanos	100%

El sufijo -**cept** (receptor fusión protein), corresponde a moléculas que funcionan como falsos receptores al tratarse de proteínas de fusión de un receptor con la parte FC de la IgG1 humana.

Una de las limitaciones de los -mab, es que, al tratarse de anticuerpos, generan en el organismo una respuesta inmune contra ellos mismos (Ac frente a Ac) que con el paso del tiempo va disminuyendo su eficacia. La combinación de -mab y DMARD podría reducir este riesgo, aunque no está demostrada su eficacia.

Principales grupos de fármacos

Los fármacos comentados a continuación son parte del arsenal disponible. En los próximos años se irán incorporando nuevos fármacos, especialmente en el grupo de los biológicos, o indicaciones nuevas para fármacos ya comercializados. Es por ello por lo que el lector no debe sorprenderse si falta alguna diana terapéutica, algún fármaco nuevo o alguna nueva indicación.

Glucocorticoides (GC)

Dentro del grupo de los GC existen varias moléculas que se diferencian por su vida media y por la posibilidad de asociar o no actividad mineralocorticoidea.

Fármaco	Equivalencia con 5 mg de prednisona	Relación actividad glucocorticoidea/ mineralocorticoidea
Acción corta (8-12h)		
Hidrocortisona	20 mg	1:1
Acción intermedia (12-36h)		
Prednisona	5 mg	4:0,8
Metilprednisolona	4 mg	5:mínima
Deflazacort	7, 5 mg	4:0,5
Acción larga (36-72h)		
Dexametasona	0,75 mg	30:mínima

Se pueden utilizar por distintas vías de acción: tópicos, inhalados, orales, intravenosos o intra-lesionales, y en múltiples patologías inflamatorias. Una dosis equivalente a 7,5 mg de prednisona es suficiente para inhibir el eje hipotál-hipofisario.

Los GC actúan mediante **mecanismos genómicos** ya que sus efectos inmunosupresores están mediados por receptores intracelulares, que al activarse actúan disminuyen la expresión de múltiples genes proinflamatorios. Cuando se utilizan dosis de GC de más 100 mg de prednisona o equivalente, a los efectos genómicos se adicionan **mecanismos no genómicos,** debidos a la interacción de los GC con receptores extracelulares, lo que aumenta su poder antinflamatorio.

FAME/DMARD clásicos

Los fármacos de este grupo provocan una inmunosupresión no selectiva. Se diseñaron como quimioterápicos o para prevenir el rechazo al trasplante y se adaptaron posteriormente a su uso en patología inmune.

Muchos de los usos de estos fármacos se hacen fueran de indicación, ya que no figuran en las indicaciones registradas por los fármacos.

Fármaco	Mecanismo	Indicaciones reconocidas en EAS/Reumatología
Metotrexato	Bloquea la producción de ADN y ARN bloqueando el uso de ácido fólico	AR, Crohn, vasculitis, Lupus, miositis, esclerodermia, sarcoidosis, Still, uveitis
Azatioprina	Bloquea la síntesis de DNA	Crohn, colitis ulcerosa, polimiositis, hepatitis autoin, lupus, vasculitis (Behçet), neum. Intersticial, sarcoidosis, uveitis
Micofenolato mofetilo	Bloquea la enzima inosina-5 mono.-dehidrog. necesaria para fabricar DNA/RNA	Dermatomiositis, esclerodermia, lupus, vasculitis, neum. intersticial, miastenia, uveitis

Fármaco	Mecanismo	Indicaciones reconocidas en EAS/Reumatología
Ciclofosfamida	Altera la función del DNA, al comportarse como un agente alquilante	Formas graves nefritis lúpica, esclerodermia, neum. Intesrticial, vasculitis
Inhibidores de la calcineurina -Ciclosporina -Tacrolimus -Voclosporina*	Alteran la función de los linfocitos T al bloquear la calcineurina	Behçet, colitis ulcerosa, esclerodermia, polimiositis, psoriasis nefrótico, nefropatía lúpica*, uveitis

DMARD con diana terapéutica

Fármaco	Mecanismo	Indicaciones reconocidas en EAS/Reumatología
Anti JAK -Tofacitinib -Upadactinib -Baricitinib	Bloqueo de las enzimas Janus Kinasa (JAK) que son enzimas intracelulares que participan en la respuesta inmune.	AR, dermatitis atópica, EA, colitis ulcerosa, psoriasis

Otros fármacos "clásicos"

Fármaco	Mecanismo	Indicaciones reconocidas en EAS/Reumatología
Antipalúdicos	Inhibe la movilidad de los neutrófilos, quimiotaxis de eosinófilos y respuesta al complemento	AR, dermatomiositis, lupus, sarcoidosis, Sjögren
Hidroxicloroquina	Disminuye la activación y migración de los neutrófilos	Behçet, FMF, gota, pericarditis, síndrome Sweet
Antigotosos	Desconocido (componente activo: 5-ASA)	AR, EA, Crohn, colitis ulcerosa, psoriasis

Bloqueo citocinas

Son varias las citocinas proinflamatorias para las que existe un bloqueo que reduce la inflamación.

Bloqueo	Fármacos	Indicaciones reconocidas en EAS/Reumatología
IL-1	Anakinra Canakinumab Rilonacept	AR, Behçet, FMF, gota pericarditis, Still
IL-5	Mepolizumab Reslizumab Benralizumab	Asma grave eosinofílica, EGPA, hipereosinofilia
IL-6	Tocilizumab Sarilumab	AR, arteritis células gigantes, orbitopatía Graves, neumopatía intersticial en esclerodermia
Factor de necrosis tumoral (TNF)	Infliximab Adalimumab Certolizumab Golimumab Etanercept	AR, EA, Crohn, colitis ulcerosa, psoriasis, sarcoidosis, uveitis

Otros bloqueos

Bloqueo	Fármacos	Indicaciones reconocidas en EAS/Reumatología
Complemento C5	Eculizumab	Hemoglobinura paroxística nocturna Síndrome hemolítico urémico
Complemento Receptor C5a	Avacopan	Vasculitis ANCA (ahorro GC)
Interferon alfa INFα	Anifrolumab	Lupus

Bloqueo respuesta celular linfocitos T

Existe una población de linfocitos T, los linfocitos T helper 17 que se encargan de producir IL-17. El bloqueo de esta y de la IL-23, clave para la supervivencia del linfocito Th 17, se ha utilizado para el control de la inflamación.

Bloqueo	Fármacos	Indicaciones reconocidas en EAS/Reumatología
IL-17	Secukinumab	EA, psoriasis
IL-23	Ustekinumab	Crohn, Colitis ulcerosa, psoriasis
IL-17/23	Guselkumab	Psoriasis

También se utiliza el bloqueo de integrinas para reducir la activación o la unión con la célula presentadora de antígenos:

Bloqueo	Fármacos	Indicaciones reconocidas en EAS/Reumatología
Integrina α4β7	Vedolizumab	Crohn, colitis ulcerosa
CTLA-4/CD28	Abatacept	AR, psoriasis

Bloqueo respuesta celular linfocitos B

Algunos fármacos usados para reducir el número de linfocitos B se diseñaron para tratar enfermedades hematológicas como los linfomas. Después se usaron en EAS para reducir la inflamación con la reducción o bloqueo de los linfocitos B y de las células plasmáticas productoras de los Ac. Son varias las moléculas diseñadas con este fin pero destacan por tener indicación de uso aceptada:

Bloqueo	Fármacos	Indicaciones reconocidas en EAS/Reumatología
CD20	Rituximab	AR, polimiositis, nefritis lúpica vasculitis ANCA, IgG4.
BlyS (estimulador de los linfocitos B)	Belimumab	Lupus Lupus nefritis (proteinuria <3g)

Inmunoglobulinas y plasmaféresis

Tanto las inmunoglobulinas (se utilizan pool de Ig humanas no específicas procedentes de plasma de donantes, compuesta preferentemente por IgG, y que posiblemente se unen a los Ac circulantes y los bloquean, aunque se desconoce el mecanismo exacto de actuación) como las plasmaféresis (se realiza una "limpieza" de la sangre eliminando con filtros los Ac circulantes) buscan reducir el número de Ac y con ello frenar la respuesta inmune. La semivida de las Ig viene a ser de 18 a 25 días.

Se utilizan en miopatías inflamatorias, vasculitis, lupus, esclerodermia y en otras indicaciones como el Guillain-Barré.

Eventos adversos relacionados con los fármacos inmunosupresores

Una de las principales preocupaciones con el uso de estos fármacos es el riesgo de eventos adversos. Aunque alguno de estos eventos es común a todos ello, los perfiles de riesgo son propios de cada fármaco y es necesario conocerlos para poder prevenirlos (Ver tabla al final de esta sección).

Probablemente el evento adverso más conocido, y que es común para casi todos los fármacos, es el aumento del riesgo de infecciones. Cada fármaco se asocia con un grupo diferente de infecciones. Esto es debido a que el riesgo de infección depende del lugar donde la molécula bloquea la inmunidad (celular, humoral, innata). Por ejemplo, el riesgo de reactivación de la tuberculosis se ha asociado fundamentalmente con el uso de los antiTNF, y no ocurre con otros biológicos como los antiCD20 o anti IL17/23 o IL 6. La falta de respuesta a la vacunación o a la infección por SARS-CoV-2 se demostró con el uso de los antiCD20 pero no con el resto de biológicos o DMARD durante la pandemia por COVID-19.

El algunos casos se utilizarán antibióticos de forma profiláctica para reducir el riesgo de infección (este es el caso del uso de cotrimoxazol 3 veces por semana para reducir el riesgo de infección por *Pneumocystis jirovecii* con el uso de forma prolongada de dosis altas o intermedias de GC o con el uso de inmunosupresores como la ciclofosfamida,

Principales eventos adversos relacionados con el tratamiento

	MP metilprednisol. bolos 250-1000	MTX metotrexate	AZA azatioprina	MMF micofenolato mofetilo	CiC Ciclosporina *(tacrolimus)*	RIT Rituximab (CD20)	TOC Tocilizumab (IL-6)	ADA Adalimumab (TNFα)
Efect secundarios MUCO CUTÁNEOS		Úlceras						
Efect secundarios DIGESTIVOS		Náuseas	Náuseas	Diarrea / Náusea	Náuseas	Náuseas	Estreñim. Diverti culitis	
HEPATOTOXICIDAD		✓	✓	✓	✓	✓	✓	✓
MIELOSUPRESIÓN		✓	✓	✓	✓	✓	✓	✓
NEUMONITIS		✓						
HIPERTENSIÓN ARTERIAL	HTA				HTA	HTA	HTA	
Aumento riesgo de INFECCIONES	✓	✓	✓	✓	✓	✓	✓	✓
NEOPLASIAS malignas			Linfoprolif.	Piel y linf.	Piel y linf.			Piel y linf.
OTROS efectos secundarios	↑ Glu cemia / Psico sis	"Gripe" / Para evitarlo: Tras la toma. Pasar a sc., disminuir dosis, aumentar folato y tomar en la noche	Hiper sensi bilidad / pancreatitis	sangrado digestivo	Hiper trico sis / ↑ ligero de Creat. / Disli pemia	S. liberac citocinas / Hiper sensi bilidad / ↓↓↓ resp a vacunas	Reacción punto inyec / Hiper sensi bilidad / Disli pemia	Reacción punto inyec / Antigeni cidad / Insufic. cardiaca

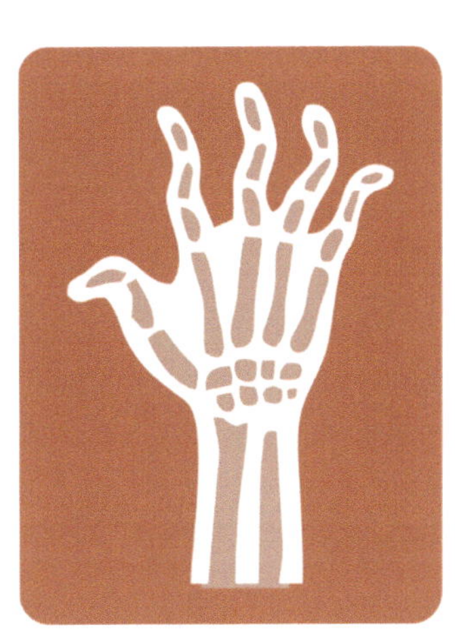

Bloque 2.

Enfermedades con predominio de la afectación articular

1. Artritis Reumatoide

¿Qué sabes de la artritis reumatoide?

→ ¿Por qué la artritis reumatoide se considera una enfermedad sistémica y no solo articular?

→ ¿Cómo influye el tabaquismo en la respuesta al tratamiento de la artritis reumatoide?

→ ¿Qué implicaciones tiene el enfoque "*Treat to Target*" *(tratamiento dirigido a conseguir objetivos)* en el manejo de esta enfermedad?

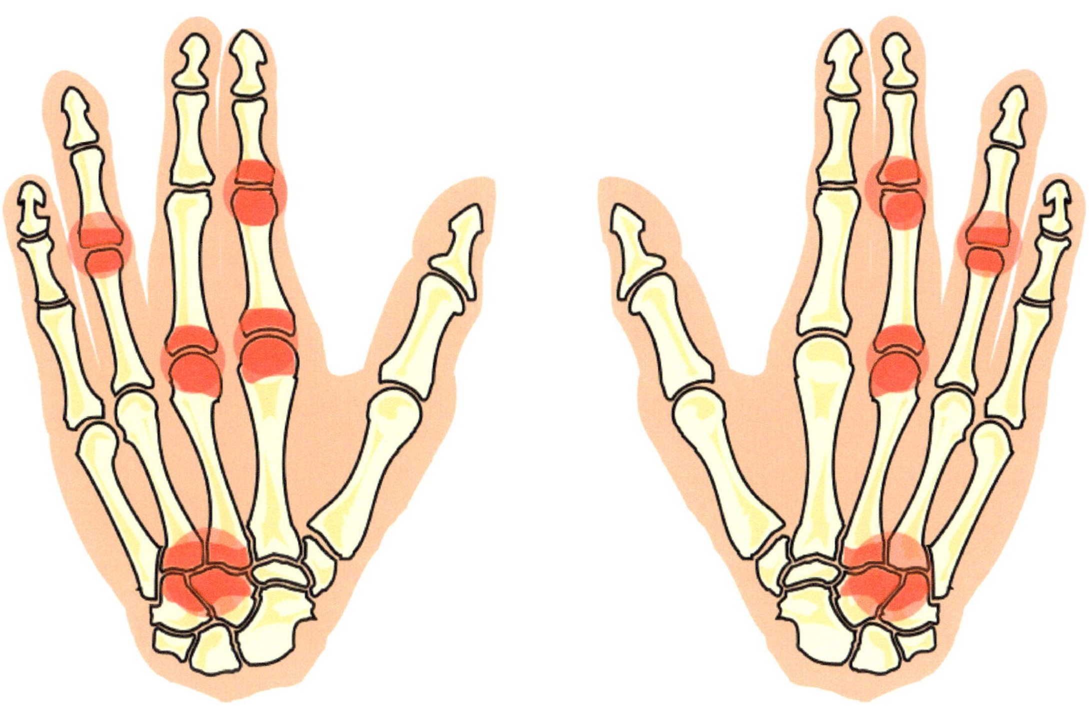

Introducción

La artritis reumatoide (AR) es una enfermedad inflamatoria crónica de origen autoinmune que afecta principalmente a las pequeñas articulaciones de manos y pies, causando inflamación de la sinovial, erosiones óseas y deterioro funcional progresivo. Aunque la afectación articular es la predominante, la AR involucra también manifestaciones sistémicas.

Se trata de una enfermedad relativamente frecuente y con un importante impacto sobre la calidad de vida del paciente dado el alto grado de discapacidad que puede generar si no es tratada adecuadamente. En las últimas décadas, los avances en el tratamiento han permitido modificar el curso de la enfermedad, especialmente con la introducción de nuevas estrategias de tratamiento (*Treat to target*) y la incorporación de nuevos fármacos, como los biológicos, que permiten un bloqueo selectivo de ciertas moléculas de la inflamación.

Epidemiología

La AR tiene una prevalencia del 0,5 al 1% en la población general, con una mayor incidencia en mujeres. Suele manifestarse entre los 30 y 50 años, aunque puede aparecer en cualquier edad.

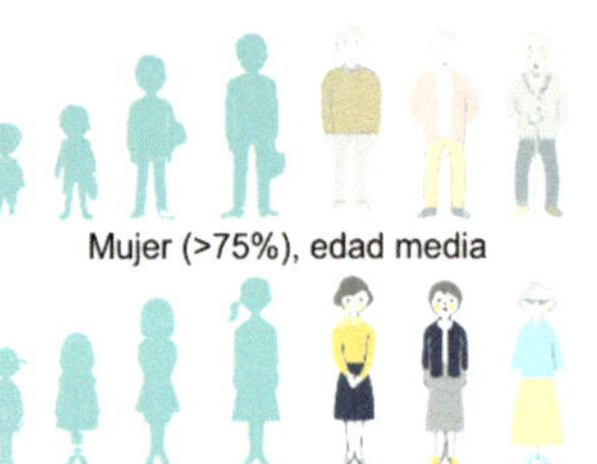

Factores epidemiológicos relevantes:

- Mayor incidencia en Europa y América del Norte, con menor prevalencia en Asia y África.
- Asociación con factores ambientales como el tabaquismo, que incrementa el riesgo de padecer la enfermedad y empeora la respuesta al tratamiento.
- Diferencias en la susceptibilidad genética en función de la etnia y antecedentes familiares.

Etiología

La AR es una enfermedad multifactorial en la que interaccionan factores genéticos y ambientales. Existe una fase preclínica de la enfermedad donde encontramos marcadores serológicos sin afectación articular. Actualmente está bien establecido que autoanticuerpos circulantes, principalmente el factor reumatoide (FR) y los anticuerpos antiproteína citrulinada (ACPA), pero también anticuerpos antiproteína carbamilada y anticuerpos antipeptidilarginina deiminasa 4, pueden detectarse en el suero años antes del inicio de los síntomas de la AR.

La inflamación inicial que conducen a la AR puede ocurrir en localizaciones extraarticulares, especialmente en las mucosas. La mucosa respiratoria es la principal candidata (asociación con el tabaquismo, la silicosis o las bronquiectasias), pero también se han involucrado la oral (periodontitis) o la intestinal (microbiota). El pulmón parece funcionar como un órgano iniciador donde comienza la pérdida de tolerancia inmunológica. Las pruebas que apoyan que los tejidos de las mucosas pueden ser posibles focos de inicio incluyen:

- La ausencia de sinovitis demostrable histológicamente en individuos que ya son seropositivos durante el periodo preclínico
- La acción como factores de riesgo independientes para la AR de distintas exposiciones ambientales que se sabe que causan lesiones de la mucosa (p. ej., tabaquismo, silicosis y posiblemente periodontitis)
- La presencia de ACPA en el tejido pulmonar antes de su detección en las articulaciones.
- La producción de auto-Ac asociados a la AR en enfermedades caracterizadas por inflamación mucosa, como por ejemplo las bronquiectasias

Se postula que el tabaco podría incrementar la citrulinización de proteínas en el árbol respiratorio, promoviendo una respuesta inmune local que dé lugar a la generación de auto anticuerpos y a la pérdida de la tolerancia. Estos anticuerpos posteriormente irían a las articulaciones. El tabaco no solo incrementa la incidencia de la AR, sino que también está asociado con formas más agresivas de la enfermedad, mayor daño estructural articular y peor respuesta a tratamientos con FAMEs, especialmente metotrexato y terapias biológicas.

Además del componente ambiental sobre las mucosas existe una predisposición genética para la enfermedad ya que se han identificado asociaciones con el complejo mayor de histocompatibilidad (HLA-DR4 y HLA-DR1) y con polimorfismos en genes de citoquinas inflamatorias.

Presentación clínica

La AR se caracteriza por una artritis inflamatoria poliarticular de curso progresivo y afectación simétrica, predominando en pequeñas articulaciones de manos y pies. En caso de evolucionar es erosiva y provoca deformidad articular. Los principales signos y síntomas incluyen:

- Dolor, enrojecimiento y tumefacción articular (especialmente en articulaciones metacarpofalángicas, interfalángicas proximales y metatarsofalángicas). También se pueden afectar articulaciones mayores como el codo, la rodilla o las caderas, aunque esta presentación es menos habitual.
- Rigidez matutina prolongada (>1 hora) en más de la mitad de los casos, lo que caracteriza a la AR frente a otros tipos de artritis. Los pacientes refieren un fenómeno de "gelificación" después de periodos de descanso que mejora con la actividad.
- Presencia de afectación periarticular (bursitis y tendinitis)

Dolor

Enrojecimiento

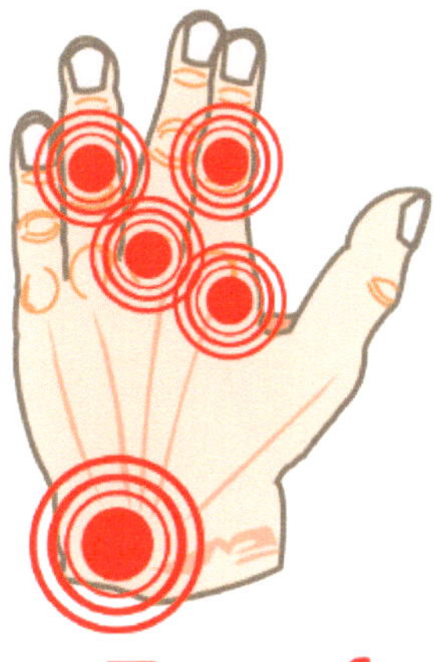

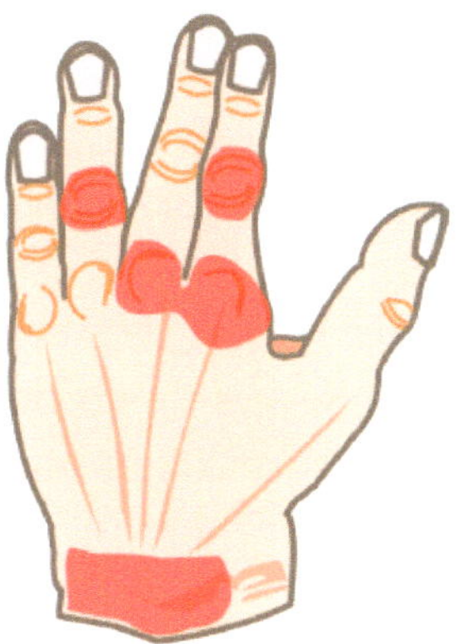

Tumefacción

(edema peri-
y articular)

Rigidez (>1h, mañanas)
Adormecimiento

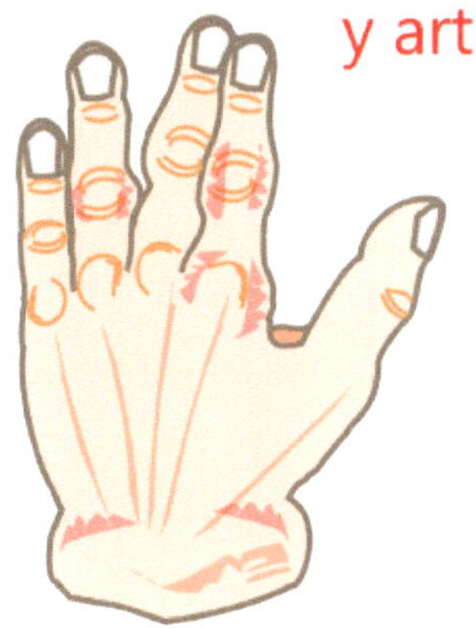

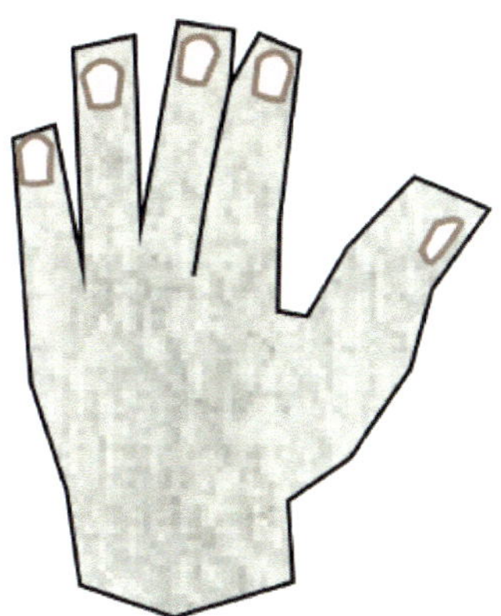

Con el tiempo, las formas de presentación menos clásicas suelen evolucionar a formas más usuales con afectación simétrica de pequeñas articulaciones.

Con el tiempo la AR puede dar lugar a deformidades de las articulaciones. Algunas veces debidas a la erosión articular y otras a afectación de las partes blandas. Es característica la desviación cubital de las articulaciones metacarpofalángicas.

Aunque clásicamente se describe como irreversible, la desviación cubital reducible puede ocurrir si no se debe a artritis erosiva sino a sinovitis o patología tendinosa o muscular. No obstante, la desviación reversible de las articulaciones metacarpofalángicas es más típica de procesos no erosivos, como LES o afecciones neurológicas como la enfermedad de Parkinson.

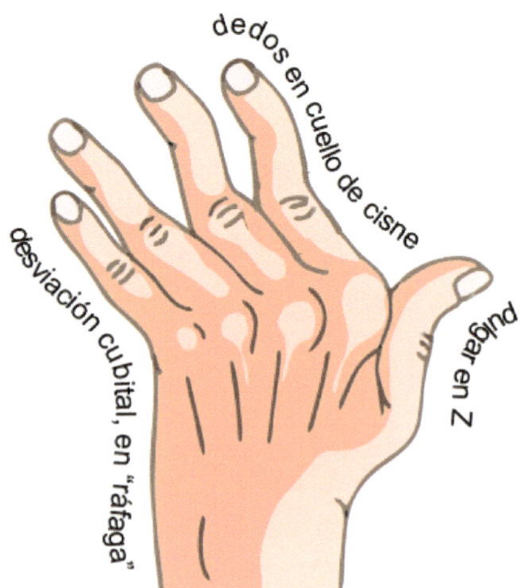

Formas de presentación de la artritis reumatoide

Clásica (60-70%)	Palindrómica (15-20%)	Aguda (8-15%)	Mono/Oligoarticular (<5%)
Afectación bilateral, simétrica y progresiva (semanas/meses) de pequeñas articulaciones de manos y pies. Se inicia en articulaciones periféricas y progresa a afectación proximal	Afectación de varias articulaciones, asimétrica, con brotes de corta duración (horas o días) Periodos asintomáticos de meses entre brotes	Más frecuente en los mayores. Instauración en horas o días ("explosiva").	Afectación de una o varias articulaciones de gran tamaño (codos, hombros, caderas, rodillas). Asimétrica
Descartar otras enfermedades (LES, esclerodermia, Sjögren), infecciones: parvovirus B19	Descartar artritis por microcristales, artritis reactiva	Descartar polimialgia reumática, RS3PE, neoplasia oculta, artritis microcristalina	Descartar artritis séptica o por microcristales

Manifestaciones extraarticulares

Órgano o sistema	Afectación
Generales	Astenia, artromialgias, rigidez, fiebre, pérdida de peso (en un 40-70%)
Esqueleto	Osteoporosis
Cutánea	**Nódulos reumatoideos** (30%)**:** Son indoloros y de consistencia firme. Aparecen principalmente en zonas de roce (olécranon, dorso de manos, tendón de Aquiles), pero también pueden aparecer en órganos como el pulmón, pleura, esclera.
Pulmonar	**Enfermedad pulmonar intersticial*** (5%) . **Síndrome de Caplan** (asociada a silicosis) Derrame pleural. Bronquiectasias **durante años se especuló sobre el papel del metotrexato en esta afectación pulmonar. En la actualidad no parece que exista clara relación.*
Cardiológico	Pericarditis (<5%)
Neurológica	Neuropatía por atrapamiento (túneles carpiano, tarsiano) Vasculitis-polineuritis Luxación atlo-axoidea (<10%)
Oftalmológica	Queratoconjuntivitis seca (40%) Epiescleritis o escleritis (1-2%)
Hematológica	Anemia, leucopenia **Síndrome de Felty** (<1%): tríada de AR + esplenomegalia (presente en >90% de los casos) + leucopenia. Se presenta clásicamente en pacientes con enfermedad de larga evolución

Diagnóstico

El diagnóstico se basa en la combinación de:

a) presentación clínica y exploración física compatible (hinchazón, hipersensibilidad, hipertermia y limitación de la amplitud del movimiento).
b) pruebas de laboratorio
  a. Elevación de reactantes de fase aguda (trombocitosis, anemia normocítica normocrómica, velocidad de sedimentación globular, proteína C reactiva, ferritina).
  b. Presencia de anticuerpos específicos de la AR: FR y ACPA (hasta un 20-25 % de los pacientes son seronegativos). Hasta un 30% de los pacientes pueden presentar ANA a títulos bajos, en general sin especificidades.
c) hallazgos por imagen (radiografía, ecografía, resonancia magnética).
  a. Al principio del proceso de la enfermedad las radiografías simples deberían ser normales, exceptuando la presencia de inflamación periarticular de partes blandas y los signos de derrame en algunas articulaciones grandes. Si observamos erosiones es señal de que el proceso ya está avanzado y hay daño articular irreversible.
  b. Ecografía y RM son mucho más sensibles para valorar los cambios iniciales. La ecografía articular se ha convertido en la prueba de imagen de referencia en las fases iniciales de la enfermedad.
d) Otras pruebas
  a. Punción articular: Descarta afectación por microcristales o infección en los casos oligo o monoarticulares. normalmente muestra inflamación del líquido sinovial con menos de 50.000 leucocitos/mm3 y una proporción de células polimorfonucleares (PMN) habitualmente menor del 90%.

Criterios clasificatorios

Criterios de clasificación de la artritis reumatoide de 2010: ACR/EULAR

Afectación articular (0-5)	Serología (0-3)	Reactantes de fase aguda (0-1)	Duración de los síntomas (0-1)
1 articulación mediana o grande (0)	FR y ACPA negativos (0)	PCR o VSG normales (0)	<6 semanas (0)
2-10 articulaciones medianas o grandes (1)	FR y ACPA positivos bajos (2)	PCR y VSG elevadas (1)	≥ 6 semanas (1)
1-3 articulaciones pequeñas (con o sin grandes) (2)	FR y ACPA positivos altos (3)		
4-10 articulaciones pequeñas (con o sin grandes) (3)			
>10 articulaciones (5)			

La suma de las puntuaciones debe ser >6 para clasificarse como Artritis Reumatoide

Diagnóstico diferencial

El cuadro clásico de poliartritis simétrica en manos suele ser bastante característicos de la enfermedad, aunque otras entidades como el LES, el síndrome de Sjögren, la enfermedad de Still del adulto o infecciones víricas como el parvovirus B19, la hepatitis B o C o el VIH también se presentan como poliartritis (las infecciones víricas, sobre todo VHC pueden tener FR positivo). Cuando se presentan otros patrones de afectación articular como la inflamación de articulaciones de mayor tamaño como codos, rodillas o caderas deberíamos pensar en otras patologías con las espondiloartropatías.

La afectación de las interfalángicas distales es muy infrecuente en la artritis y debería sugerir otras artritis como la enfermedad de Still del adulto o la artritis psoriásica entre las inflamatorias o la artrosis entre las no inflamatorias.

Cuando predominan síntomas o signos sistémicos como la fiebre, la pérdida de peso, la afectación de cintura escapular o pélvica debemos pensar en otras entidades como la RS3PE, polimialgia reumática o la presencia de neoplasias ocultas.

Tabla. Características diferenciales entre AR y Artrosis

Factor	Artritis reumatoide	Artrosis
Edad	Máxima incidencia 50-60	Cuanto más mayores más prevalencia
Predisposición	HLA-DRB1, Ac, tabaquismo	Uso excesivo, deformidades
Síntomas	Rigidez >1h, mejora con actividad	Aumenta con el día y la actividad
Articulaciones	Interfalángicas proximales, metacarpofalángicas, muñecas	Interfalángicas distales, proximales, rodillas, columna
Exploración	Inflamación	Osteofitos, mínima inflamación
Radiología	Erosiones, osteopenia, pinzamiento simétrico espacio articular	Esclerosis subcondral, osteofitos, pinzamiento asimétrico articular
Análisis	Reactantes de fase aguda FR, ACPA, anemia, trombocitosis	Normal.

Los nódulos reumatoideos deben distinguirse de los tofos de la hiperuricemia o del eritema nodoso (sarcoidosis).

Pronóstico

El curso de la AR varía entre individuos, pero sin tratamiento adecuado puede llevar a deterioro funcional grave e incapacidad. Los factores de mal pronóstico incluyen:

- Presencia y titulación de FR y ACPA
- Presencia de epítopos compartidos y número de alelos
- Presencia de enfermedad erosiva al inicio
- Actividad de la enfermedad al inicio
- Magnitud de las elevaciones de VSG o PCR
- Presencia de nódulos o enfermedad extraarticular
- Sexo femenino
- Tabaquismo actual y en el pasado
- Obesidad

Tratamiento

El tratamiento de la artritis reumatoide (AR) ha evolucionado drásticamente durante los últimos 30 años. Hoy en día, la mayoría de los pacientes con AR recién diagnosticada pueden aspirar a la remisión o al menos a una baja actividad de la enfermedad tras un tratamiento adecuado y temprano.

10 preguntas sobre el tratamiento de la AR

Pregunta	Respuesta
1. ¿Con qué tratar?	El tratamiento se realiza con fármacos antirreumáticos modificadores de la enfermedad
2. ¿Cuándo tratar?	El tratamiento con FAME debe iniciarse en el momento del diagnóstico
3. ¿Cuál es el objetivo del tratamiento?	Establecer un objetivo (Treat to target, T2T) que permita dirigir el tratamiento y su ajuste. El objetivo se basará en la actividad de la enfermedad.

Pregunta	Respuesta
	Entre las herramientas utilizadas para establecer el objetivo está la escala DAS-28 (contaje del número de articulaciones inflamadas o dolorosas entre 28 seleccionadas con parámetros de laboratorio y valoración del paciente). Objetivo: puntaje <2,6.
4. ¿Cómo individualizar según cada paciente?	Existen más de 20 FAME disponibles. Todo este arsenal debe utilizarse ajustando para cada paciente aquellos fármacos que permitan alcanzar el objetivo de tratamiento.
5. ¿Pauto FAMEs convencionales o biológicos?	Lo importante es asegurar que se consigue el objetivo de actividad de la enfermedad El tipo de FAME (convencional o biológico) que se utilice dependerá de cada paciente
6. ¿Tiene el metotrexato un papel especial?	El metotrexato es la piedra angular del tratamiento de la AR. Debe ser el primer fármaco en iniciarse en la mayoría de los pacientes, combinado con el resto de los tratamientos. Existe evidencia de que los fármacos biológicos son más eficaces y su efecto más duradero cuando se utilizan en combinación con metotrexato.
7. ¿Qué papel juegan los glucocorticoides?	Los corticoides, asociados a otros FAMEs, son una herramienta muy eficaz para conseguir una respuesta rápida durante la fase de inducción. Sin embargo, no debe pivotar sobre ellos el tratamiento a largo plazo, teniendo en cuenta que la mejor dosis crónica de glucocorticoides es la de cero. En algunos casos sin embargo, será preciso mantener dosis bajas (menores de 5 mg de prednisona) durante años.
8. ¿Qué papel juegan los antiinflamatorios no esteroideos (AINE)?	Los AINEs pueden proporcionar un control útil de los síntomas en fase inicial o en brotes. Sin embargo, prácticamente nunca serán indicados sin el uso simultáneo de FAME.
9. ¿Es posible combinar tratamientos?	Sí. De hecho será la pauta más habitual en muchos pacientes ya que necesitarán combinaciones de FAME, con o sin fármacos biológicos, para lograr el objetivo de control de la actividad de la enfermedad.

Pregunta	Respuesta
10. ¿Qué hacemos si falla un tratamiento?	Cuando un tratamiento no alcanza el control de la enfermedad (el treat to target establecido), lo primero que hay que aclarar la causa del fallo (fue la dosis suficiente, hubo un buen cumplimiento del paciente, existen Ac frente al fármaco...) y luego valorar rotar a otro, incluso se puede cambiar dentro del mismo grupo terapéutico (ej: entre distintos antiTNFα)

Y no olvides los **efectos secundarios,**	Especial atención a:
	• Riesgo de infección:
	  – Es necesario descartar infecciones como la tuberculosis o los virus hepáticos antes de iniciar el tratamiento
	  – Asegurar la correcta vacunación
	  – Utilizar antibióticos profilácticos
	• Osteoporosis
	• Fenómenos autoinmunes

ni las **comorbilidades**	Especial atención a: • Educación del paciente • Control de los factores de riesgo cardiovascular • Dejar de fumar • Promover un estilo de vida activo • Asegurar el bienestar del paciente

Algoritmo tratamiento de la AR (adaptación consenso 2022 EULAR).

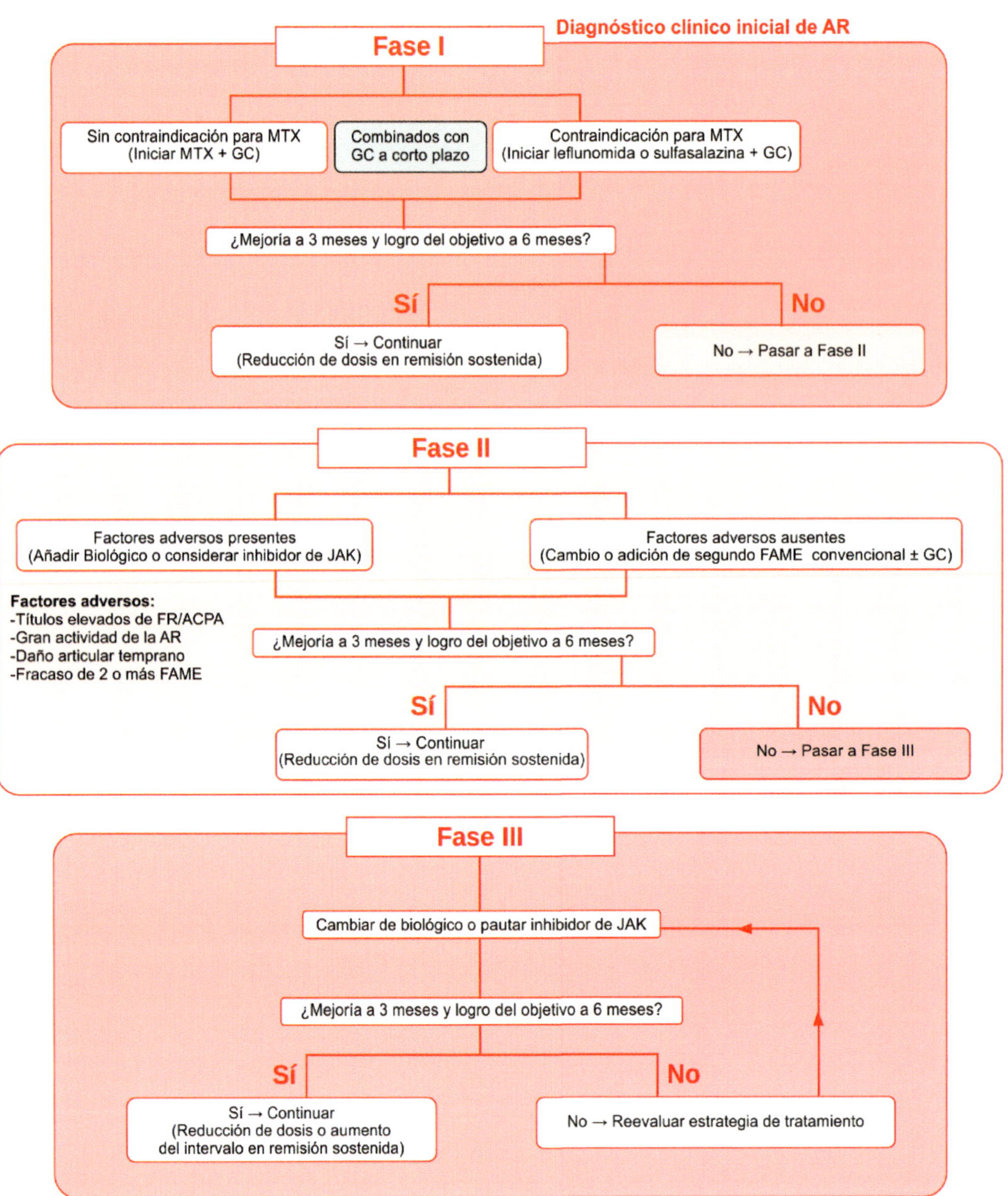

Convencionales/ FAME dirigidos (JAK)	Fármacos biológicos dirigidos
<u>Metotrexato</u> Leflunomida Hidroxicloroquina Glucocorticoides Azatioprina Sales de oro (intramusculares y vía oral) Minociclina Ciclosporina Penicilamina	**AntiTNFα** 　Etanercept 　Infliximab 　Adalimumab 　Golimumab 　Certolizumab **Anti IL-1** 　Anakinra **Anti IL-6** 　Tocilizumab 　Sarilumab **Anti CD20** 　Rituximab **Anti CD80/86** 　Abatacept
Anti JAK 　Tofacitinib 　Baricitinib 　Upadicitinib	

Recuerda
→ La AR tiene una prevalencia del 0,5-1% de la población y afecta predominantemente a mujeres entre 30-50 años.
→ Se caracteriza por una artritis inflamatoria poliarticular, de pequeñas articulaciones (manos y pies) simétrica y con rigidez matutina prolongada.
→ El tabaquismo es un factor de riesgo significativo para la AR. Se asocia a una enfermedad más agresiva y una peor respuesta a tratamiento.
→ El metotrexato es un fármaco básico en el tratamiento dentro de la estrategia "*Treat to Target*" para mejorar los desenlaces clínicos.

Caso clínico 1: Dolor articular, rigidez matutina y fatiga

Historia clínica

Mujer de 45 años. Acude a consulta por un cuadro clínico de 6 meses de evolución caracterizado por dolor e inflamación en las articulaciones de las manos, especialmente en las metacarpofalángicas (MCF) e interfalángicas proximales (IFP), acompañado de rigidez matutina que dura más de una hora. Refiere fatiga generalizada y dificultad para realizar actividades cotidianas como abrir frascos o escribir. No presenta fiebre ni pérdida de peso significativa.

En sus **antecedentes patológicos** destacan:

- Hipertensión arterial controlada con medicación.
- Hipotiroidismo en tratamiento con levotiroxina.
- Antecedente familiar de artritis reumatoide en su madre.

Hábitos tóxicos: No fumadora, consume alcohol ocasionalmente (1-2 copas de vino por semana).

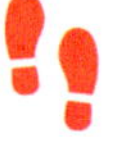	**¿Cuáles son los síntomas principales o guías?**
→	¿Qué información adicional sobre estos síntomas te hubiera sido útil para afinar más el diagnóstico? ¿Qué más le hubieras preguntado?
→	¿Se te ocurre algún posible diagnóstico etiológico?
→	¿Alguno de los antecedentes patológicos podría ser clave en este escenario agudo?

Exploración física

- Paciente consciente, orientada y colaboradora. No hay focalidad neurológica. Isocoria. Las pupilas son reactivas a la luz. Sin rigidez nucal.

- **Articulaciones**: Tumefacción y dolor a la palpación en las articulaciones MCF e IFP de ambas manos. Signo del "dedo en resorte" positivo en el segundo y tercer dedo de la mano derecha. Rodillas: Leve derrame articular bilateral, dolor a la movilización y crepitación.

- **Auscultación cardiaca y pulmonar**: Sin hallazgos patológicos.

- **Abdomen**: Blando, no doloroso a la palpación, ruidos abdominales presentes.

- **Extremidades inferiores:** Sin edema ni signos de vasculitis.

Signos vitales: TA: 120/80 mmHg. Frecuencia cardíaca: 78 lpm. Frecuencia respiratoria: 16 rpm. Sat O2: 98%. Temperatura: 36,8ºC.

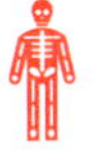	**¿Qué nos aporta la exploración física?**
→	¿Cómo describirías la situación del paciente?
→	¿Qué importancia tienen los hallazgos articulares en la sospecha clínica?
→	Describe el patrón de afectación articular del paciente: 　　– simétrico o no 　　– agudo o no 　　– distal o proximal (pequeñas o grandes articulaciones) 　　– artritis, periartritis o artalgia

Pruebas complementarias

- **Hemograma:** Leucocitos: 9.500/µL (sin desviación a la izquierda), hemoglobina: 10 g/dL (leve anemia normocítica normocrómica), plaquetas: 250.000/µL.

- **Bioquímica**: Bilirrubina total: 0,8 mg/dL, AST: 25 U/L, ALT: 28 U/L, Fosfatasa alcalina: 85 U/L, GGT: 30 U/L, Albumina: 4,0 g/dL, Urea: 35 mg/dL, Creatinina: 0,9 mg/dL, Sodio: 140 mmol/L, Potasio: 4,2 mmol/L.

- **Reactantes de fase aguda**: Proteína C reactiva (PCR): 120 mg/dL (elevada), Velocidad de sedimentación globular (VSG): 45 mm/h (elevada).

- **Autoinmunidad**: Factor reumatoide (FR): Positivo (120 UI/mL), Anticuerpos anti-péptidos cíclicos citrulinados (anti-CCP): Positivos (80 UI/mL).

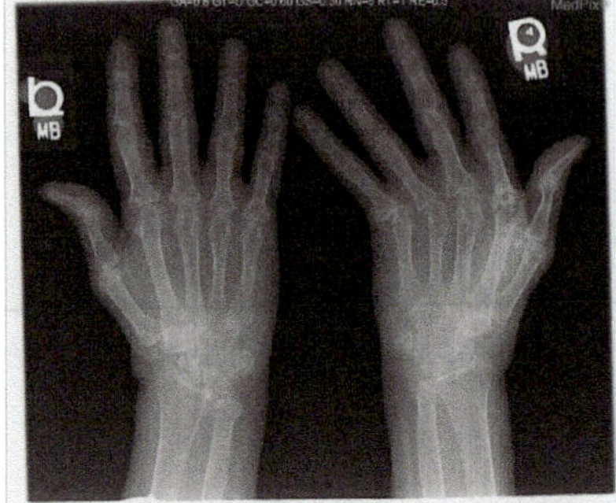

- **Rx manos y pies**: Osteopenia generalizada, erosiones bilaterales, más llamativas en la mano izquierda. Interfalángicas distales conservadas.

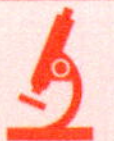

¿Cómo confirmas tu diagnóstico?

→ ¿Qué pruebas son las que más te ayudan a completar el diagnóstico?

→ ¿Con qué seguridad crees que se trata de una causa inflamatoria dado el valor de los reactantes de fase aguda?

→ ¿Estás seguro del diagnóstico basado en los resultados de laboratorio?

Diagnóstico:

Artritis reumatoide en fase aguda, con afectación articular simétrica en manos y rodillas, confirmada por la presencia de factor reumatoide positivo, anticuerpos anti-CCP positivos y hallazgos radiológicos **característicos** (se podría realizar una ecografía articular para completar el diagnóstico)**.**

Tratamiento inicial propuesto:

- **Metotrexato: 15 mg semanales** por vía oral (en la vía oral dividir en dos la dosis semanal, mañana y noche del mismo día) o subcutánea.
- **Ácido fólico 5 mg semanal** (el día después o a las 48 h del metotrexato) para prevenir efectos secundarios del metotrexato.
- **Corticoides:** Iniciar prednisona, entre 10 y 20 mg/día durante 4 semanas, con reducción progresiva (intentar dejar a cero en 3-6 meses).
- **Antiinflamatorios no esteroideos (AINEs):** Ibuprofeno 400 mg cada 8 horas según necesidad para el control del dolor en las primeras semanas, después retirar.
- **Terapia física:** Ejercicios de movilidad y fortalecimiento articular.

<table>
<tr><td></td><td>Preguntas y reflexión sobre el tratamiento del caso</td></tr>
<tr><td>→</td><td>¿Por qué se elige metotrexato como tratamiento de primera línea en este caso?</td></tr>
<tr><td>→</td><td>¿Qué fármacos forma parte del tratamiento de inducción? ¿Cuáles del tratamiento de mantenimiento?</td></tr>
<tr><td>→</td><td>Tienes que elegir un objetivo de tratamiento (Target) ¿Cuál elegirías?</td></tr>
<tr><td>→</td><td>¿Cuándo considerarías añadir un fármaco biológico al tratamiento?</td></tr>
</table>

2. Espondiloartropatías

<table>
<tr>
<td></td>
<td>¿Qué sabes de las espondiloartropatías?</td>
</tr>
<tr>
<td colspan="2">

→ ¿Por qué la característica común de estas entidades es la afectación de la columna vertebral?

→ ¿Qué entidades forman el grupo de las espondiloartropatías?

→ ¿Te suena el concepto de entesitis?

→ ¿Son los glucocorticoides parte del abordaje habitual de estas entidades como lo son en la mayoría de las enfermedades inmunomediadas?

→ ¿Qué fármacos revolucionaron el manejo de los pacientes con espondilitis anquilosante?

</td>
</tr>
</table>

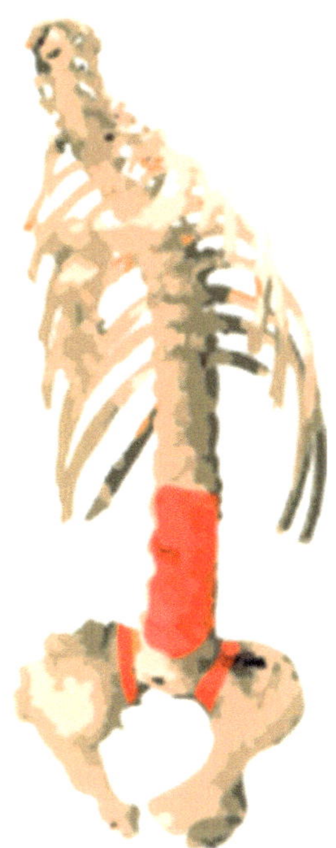

Las **espondiloartropatías** (o espondiloartritis) son un grupo de enfermedades reumatológicas que se caracterizan por la afectación axial (columna vertebral y articulaciones sacroilíacas) asociada o no a afectación de las articulaciones de las extremidades. En estas entidades es frecuente y característica la presencia de manifestaciones extraarticulares como la uveítis o la **entesitis** (inflamación de las entesis, los puntos de inserción de los tendones y ligamentos en el hueso). En el caso de la artritis psoriásica suele haber afectación cutánea y en la asociada a enfermedad inflamatoria intestinal hay afectación digestiva. Además, estas enfermedades están fuertemente asociadas con el antígeno de histocompatibilidad HLA-B27, aunque no todos los pacientes son positivos para este marcador genético.

Son cuatro las entidades incluidas dentro de las espondiloartopatías

1. **Espondilitis anquilosante**. Es el prototipo de las espondiloartropatías. Se caracteriza por la inflamación crónica de la columna vertebral y las articulaciones sacroilíacas, lo que puede llevar a la fusión vertebral (anquilosis) y a la limitación de la movilidad.
2. **Artritis psoriásica**. Es una espondiloartropatía asociada a la psoriasis cutánea. Puede presentar afectación axial, periférica o ambas, y se caracteriza por su heterogeneidad clínica.
3. **Artritis asociada a las enfermedades inflamatorias intestinales**. Incluye la artritis relacionada con la enfermedad de Crohn y la colitis ulcerosa. Puede ser periférica, axial o ambas, y su actividad suele correlacionarse con la actividad de la enfermedad intestinal.
4. **Artritis reactiva**. Es una espondiloartropatía desencadenada por una infección genitourinaria o gastrointestinal, generalmente por patógenos como *Chlamydia trachomatis*, *Salmonella*, *Shigella* o *Campylobacter*. Es una reacción inmune frente a la infección. Las articulaciones afectas no están infectadas.

Espondilitis anquilosante

La espondilitis anquilosante, la entidad clínica más característica del grupo. Se inicia habitualmente en pacientes jóvenes entre los 20 y los 30 años o adolescentes, y es de las pocas enfermedades inmunomediadas que tiene mayor prevalencia en varones, aproximadamente 3:1.

Etiología

En la etiología de la espondiloartritis se han involucrado factores genéticos y ambientales, siendo la presencia de HLA-B27 el factor predisponente más común, ya que hasta el 90% de los pacientes con espondilitis anquilosante presentan esta variante. En cuanto a los factores ambientales se ha postulado el estrés mecánico.

Presentación clínica y diagnóstico

El caso clínico prototípico de la enfermedad es fácilmente reconocible, con la presencia de un dolor lumbar de larga evolución e inicio gradual, de características inflamatorias que se acompaña de rigidez matutina (>30 minutos) en un varón joven. La lumbalgia es uno de los síntomas más frecuentes en cualquier consulta de atención primaria, por lo que una historia clínica cuidadosa es fundamental para distinguir un dolor lumbar de características mecánicas (presentación mucho más frecuente que la inflamatoria) de un dolor lumbar inflamatorio. La relación con el ejercicio y el reposo, el dolor inflamatorio aumenta en reposo y disminuye con la actividad, serán las claves en este diagnóstico diferencial. La presencia de dolor no tanto en la columna, sino en los glúteos, es típico de la enfermedad, así como que el dolor despierte al paciente en la segunda mitad de la noche.

La exploración física, con las pruebas para provocar el dolor en las articulaciones sacroilíacas (FABERE, Wolkman, Ericsen) confirmará la sospecha de inflamación axial y nos habilitará para solicitar una resonancia magnética de las articulaciones sacroilíacas.[6] que termine de confirmar la inflamación. La radiología simple de sacroilíacas también puede presentar signos propios de la inflamación, pero es menos sensible y sobre todo es más tardía ya que presenta alteración cuando ya hay lesión evolucionada. En la práctica clínica hablamos de:

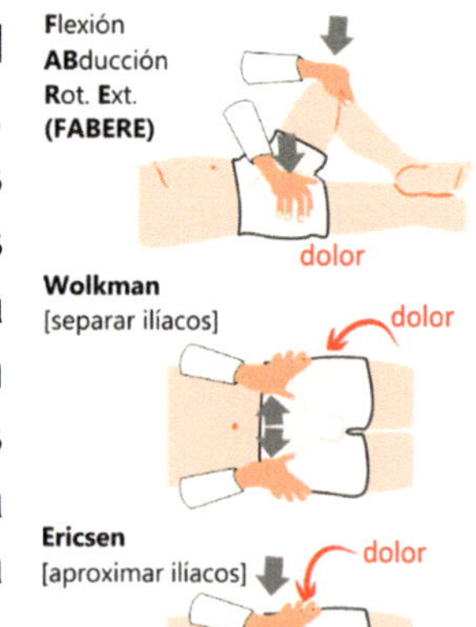

- Espondilitis anquilosante radiográfica
- Espondilitis anquilosante no radiográfica

Otra prueba clave en la exploración de los pacientes con espondilitis anquilosante es la prueba Schöber o la prueba de Schöber modificada, que permiten cuantificar la limitación en la extensión de la columna lumbar. La escala BASFI (Bath Ankylosing Spondylitis Functional Index) valora el grado de limitación funcional de los pacientes.

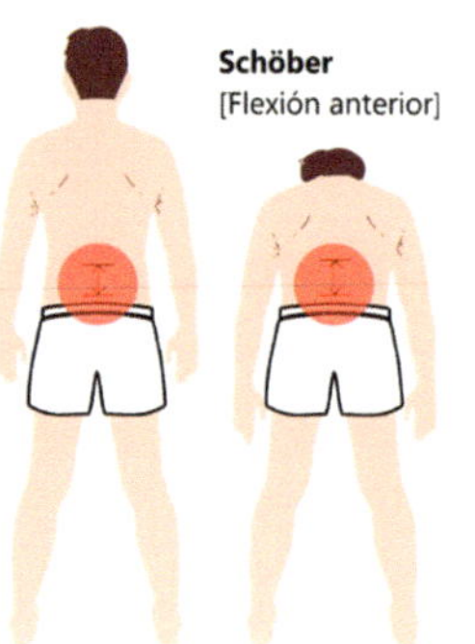

Aunque la lesión más característica es la sacroilitis también puede existir afectación de articulaciones periféricas, característicamente las articulaciones de miembros inferiores como las caderas, rodillas y pies. En cuanto a las grandes articulaciones, no solo las caderas pueden verse afectada, sino también los hombros. Además, son característicos los fenómenos de entesitis. Estos se pueden dar también en torno a

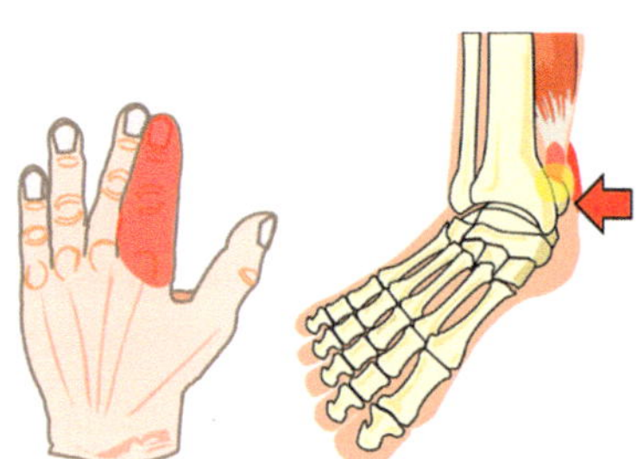

---

⁶ La inflamación de la articulación entre sacro e iliaco o ilion se llama sacro-ili-tis, no sacro-il**ei**-tis.

articulaciones costoesternal y dar lugar a dolor al respirar hondo o toser, que podría confundirse con un dolor pleurítico.

Manifestaciones extraarticulares

Órgano o sistema	Afectación
Oftalmológica	Uveitis anterior aguda
Cardio-vasculares	Aortitis ascendente, insuficiencia aórtica, arritmias, cardiomegalia y pericarditis.
Pulmonar	Fibrosis en lóbulos superiores pulmonares (poco frecuente y tardía)
Neurológica	Fracturas vertebrales (C5-C6, C6-C7), inestabilidad, compresión o inflamación sistema nervioso, subluxación atlo-axoidea, atlanto-occipital y superior del axis, síndrome de la cola de caballo.
Nefrológica	Nefropatía por IgA

No hay datos de laboratorio propios de la enfermedad ni presencia de anticuerpos, por lo que en esta enfermedad el diagnóstico se basa en la presentación clínica y la confirmación con la imagen. En torno a un 15% de los pacientes presenta anemia normocítica normocrómica.

Criterios de clasificación de la ASAS (Assessment of Spondyloarthritis International Society) **de la espondiloartritis axial en pacientes con dolor de espalda de 3 meses o más de duración y edad de inicio menor de 45 años**

Características de la espondilitis anquilosante		Imagen
• Dolor de espalda inflamatorio • Artritis • Entesitis (talón) • Uveítis • Dactilitis • Psoriasis • Enfermedad de Crohn/colitis ulcerosa	• Buena respuesta a AINE • Antecedente familiar de espondilitis anquilosante • Proteína C reactiva alta en contexto de dolor lumbar • HLA-B27 presente	• Inflamación activa (aguda) en RM muy sugestiva de sacroilitis asociada a espondilitis anquilosante o • Sacroilitis radiográfica definitiva según los criterios de Nueva York modificados

Espondilitis anquilosante definitiva si cumple una de dos:
    a) Sacroilitis en pruebas de imagen + al menos 1 característica espondilitis
    b) HLA-B27 + al menos 2 características espondilitis anquilosante

Dentro del diagnóstico diferencial destacamos las causas infecciosas de sacroilitis, las fracturas lumbares o la hiperosotosis difusa del esqueleto idiopática (DISH).

Pronóstico

Si no se instaura un tratamiento para frenarlo, el proceso inflamatorio erosionará el fibrocartílago, el cartílago hialino y el hueso, provocando osificación condral y anquilosis fibrosa que conduce, en estadios avanzados de la enfermedad, hasta en un 30% de los pacientes, a la anquilosis raquídea, que provoca una marcada limitación a la movilidad.

Son factores de mal pronóstico en la evolución de la enfermedad la presencia de afectación axial extensa, manifestaciones extraarticulares, el inicio a edades tempranas o el retraso en el diagnóstico.

Tratamiento

Si en alguna enfermedad ha sido especialmente significativa la llegada de los primeros biológicos ha sido en las espondiloartropatías con afectación axial, por cuanto estas formas no respondían ni a los glucocorticoides ni a los inmunosupresores más clásicos, quedando su tratamiento limitado a la fisioterapia para intentar reducir el impacto sobre la movilidad en la columna lumbar y a los antinflamatorios no esteroideos para controlar el dolor.

En la actualidad el tratamiento de la espondilitis anquilosante se basa en las medidas no farmacológicas como el ejercicio regular y la fisioterapia (se prefieren fisioterapia grupal supervisada juntamente con el ejercicio domiciliario), el uso de los antiinflamatorios no esteroideos para el control del dolor y la utilización de fármacos biológicos, principalmente antiTNF y como segunda opción anti IL-17A. La EULAR recomienda, utilizar un segundo antiTNF en caso de falta de respuesta al primer antiTNF después de un tiempo habiendo funcionado, mientras que recomienda el uso de fármacos para el bloqueo IL-17A si el primer antiTNF nunca funcionó. Los anti-JAK serían la opción de rescate si todo lo anterior fracasa. Los inmunosupresores convencionales como el metotrexato o los glucocorticoides solo serán útiles cuando haya presencia de afectación articular periférica.

En el caso de la espondilitis anquilosante se utilizarán escalas como BASDAI (Bath Ankylosing Spondylitis Disease Activity Index) o ASDAS (Ankylosing Spondylitis Disease Activity Score) para establecer un objetivo de tratamiento (Treat to target).

Recomendaciones tratamiento ASAS/EULAR en espondilitis anquilosante

Educación, ejercicio Terapia física, rehabilitación Asociaciones y grupos	Analgésicos	Enfermedad axial	Enfermedad periférica	Cirugía	Paso del tiempo
		AINE	AINE		
			Sulfasalazina		
			Corticoides locales		
		Inhibidores TNF	Inhibidores TNF		
		Inhibidores IL-17A	Inhibidores IL-17A		
		Tofacitinib	Tofacitinib		

Artritis psoriásica

En la psoriasis lo habitual es que la artritis aparezca después de que el paciente tenga ya un diagnóstico confirmado de psoriasis con afectación cutánea. Sin embargo, en aproximadamente un 15% de los pacientes la artritis puede preceder al diagnóstico de la afectación cutánea. Deberíamos sospechar el diagnóstico de artritis psoriásica en los pacientes con un cuadro de poliartritis asimétrica, sobre todo si se acompaña de fenómenos como dactilitis, entesitis, dolor en espalda de tipo inflamatorio o cuando el estudio de laboratorio de la artritis no presenta Ac.

Característica	Artritis psoriásica	Artritis reumatoide
Afectación piel	++	-
Simetría	+	+++
Asimetría	+++	+
Entesopatía	+	-
Dactilitis	++	-
Distrofia ungueal	++	-
Asociación con VIH	+	-
Anticuerpos (ACPA)	5%	>80%

Existen 5 tipos de patrones de presentación de la artritis psoriásica siendo el primero el más habitual y los dos últimos los menos frecuentes y más característicos:

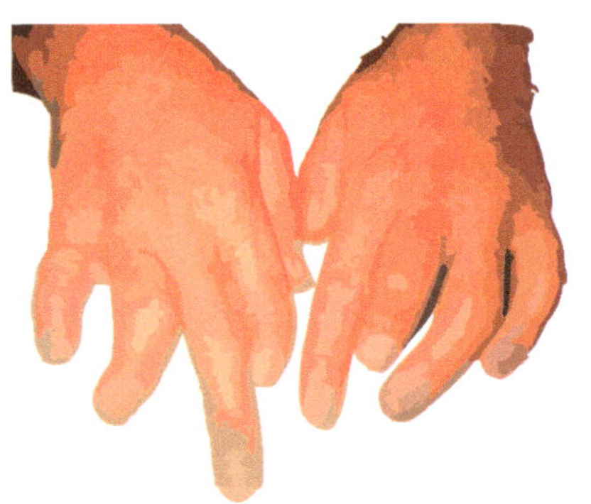

1. Oligoartritis asimétrica.
2. Poliartritis simétrica.
3. Predominio de espondiloartritis.
4. Predominio de afectación articular interfalángica distal.
5. Artritis destructiva (mutilante).

La enfermedad poliarticular y una velocidad de sedimentación globular alta son marcadores de mal pronóstico.

En el tratamiento de la artritis psoríasica de predominio periférico se utilizarán inmunosupresores convencionales como la sulfasalazina o el metotrexato, con la utilización de los fármacos biológicos (antiTNF, IL-17A, IL-12-23). En la siguiente tabla se recoge el uso más habitual de los distintos tratamientos.

Dominio	AINE	Gluco-corticoides	MTX, LEF, SSZ	antiTNF	IL 17 IL 12-23
Artritis periférica	Sí	Sí	Sí	Sí	Sí
Enfermedad axial	Sí	No	No	Sí	Sí
Entesitis	Sí	Inyección	No	Sí	Sí
Dactilitis	Sí	Sí	Sí	Sí	Sí
Piel	--	--	Sí	Sí	Sí
Lesión ungueal	--	--	Sí	Sí	Sí

Artritis asociada a enfermedad inflamatoria intestinal

La artritis asociada a enfermedad inflamatoria intestinal se corresponde con la artritis, tanto axial como periférica, que se asocia a la enfermedad de Crohn y a la colitis ulcerosa.

Artritis reactiva

La artritis reactiva corresponde con artritis inflamatoria que aparece entre 2 y 4 semanas después de una infeccion del tracto digestivo o urinario. La artritis no está producida directamente por la bacteria, por lo que no es una artritis séptica, sino que es una forma de reaccionar del sujeto frente a componentes de la bacteria que presentarán similitud con antígenos presentes en las articulaciones. En la siguiente tabla se presentan las principales bacterias asociadas

Infección del tracto digestivo		Del tracto urinario
Salmonella	*Yersinia enterocolitica*	
Shigella flexneri	*Yersinia pseudotuberculosis*	*Chlamydia trachomatis.*
Shigella dysenteriae	*Campylobacter jejuni*	
Shigella sonnei	*Clostridiodes difficile*	

Son frecuentes también los fenómenos de entesitis como las dactilitis (dedo en salchicha) o la entesitis del tendón de Aquiles. También se asocia a manifestaciones extraarticulares como la afectación ocular (conjuntivitis), la digestiva o las lesiones cutáneas (queratoderma blenorrágica: en palmas y plantas, maculas eritematosas que evolucionan a placas hiperqueratósicas con centro vesicular o pustuloso) o mucosas (balanitis circinada: inflamación en región del glande caracterizada por lesiones circulares bien delimitadas).

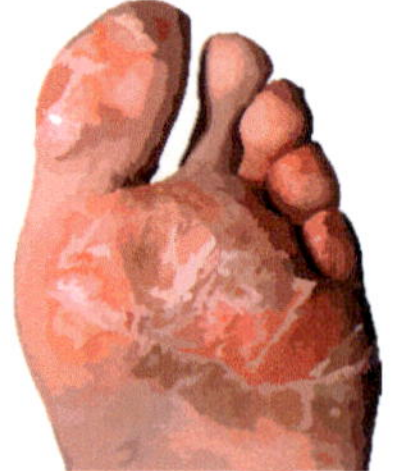

La artritis reactiva (anteriormente conocida como síndrome de Reiter) suele tener un curso autolimitado.

Comparativas entre las distintas espondiloartropatías

Características	Espondilitis anquilosante	Artritis psoriásica	Enfermedad de Crohn	Colitis ulcerosa
Genética (HLA y genes)	B27 (clase I) IL-23R ERAP 1	C06 (clase I) IL-23R Proteínas A20	DRB1 (clase II) IL-23R NOD.2	DRB1 (clase II) IL-23R IL-10R
Factores predisponentes	Estrés mecánico	Estrés mecánico y metabolismo	Disbacteriosis intestinal y alteraciones de la barrera	Disbacteriosis intestinal y alteraciones de la barrera
Anatomía patológica	Entesitis axial	Entesitis y sinovitis	Granulomas	Criptitis
Respuesta celular inmunológica	Células Th17, linfocitos γ/δ, ILC3 y neutrófilos	Células Th17, linfocitos γ/δ, ILC3, fibroblastos y neutrófilos	Células Th1/Th17, macrófagos y células dendríticas	Células Th2/Th9/Th17 y neutrófilos

Características	Espondilitis anquilosante	Artritis psoriásica	Enfermedad de Crohn	Colitis ulcerosa
Enfermedad inmunomediada Asociada	Uveitis anterior	Psoriasis	Eritema nodoso	Colangitis esclerosante primaria
Epidemiología	0,54%	Artritis psoriásica 0,75%	0,39%	0,39%
Respuesta a AINEs	Alta	Moderada	Sin respuesta	Sin respuesta
Respuesta a Glucocorticoides	Sin respuesta	Moderada	Alta	Alta
Tratamiento inicial habitual	Sulfasalazina *(en artr. periférica)*	Metotrexato	Ciclosporina	Azatioprina
AntiTNFα aprobados	Infliximab, adalimumab, certolizumab, golimumab, etanercept	Infliximab, adalimumab, certolizumab, golimumab, etanercept	Infliximab, adalimumab, certolizumab	Infliximab, adalimumab, certolizumab, golimumab
Ac frente a IL-17ª	Secukinumab Ixekizumab	Secukinumab Ixekizumab	*El bloqueo IL-17 puede dar lugar a exacerbaciones	*El bloqueo IL-17 puede dar lugar a exacerbaciones
Ac frente a IL-12/23	---	Ustekinumab	Ustekinumab	Ustekinumab
Ac frente a IL-23	---	Guselkumab	*Guselkumab (pendiente aprobación)*	*Guselkumab (pendiente aprobación)*

Características	Espondilitis anquilosante	Artritis psoriásica	Enfermedad de Crohn	Colitis ulcerosa
Otras terapias dirigidas	---	Apremilast (inhibe la fosfodiesterasa 4), Abatacept (coestimulac)	Vedolizumab (integrina α4β7 linfócitos)	Vedolizumab (integrina α4β7 linfócitos)
Inhibidores JAK	Upadacitinib	Tofacitinib Upadacitinib	---	Tofacitinib

Recuerda

→ La afectación axial, con la presencia de un dolor lumbar de características inflamatorias es la clave de las espondiloartropatías.

→ Los fenómenos de entesitis y dactilitis son característicos de estas entidades.

→ La presentación clínica permite completar el diagnóstico, con un importante papel de las manifestaciones extraarticulares. En la psoriasis es clave la afectación cutánea. La digestiva lo es en las artritis asociadas a enfermedad inflamatoria intestinal. El antecedente de infección en la artritis reactiva es fundamental para el diagnóstico.

→ En la espondilitis anquilosante es importante el papel del HLA-B27 y la utilidad de la resonancia magnética para el diagnóstico precoz de la afectación en articulaciones sacroilíacas.

→ El ejercicio y la actividad física son imprescindibles para la mejora de la afectación axial. En dicha afectación no será útil el uso de los glucocorticoides ni de los inmunosupresores clásicos, limitándose el arsenal terapéutico a los biológicos (TNF, IL-17A, IL 12-23) y los anti JAK.

Caso clínico 2: Dolor articular y erupción cutánea

Historia clínica

Mujer de 42 años. Acude a consulta por un cuadro de 6 meses de evolución caracterizado por dolor e inflamación en varias articulaciones, principalmente en las manos, pies y rodillas. Refiere rigidez matutina que dura aproximadamente 1 hora. Además, presenta una erupción cutánea en forma de placas eritematosas y descamativas en codos, rodillas y cuero cabelludo. La paciente también refiere fatiga intensa y dificultad para realizar actividades cotidianas debido al dolor articular.

En sus **antecedentes patológicos** destacan:

- Psoriasis en placas diagnosticada hace 10 años, con brotes intermitentes.
- Hipertensión arterial controlada con medicación.
- Obesidad (IMC: 32).

Hábitos tóxicos: No fumadora. No toma alcohol.

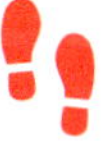 **¿Cuáles son los síntomas principales o guías?**

→ ¿Qué información adicional sobre estos síntomas te hubiera sido útil para afinar más el diagnóstico? ¿Qué más le hubieras preguntado?

→ ¿Se te ocurre algún posible diagnóstico etiológico?

→ ¿Alguno de los antecedentes patológicos podría ser clave en este escenario agudo?

Exploración física

- **Piel**: Placas eritematosas y descamativas en codos, rodillas y cuero cabelludo, compatibles con psoriasis.

- **Articulaciones**: Inflamación y dolor a la palpación en articulaciones interfalángicas proximales y distales de ambas manos, metatarsofalángicas de ambos pies y rodillas. Limitación de la movilidad en estas articulaciones. El segundo dedo de la mano izquierda está todo el inflamado, no solo a nivel articular. Está edematoso, rojo, con aumento de temperatura y es doloroso.

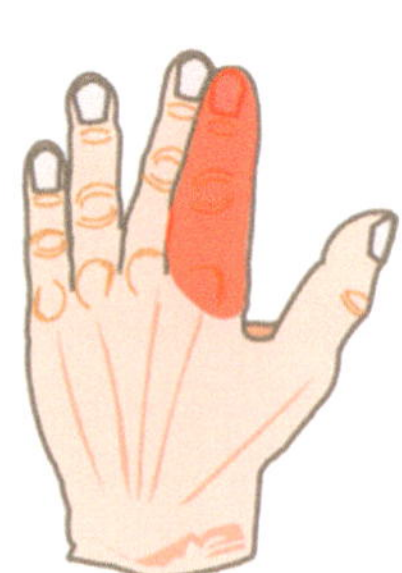

- **Auscultación cardiaca y pulmonar**: Sin hallazgos patológicos.

- **Abdomen**: Blando, no doloroso a la palpación, ruidos abdominales presentes.

- **Extremidades inferiores:** Sin edema ni signos de vasculitis.

Signos vitales: TA 140/85 mmHg, frecuencia cardíaca 78 lpm, frecuencia respiratoria 16 rpm, temperatura 36.8°C.

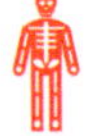 **¿Qué nos aporta la exploración física?**

→ ¿Cómo describirías la situación del paciente?

→ ¿Es frecuente la afectación de las interfalángicas distales en los pacientes con artritis? ¿Se te ocurre qué entidades inflamatorias presentan afectación de las interfalángicas distales?

→ ¿Cómo se describe la inflamación de todo el dedo en este paciente? ¿Qué es lo que está inflamado en este dedo? ¿Sólo la articulación o alguna otra estructura anatómica?

Pruebas complementarias

- **Hemograma:** Leucocitos: 12.500/µL (sin desviación a la izquierda), hemoglobina: 12,8 g/dL (normocítica normocrómica), plaquetas: 320.000/µL.

- **Bioquímica**: Creatinina: 0.9 mg/dL, Glucosa: 98 mg/dL. Perfil hepático y electrolitos normales.

- **Reactantes de fase aguda**: Proteína C reactiva (PCR): 24 mg/dL (elevada), Velocidad de sedimentación globular (VSG): 67 mm/h (elevada).

- **Autoinmunidad**: Factor reumatoide (FR): Negativo. Anticuerpos anti-péptidos cíclicos citrulinados (anti-CCP): Negativos. Anticuerpos antinucleares (ANA): Negativos.

- **Rx de manos y pies**: Evidencia de erosiones óseas en articulaciones interfalángicas proximales y distales, con estrechamiento del espacio articular.

- **Ecografía articular**: Sinovitis activa en articulaciones afectadas.

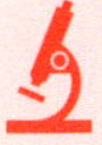

¿Cómo confirmas tu diagnóstico?

→ ¿Qué pruebas son las que más te ayudan a completar el diagnóstico?

→ ¿La negatividad del estudio de autoinmunidad apoya tu sospecha diagnóstica?

→ ¿Los hallazgos en la radiología simple nos hablan de una forma aguda o ya evolucionada de la artritis? ¿Cuál es el papel de la ecografía articular en estos pacientes? ¿Es útil en fase tempranas de la enfermedad?

Diagnóstico:

Artritis psoriásica con afectación poliarticular y manifestaciones cutáneas de psoriasis en placas. El diagnóstico se basa en la presencia de psoriasis, artritis inflamatoria (confirmada en exploración y ecografía articular) y la negatividad del estudio de anticuerpos. La presencia de erosiones en interfalángicas distales es muy sugerente de la enfermedad.

Tratamiento inicial propuesto:

- **Metotrexato: 15 mg semanales** por vía oral (en la vía oral dividir en dos la dosis semanal, mañana y noche del mismo día) o subcutánea.
- **Ácido fólico 5 mg semanal** (el día después o a las 48 h del metotrexato) para prevenir efectos secundarios del metotrexato.
- **Biológico antiTNF, adalimumab 40 mg** sc cada 2 semanas.
- **Corticoides:** Iniciar prednisona, entre 10 mg/día durante 2 semanas, con reducción progresiva (intentar dejar a cero en 3-6 meses).
- **Antiinflamatorios no esteroideos (AINEs):** Ibuprofeno 400 mg cada 8 horas para el control del dolor en las primeras semanas, después retirar.
- **Terapia física:** Ejercicios de movilidad y fortalecimiento articular.

 **Preguntas y reflexión sobre el tratamiento del caso**

→ ¿En qué enfermedades del grupo de las espondiloartropatías son útiles los glucocorticoides?

→ ¿El metotrexato es también el fármaco de elección en las formas de espondiloartropatía con afectación axial o se reserva para las artritis periféricas?

→ ¿Cuándo considerarías sustituir el fármaco biológico en el tratamiento?

3. Artritis Idiopática Juvenil

La artritis idiopática juvenil (AIJ) es un término que engloba un grupo heterogéneo de artritis crónicas de causa desconocida que se caracteriza por presentarse antes de los 16 años, persistir seis o más semanas y descartarse otras enfermedades con patología articular. Es la enfermedad reumática más frecuente en la infancia y puede tener diversas formas de presentación clínica.

Presentación clínica

La AIJ se clasifica en diferentes subtipos según criterios de la ILAR (International League of Associations for Rheumatology) de 2001, los cuales incluyen:

- **AIJ oligoarticular** (27-56%): afecta hasta 4 articulaciones en los primeros seis meses. Es la forma más frecuente, más en niñas, y se asociar con uveítis crónica (20%) como única manifestación sistémica. Suelen afectarse grandes articulaciones como rodillas o tobillos. En aproximadamente la mitad de los casos solo habrá una articulación afecta. Puede ser persistente (hasta 4 articulaciones) o extensa (a partir del sexto mes afecta a más de 4 articulaciones). En torno a dos tercios tendrán ANA positivos.
- **AIJ poliarticular** (FR negativo 11-18% o positivo 2-7%): afecta 5 o más articulaciones en los primeros 6 meses. La forma FR positiva se asemeja a la AR del adulto, con artritis simétrica. En uno de cada tres encontraremos nódulos reumatoideos y en el 60-90% anticuerpos anticitrulina. La que tiene FR negativo se subclasifica en asociada con ANA o sin ANA. La asociada con ANA puede presentar uveitis con mayor frecuencia.
- **AIJ sistémica** (4-17%): caracterizada por fiebre alta diaria, exantema evanescente y migratorio, de predominio en tronco y cinturas escapular y pélvica y poliartritis (en más de la mitad de los casos crónica y persistente). Esta entidad se considera dentro del grupo de las enfermedades

autoinflamatorias. Asocia serositis en uno de cada cuatro y poliadenopatías, hepato y esplenomegalia en dos de cada tres. Puede evolucionar a síndrome de activación macrofágica como complicación más grave hasta en entre el 25 y el 40% de los pacientes. Da lugar a una activación exagerada de linfocitos T y macrófagos que da lugar a una marcada respuesta inflamatoria.

- **AIJ relacionada con entesitis** (3-11%): asociada a dolor axial y riesgo de espondiloartritis. Se asocia con HLA-B27 presente y uveitis. Es más frecuente en varones.
- **AIJ psoriásica** (2-11%): cursa con artritis y signos de psoriasis (afectación de la piel, pitting ungueal, onicólisis o dactilitis) o antecedentes familiares de esta enfermedad (primer grado).
- **AIJ indiferenciada**: cuando no cumple criterios de otro subtipo.

Tratamiento

El manejo se basa en FAME como el metotrexato, y en casos más graves, terapias biológicas dirigidas a citoquinas inflamatorias. El tratamiento precoz es clave para prevenir daño articular y complicaciones sistémicas.

En las formas oligoarticulares suelen utilizarse glucocorticoides (intraarticulares y sistémicos) y metotrexato, utilizando como alternativa leflunomida o sulfsalazina en las formas con entesitis. La falta de respuesta en unas 6 u 8 semanas haría que se iniciase tratamiento con biológicos como los anticuerpos frente al TNF. También se ha utilizado el bloqueo frente a IL-6.

En las formas sistémicas se utilizarían glucocorticoides, con el uso inicial de bolos a dosis alta (unos 30 mg/kg de peso) durante 3 días con posterior dosis en torno a 0,5 mg/kg como una posible pauta de acción más rápida y con menor dosis acumulada de glucocorticoides. El bloqueo frente a IL-1 o IL-6 sería el tratamiento recomendado en la actualidad en caso de falta de respuesta al tratarse de una enfermedad cuya etiopatogenia se considera autoinflamatoria.

RS3PE (Remitting Seronegative Simmetrical Synovitis with Pitting Edema)

El síndrome RS3PE es una entidad poco frecuente que afecta principalmente a adultos mayores, con predominio en los hombres. Se caracteriza por la aparición aguda de sinovitis simétrica en articulaciones periféricas, especialmente manos, acompañada de un edema con fóvea (pitting edema) muy marcado. Este edema, que se observa en las manos y, en ocasiones, en los pies, constituye un hallazgo clínico distintivo de esta entidad, ya que no es habitual en otras enfermedades reumáticas.

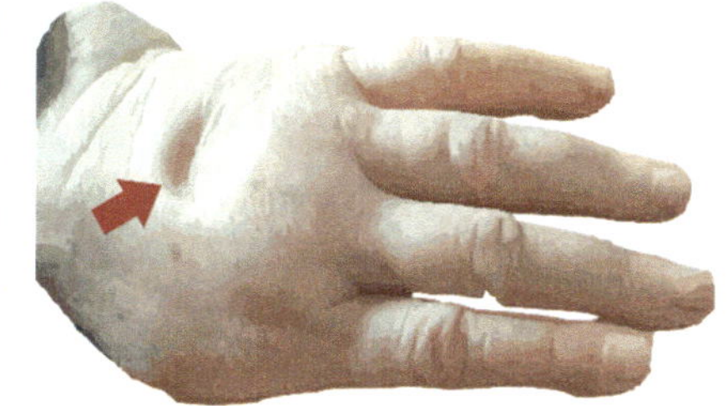

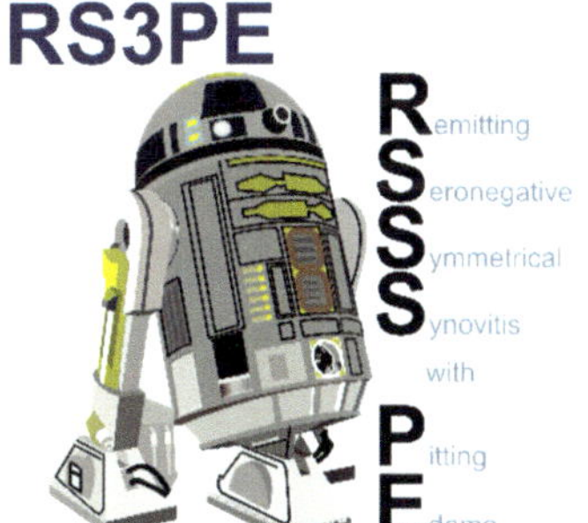

Los pacientes refieren dolor articular de inicio súbito, acompañado de rigidez matutina y limitación funcional, que mejora a lo largo del día. La inflamación se presenta de forma simétrica, y la marcada hinchazón de las extremidades superiores confiere a las manos una apariencia "almohadillada". En esta enfermedad no hay presencia de factor reumatoide u otros anticuerpos. No hay erosiones articulares.

El tratamiento de elección consiste en la administración de corticoides a dosis bajas (15-20 mg prednisona), con los que la mayoría de los pacientes experimenta una respuesta rápida y sostenida, alcanzándose la remisión de los síntomas. En estos pacientes, sobre todo en los más mayores, es importante descartar la presencia de procesos neoplásicos.

Policondritis recidivante

La policondritis recidivante es un trastorno inflamatorio poco frecuente que afecta principalmente a los cartílagos. Se presenta con episodios recurrentes de inflamación que pueden llevar a la destrucción progresiva del cartílago. Es característica la afectación de estructuras cartilaginosas como orejas, nariz o tráquea. También afecta a las articulaciones y puede afectar otros tejidos ricos en colágeno, como válvulas cardíacas y ojos.

Presentación Clínica

Entre los hallazgos clínicos más frecuentes destacan:

Afectación pabellón auricular: Es el síntoma más característico y frecuente. Se presenta con dolor, eritema e inflamación del pabellón auricular, respetando el lóbulo, lo que la distingue de infecciones como la celulitis o pericondritis infecciosa. Con el tiempo, la destrucción cartilaginosa puede generar deformidad auricular ("oreja en coliflor"). 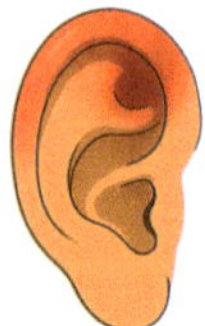

Inflamación nasal: Puede ocasionar rinorrea, dolor y colapso del cartílago nasal, resultando en la deformidad en *nariz en silla de montar*.[7]

Compromiso laríngeo y traqueal: La afectación de la laringe y tráquea puede provocar disfonía, estridor y dificultad respiratoria debido al colapso de la vía aérea. Esta es una de las complicaciones más graves de la policondritis recidivante.

Afectación articular: Artritis no erosiva, generalmente migratoria y oligoarticular, afectando rodillas, muñecas y tobillos.

Afectación ocular: Puede presentarse como epiescleritis, escleritis o uveítis, con potencial riesgo de pérdida visual.

---

[7]   La nariz en silla de montar también es característica de la granulomatosis con poliangitis.

Afectación cardiovascular: Puede involucrar válvulas cardíacas, con insuficiencia aórtica o mitral, e inflamación de la aorta con riesgo de aneurismas o disección aórtica.

Tratamiento

El manejo se basa en el control de la inflamación con glucocorticoides en la fase de inducción, asociando fármacos inmunosupresores como metotrexato, azatioprina o ciclofosfamida de acuerdo con la gravedad de la enfermedad. También se han ensayado biológicos como los inhibidores de TNF o de IL-6 en casos refractarios. La afectación traqueal o cardiovascular grave puede requerir intervenciones quirúrgicas.

Recuerda

→ La policondritis recidivante es una enfermedad inflamatoria de curso fluctuante que se caracteriza por la inflamación de estructuras cartilaginosas.
→ Son características la inflamación auricular, nasal y traqueal.
→ El diagnóstico temprano y el tratamiento inmunosupresor adecuado son esenciales para prevenir complicaciones graves como la afectación de los cartílagos de la vía respiratoria.

5. Artropatías no inmunomediadas

Infección osteoarticular

Las infecciones osteoarticulares agrupan entidades como la artritis séptica, la osteomielitis y la espondilodiscitis, todas ellas con potencial para causar daño estructural irreversible si no se diagnostican y tratan precozmente. Su presentación clínica varía según la localización, la edad del paciente, y si la infección es aguda o crónica.

Artritis séptica: Se presenta habitualmente con monoartritis aguda con
→ Tumefacción
→ Calor local
→ Dolor intenso
→ Limitación funcional.

Es frecuente la afectación de grandes articulaciones como la rodilla (50%), la cadera (25%) o el hombro. Puede acompañarse de fiebre y mal estado general. Los factores predisponentes incluyen prótesis articulares, enfermedades

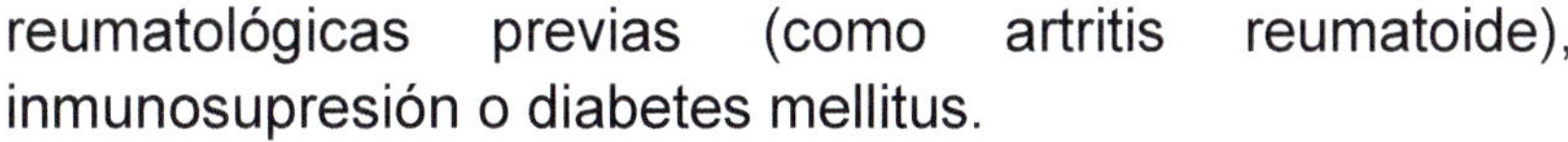

reumatológicas previas (como artritis reumatoide), inmunosupresión o diabetes mellitus.

El diagnóstico se basa en el análisis del líquido sinovial (aspecto purulento, leucocitos >50.000/µL, glucosa baja, cultivo positivo), acompañado de reactantes de fase aguda elevados y hallazgos de imagen.

Las artritis sépticas requieren drenaje articular y tratamiento antibiótico empírico precoz, dirigido inicialmente frente a *Staphylococcus aureus* y bacilos gramnegativos si hay factores de riesgo.

Osteomielitis: Cursa con dolor localizado, fiebre intermitente y ocasionalmente signos inflamatorios locales o impotencia funcional en la localización afecta. Puede aparecer por:

- → Diseminación hematógena (más típica en niños)
- → Contigüidad (úlceras o heridas crónicas)
- → Tras cirugía (prótesis articulares)
- → Tras traumatismos.

Su diagnóstico es difícil ya que muchas veces la clínica no es aparente. La toma de muestra del hueso afecto es clave para realizar estudios microbiológicos que permitan pautar un tratamiento antibiótico dirigido y no empírico. Si no hay datos de gravedad se puede esperar a iniciar el tratamiento empírico a la toma de la biopsia previa, para aumentar así el rendimiento de los cultivos microbiológicos. La resonancia magnética y la TC son algunas de las pruebas más sensibles. También se utiliza la gammagrafía ósea o el PET-TC.

El tratamiento incluye antibióticos durante periodos prolongados (al menos 4-6 semanas) dada la dificultad para el antibiótico de llegar al tejido infectado. En algunos casos se precisará cirugía para desbridamiento.

Espondilodiscitis: Cursa con dolor lumbar o cervical persistente, fiebre y elevación de reactantes durante la fase aguda.

Debe sospecharse en pacientes con dolor local lumbar de etiología no aclarada y buscarse de forma activa en pacientes con bacteriemia, endocarditis o inmunosupresión. La resonancia magnética o el PET-TC permiten confirmar el diagnóstico.

El tratamiento es médico y prolongado. Si existe absceso epidural o déficit neurológico se precisará cirugía.

Artropatía microcristalina

Las artropatías microcristalinas incluyen principalmente la **gota** y la **pseudogota**. Ambas se caracterizan por la deposición de cristales en el interior de las articulaciones, provocando episodios inflamatorios agudos y dolorosos que pueden simular una artritis séptica.

La gota se produce por la acumulación de cristales de urato monosódico en pacientes con hiperuricemia. Se manifiesta como una monoartritis de instauración brusca, con dolor intenso, eritema y tumefacción.

La articulación metatarsofalángica del primer dedo del pie (podagra) es la más afectada.

El diagnóstico se confirma con la identificación de cristales birrefringentes negativos en forma de aguja en el líquido sinovial.

El tratamiento del brote agudo incluye AINEs, colchicina o glucocorticoides sistémicos. En monoartritis se puede utilizar la infiltración articular con glucocorticoides que permite un control rápido de los síntomas con mínima toxicidad sistémica. En casos refractarios o con contraindicaciones para el resto de los tratamientos pueden utilizarse inhibidores de IL-1, como **anakinra** o **canakinumab**.

A largo plazo, si hay recurrencias, se inicia tratamiento hipouricemiante (alopurinol o febuxostat como segunda opción dado su riesgo cardiovascular) junto con medidas dietéticas y control de comorbilidades para alcanzar el objetivo de uricemia < 6 mg/dL.

La **pseudogota**, también llamada **condrocalcinosis**, se debe a la deposición de cristales de pirofosfato cálcico. Afecta con frecuencia a rodillas, muñecas y hombros en personas mayores.

El diagnóstico se basa en la detección de cristales romboidales birrefringentes positivos en el líquido articular y calcificaciones articulares visibles en radiografía (remarcadas en amarillo el dibujo de abajo).

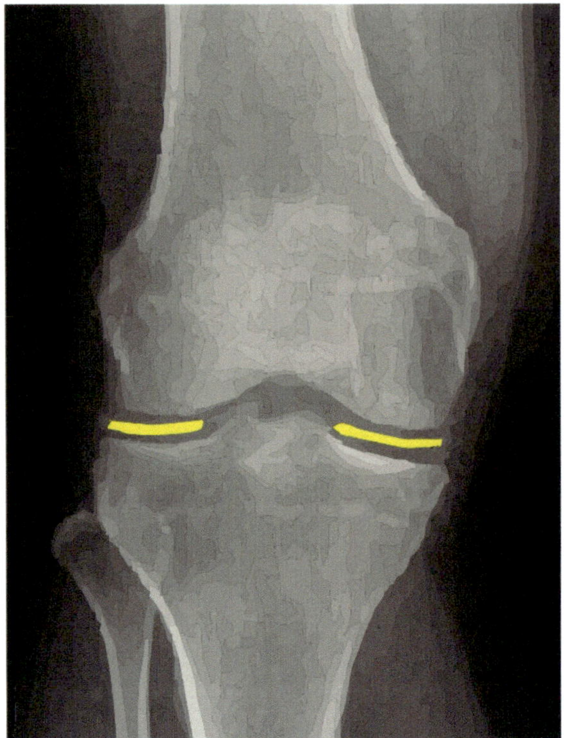

Su tratamiento durante los brotes también incluye AINEs, colchicina o corticoides, aunque no existen fármacos específicos para prevenir nuevos episodios.

El análisis del líquido sinovial es clave para distinguir ambas entidades de otras causas de monoartritis, especialmente la artritis séptica (Ver capítulo diagnostico diferencial de la artritis).

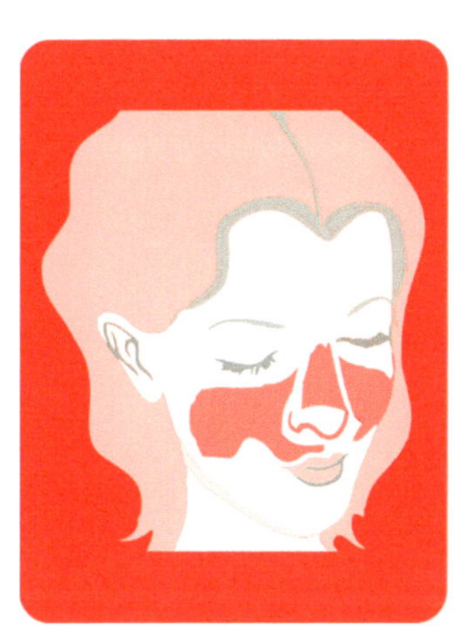

Bloque 3.

Enfermedades con predominio de la afectación sistémica

1. Lupus eritematoso sistémico

<table>
<tr><td></td><td>¿Qué sabes del lupus eritematoso sistémico (LES)?</td></tr>
</table>

- → ¿Por qué se llama lupus (*lobo*)?
- → ¿Cómo se explica que el lupus eritematoso sistémico se presente con síntomas tan variados, afectando a tantos órganos y sistemas?
- → ¿Por qué es mucho más frecuente en mujeres que en hombres?
- → ¿Qué papel juega la hidroxicloroquina en el manejo a largo plazo del LES?

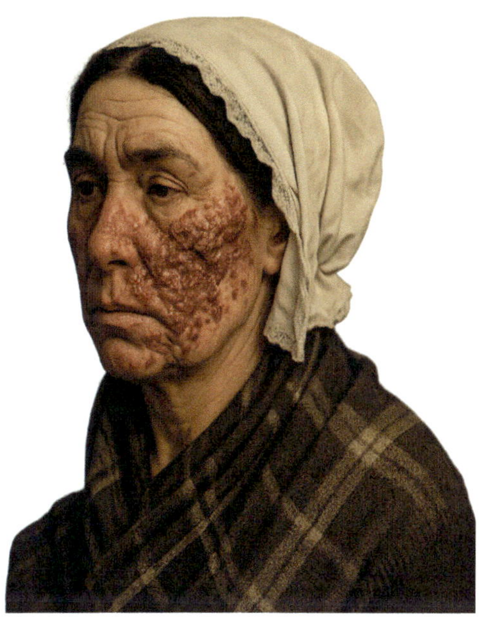

Lupus: Una de las teorías más aceptadas es que el término *lupus* fue utilizado por médicos en la edad media porque las lesiones cutáneas de la cara recordaban a las **mordeduras de lobo**, ya que las pacientes parecían haber sido "devoradas" por un animal salvaje.

Recreación realista realizada mediante inteligencia artificial (GPT-4.0 con DALL·E), de la Litografía: *Lupus erythematosus*, publicada en 1856 en el *Atlas der Hautkrankheiten*, ilustrado por Anton Elfinger.

Introducción

El lupus eritematoso sistémico (LES) es una enfermedad inflamatoria crónica e inmunomediada. La presencia de auto anticuerpos frente a estructuras del núcleo, anticuerpos antinucleares (ANA), y la afectación de múltiples órganos y sistemas (manifestaciones cutáneas, articulares, renales, serosas hematológicas, neurológicas, psiquiátricas, etc.) son características de la enfermedad. Debido a su variada presentación clínica es una de las entidades denominadas "grandes simuladoras".[8] dentro de la medicina interna.

Afecta predominantemente a mujeres en edad fértil y tiene un curso clínico fluctuante, con brotes de actividad seguidos de periodos de remisión. Su diagnóstico es complejo y su manejo exige una atención multidisciplinar que combine el control de la inflamación, la prevención de daño crónico, la vigilancia de las complicaciones asociadas tanto a la enfermedad como a su tratamiento y la atención los componentes anímico y social de la enfermedad.

Tipos de lupus eritematoso

Además de la presentación sistémica (70% de los casos), tenemos lupus:

→ **Limitado a la piel** (20%): Afecta exclusivamente a la piel, sin manifestaciones sistémicas (discoide, subagudo o agudo).
→ **Neonatal** (<5%): Afecta a recién nacidos de madres con anticuerpos anti-Ro/SSA o anti-La/SSB. El bebé no tiene LES como tal, sino una respuesta transitoria a los anticuerpos maternos.

---

[8]   Se consideran grandes simuladoras aquellas enfermedades que pueden presentarse de formas muy diversas, imitando a múltiples otras patologías, lo que dificulta su diagnóstico. Entre las principales enfermedades simuladoras, a parte del LES, encontramos la sífilis, la tuberculosis, los linfomas o la sarcoidosis.

→ **Inducido por fármacos** (<5%). Causado por ciertos medicamentos (ej.: hidralazina, procainamida, isoniazida, anti-TNF, entre otros).

Epidemiología

El LES tiene una prevalencia global estimada de 20 a 70 casos por 100.000 habitantes, con una incidencia de 1-10 casos por 100.000 personas/año. Es hasta nueve veces más frecuente en mujeres, particularmente entre los 15 y 44 años.

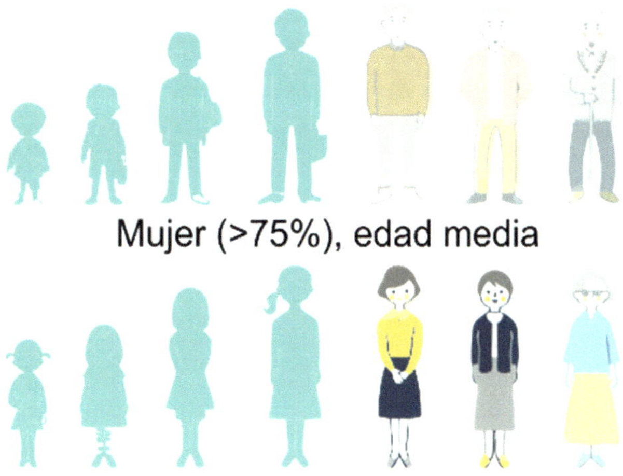

Se observa una mayor prevalencia, con presentaciones clínicas más graves, en individuos de origen afroamericano, hispano, asiático e indígena americano, en comparación con personas caucásicas. Estas diferencias étnicas también se reflejan en la respuesta al tratamiento, siendo algunos fármacos más eficaces en ciertos grupos poblacionales (micofenolato mofetilo en asiáticos).

Etiología

El LES es una enfermedad multifactorial en la que convergen factores genéticos, hormonales, inmunológicos y ambientales.

Factores genéticos

→ Existe una fuerte agregación familiar (riesgo relativo 24 veces superior en hermanos, 316 veces en gemelos monocigóticos).

→ Se han identificado polimorfismos en genes relacionados con la regulación del sistema inmune innato (receptores tipo Toll endosómicos), adaptativo (HLA, citoquinas) y con el sistema del complemento.

→ Las deficiencias en componentes del complemento (C1q, C2, C4) están asociadas a mayor riesgo.

Influencias hormonales

→ La marcada predominancia femenina durante la edad fértil sugiere un papel de los estrógenos en la activación linfocitaria y dendrítica. Los estrógenos potencian la expresión de genes proinflamatorios en células inmunes y favorecen la activación de linfocitos B, clave en la producción de autoanticuerpos. También aumentan la supervivencia de estas células al inhibir la apoptosis.

→ La menarquia tardía y la lactancia materna parecen ejercer un efecto protector, posiblemente a través de mecanismos hormonales que modulan la inflamación sistémica. El embarazo puede inducir brotes.

→ El sistema inmunitario de las mujeres, en general, muestra una mayor reactividad frente a estímulos externos, lo que les confiere una ventaja frente a infecciones, pero también una mayor susceptibilidad a enfermedades autoinmunes.

→ El cromosoma X contiene múltiples genes implicados en la inmunorregulación. Las mujeres tienen dos copias, una de las cuales se inactiva de forma incompleta, permitiendo la expresión bialélica de algunos genes, lo que podría contribuir a la disfunción inmune. El síndrome de Klinefelter (47,XXY) incrementa el riesgo en varones, lo que refuerza el papel del cromosoma X en la susceptibilidad.

Factores ambientales

→ La radiación ultravioleta (UV), especialmente la UVB, puede provocar brotes de LES ya que, al inducir daño celular en la piel, libera autoantígenos nucleares que el sistema inmunitario reconoce como extraños. Esto activa la respuesta autoinmune, no solo a nivel cutáneo (lesiones cutáneas y fotosensibilidad muy característica de la enfermedad), sino también sistémico, favoreciendo brotes generales. Las personas con lupus deben **protegerse del sol** o evitar la exposición a rayos UV por motivos estéticos, ya que su piel es más sensible

→ Infección por virus de Epstein-Barr (VEB). Algunas proteínas del VEB tienen secuencias similares a autoantígenos humanos. El sistema inmune produce anticuerpos contra el virus, pero estos reconocen también proteínas propias, lo que puede iniciar una respuesta autoinmune cruzada (mimetismo molecular). Además, el VEB infecta y activa células B, promoviendo su expansión y supervivencia, incluyendo aquellas que reconocen autoantígenos.

→ Tabaquismo. Al dar lugar a la inducción de autoantígenos.

→ El desarrollo de la enfermedad se ha relacionado con el uso de ciertos fármacos como procainamida, hidralazina o isoniazida (fármacos que se asocian con el lupus inducido por fármacos), y más recientemente con biológicos como los anti-TNFα que se asocian también con los ANA.

Presentación clínica

El LES puede afectar a prácticamente cualquier órgano o sistema. Su presentación es variable, tanto en el tipo de órganos comprometidos como en la intensidad de los síntomas. Se describen 7 dominios principales.

Órgano o sistema	Afectación
1. Afectación constitucional	Astenia, fatiga Fiebre, febrícula pérdida de peso. Artralgias o mialgias inespecíficas.
2. Dermatológica	**Cutáneo agudo:** ➜ Exantema malar en alas de mariposa ➜ Eritema en zonas foto-expuestas (fotosensibilidad) *A diferencia de la rosácea o el eritema en heliotropo de la dermatomiositis, el exantema malar del lupus respeta el* ***pliegue naso labial*** **Subagudo** ➜ Anular ➜ Pápulo-escamosas o psoriasiformes Las lesiones pueden dejar hipopigmentación, pero no suelen dejar cicatriz. Fotosensibles.

Órgano o sistema	Afectación
	Crónico → Lupus Discoide → Lupus tumidus → Lupus hipertrofiante → Lupus paniculitis o profundo → Lupus Pernio Lesiones hiperqueratósicas que dejan cicatriz
	Inespecíficas — → Alopecia / → Úlceras orales o nasales / → Vasculitis, esclerodactilia, calcinosis
	¿Qué porcentaje de afectaciones cutáneas evolucionan a LES? - Agudo, el 90% - Subagudo, en torno al 50% - Discoide, localizado el 5-10%, generalizado el 15-28% - Lupus profundus o lupus paniculitis el 5-10% - Lupus eritematoso tumidus, menos del 1%
3. Músculo-articular	→ Poliartritis no erosiva y simétrica de pequeñas articulaciones *Puede provocar deformidades reducibles (a diferencia de la AR)* → Tendinitis y tenosinovitis. Miositis leve → Osteonecrosis
4. Serositis	→ Pleuritis (≥50% de los casos), pericarditis y peritonitis
Otras manifestacioes pleuro-pulmonares	→ Pleuritis y derrame pleural (pequeño y bilateral) → Neumonitis aguda, neumonitis crónica → Hemorragia alveolar difusa (muy infrecuente) → Hipertensión pulmonar → Síndrome del pulmón contraído (<1%), *volúmenes bajos con parénquima pulmonar normal.*

	Clase I	Clase II	Clase III	Clase IV	Clase V	Clase VI
	Mesangial mínima	Proliferativa mesangial	GN focal	GN difusa	Membra-nosa	Avanzada, esclerótica
5. Renal glomérulo-nefritis (GN)	Depósitos inmunitarios mesangio en IFI	Hiper-celularidad mesangial	GN <50% de los glomérulos	GN >50% de los glomérulos	Puede asociarse a III, IV o a VI	>90% glomérulos esclerosos
	En la glomerulonefritis se valora — La proliferación endo o extracapilar — La afectación focal, segmentaria o global de glomérulo — La presencia de una afectación activa o inactiva.					
6. Neuro-psiquiátrico	**Sistema nervioso central** → Psicosis → Estado confusional agudo → Trastorno de ansiedad y del estado de ánimo → Cefalea → Meningitis aséptica → Disfunción cognitiva → Síndrome desmielinizante → Trastorno del movimiento → Mielopatía → Convulsiones → Ictus			**Sistema nervioso periférico** → Síndrome de Guillén-Barré → Trastorno autónomo → Mononeuropatía simple/múltiple → Polineuropatía → Plexopatía → Neuropatía craneal → Miastenia grave		
7. Hematoló-gico	→ Anemia **hemolítica** (también de enfermedad crónica) → Leucopenia o trombopenia **autoinmunes**					

Diagnóstico

Tras establecer una sospecha clínica, serán los hallazgos de laboratorio y otras pruebas complementarias (ej: biopsia renal o cutánea) los que permitirán establecer el diagnóstico de LES. Dentro de los datos de laboratorio la autoinmunidad juega un papel clave. La presencia de ANA es imprescindible para la clasificación de la enfermedad. Dentro los ANA se establecen varios **antígenos** extraíbles del núcleo (ENA) característicos de la enfermedad.

Anticuerpo	Patrón en IFI	Prevalencia en LES	Asociación clínica
Anti-DNA de doble cadena (ds)	Homogéneo	60%	95% especificidad en LES Se asocia con actividad en nefritis
Anti-SM (Smith)	Granular grueso	20-30%	99 % especificidad en LES
Anti-Ro /SS-A	Granular fino	30%	Sjögren, lupus neonatal, fotosensibilidad
Anti La/ SS-B	Granular fino	20%	Sjögren, lupus neonatal, cutáneo subagudo
Antihistonas	Homogéneo	70%	Lupus por fármacos
Anti U1 RNP	Granular grueso	30%	Enfermedad mixta del tejido conectivo
DFS 70	Granular fino denso	≈ 0%	"descarta" patología autoinmune [asociado con artritis reumatoide]
Antifosfolipídicos	---	30%	Trombosis, trastorno embarazo

Dentro de las pruebas diagnósticas de laboratorio destacamos:

→ **Hemograma**: clave para valorar la presencia de citopenias. Es necesario destacar que mientras la leucopenia, la linfopenia o a la trombocitopenia son de origen inmune, en el caso de la anemia será debida a hemólisis, como anemia hemolítica autoinmune, o por enfermedad de trastorno crónico.

→ **Perfiles renal, hepático, metabólico y endocrino**: El perfil renal es clave en el seguimiento de la afectación sistémica y de la valoración de los eventos adversos de los tratamientos. El hepático lo será sobre todo en la valoración de los eventos adversos de los tratamientos.

→ **Reactantes de fase aguda**: Elevados en fase de actividad y útiles en el seguimiento.

→ **Sistemático de orina**: La afectación renal es muy frecuente en el LES y no siempre encontraremos alteración de la creatinina en fases iniciales, por lo que debemos solicitar sistemático de orina para detectarla de forma precoz.

→ **Perfil lipídico**: Útil en el seguimiento para el control de los factores de riesgo cardiovascular.

→ **Autoinmunidad**. La autoinmunidad es clave en el diagnóstico inicial. Solo el complemento y los antiDNAds son útiles en el seguimiento ya que su variación da pistas sobre la posible actividad de la enfermedad. No los ANA.

Criterios clasificatorios

Tras establecer una sospecha clínica podemos tratar de clasificar la enfermedad utilizando alguno de los 2 grupos de criterios clínicos más utilizados: ACR 1982 revisados en 1997 o clásicos, y ACR/EULAR de 2019.

Aspecto	ACR 1982/1997	ACR/EULAR 2019
Enfoque	Diagnóstico clínico por número de criterios	Sistema de puntos por gravedad y especificidad
Requisito inicial	Ninguno	Tener ANA positivos (≥1:80) es obligado como criterio de entrada
Número de criterios	11 criterios	7 dominios clínicos (22 criterios) + 3 dominios inmunológicos
Umbral diagnóstico	≥4 criterios, al menos uno clínico y uno inmunológico	Suma de ≥10 puntos Habiendo cumplido el criterio de entrada (ANA positivos)
Ponderación	Todos los criterios tienen igual peso	Cada criterio tiene una puntuación distinta
Utilidad práctica	Sencillo y directo para docencia y cribado inicial	Mejor para el diagnóstico precoz

Criterio clínico	ACR 1982/1997	ACR/EULAR 2019
General	---	Fiebre (2)
Cutáneo	1. Eritema malar 2. Lupus discoide 3. Fotosensibilidad 4. Úlceras orales	Alopecia no cicatricial (2) Úlceras bucales (2) Lupus subagudo o discoide (4) Lupus cutáneo agudo (6)
Articular	5. Artritis no erosiva	Artritis (6)
Serosas	6. Serositis (pleuritis o pericarditis)	Derrame pleural/pericardio (5) Pericarditis aguda (6)
Renal	7. Proteinuria o cilindros cel.	Proteinuria/aumento creat (4) Clase II o V (8) Clase III o IV (10)
Neurológico	8. Convulsiones o psicosis	Delirium (2) Psicosis (3) Convulsiones (5)
Hematológico	9. Anemia hemolítica, leucopenia, linfopenia o trombocitopenia	Anemia hemolítica (4) Leucopenia (3) Trombopenia (4)
Inmunología	10. Anti DNAds, Sm, Antifosfolipídico 11. ANA	Anti DNAds o anti Sm (6 cada) Antifosfolipídico (2) ANA [obligados 0 puntos]

Diagnóstico diferencial

Dentro de las principales entidades con las que debe realizarse un diagnóstico diferencial encontramos:

➔ Infecciones virales: parvovirus B19, CMV, VEB, VIH.

➔ Neoplasias hematológicas: linfomas (sobre todo en formas con fiebre, adenopatías y citopenias).

➔ Otras enfermedades autoinmunes: AR, vasculitis, dermatomiositis, esclerodermia.

Pronóstico

El pronóstico del LES ha mejorado significativamente en las últimas décadas, alcanzado una supervivencia a 10 años superior al 90% en centros especializados. Sin embargo, la enfermedad sigue asociada a una importante morbilidad por daño acumulado, infecciones, enfermedad cardiovascular y toxicidad del tratamiento.

Factores de mal pronóstico:

- → Nefritis lúpica proliferativa.
- → Afectación neurológica grave.
- → Asociación con síndrome antifosfolipídico.
- → Actividad de la enfermedad elevada en las escalas de gravedad
- → Persistencia de actividad inmunológica elevada (anti-dsDNA elevados hipocomplementemia grave).
- → Afroamericanos, latinoamericanos.
- → Baja adherencia terapéutica.
- → Diagnóstico inicial en pacientes mayores

Tratamiento

El objetivo del tratamiento es inducir y mantener la remisión, evitar reactivaciones y minimizar el daño acumulado.

Principios del tratamiento

I. Evaluar la **actividad** de la enfermedad [Se recomienda utilizar escalas específicas como SLEDAI: Systemic Lupus Erythematosus Disease Activity Index o BILAG: British Isles Lupus Assessment Group].

II. **Estratificar** a los pacientes según:
   a. **Órganos afectos** (especial atención a renal y SNC)
   b. **Gravedad** de la afectación

III. Tratamiento individualizado en 2 fases: **inducción** y **mantenimiento**.

IV. Prevenir y tratar los eventos adversos previsibles de los **tratamientos**.

Principios básicos de los fármacos más usados

→ **Hidroxicloroquina**: casi universal en pacientes con LES, reduce brotes y mejora supervivencia. Dosis máxima de unos 5 mg/kg. Su principal evento adverso es la retinopatía (Revisión ocular inicial, a los 5 años y luego anual).

→ **Glucocorticoides**: son muy útiles en fases agudas como fármaco clave en la inducción. Es necesario evitar dosis altas mantenidas (>7,5 mg/día). El uso de los bolos intravenosos de metilprednisolona en fases iniciales en casos graves facilita la reducción de dosis. Su uso en casos graves debe asociarse al de otros inmunodepresores (El tratamiento inmunodepresor ayuda a reducir el uso de los GC, lo que disminuye sus efectos adversos).

→ **Inmunosupresores clásicos:**
  - **Ciclofosfamida**. Tratamiento de inducción en formas graves de nefritis y afectación SNC. Uso preferente en bolos intravenosos.
  - **Micofenolato mofetilo**, Útil en inducción y mantenimiento. De preferencia en afroamericanos y posiblemente en latinos.
  - Inhibidores de calcineurina (**ciclosporina, tacrolimus y voclosporina**): Útiles cuando hay proteinuria grave o en nefritis refractaria.
  - **Azatioprina, metotrexato**: Útiles en mantenimiento tras inducción con glucocorticoides en formas articulares y cutáneas.

→ **Biológicos**:
  - **Belimumab (anti-BLyS):** Indicado en actividad moderada o en nefritis lúpica con proteinuria <3g/24h.
  - **Anifrolumab (anti-IFN tipo I):** En LES moderado-grave fundamentalmente con afectación cutánea y articular.
  - **Rituximab (anti-CD20):** En casos refractarios o con citopenias

En las siguientes 2 figuras se describen las recomendaciones de tratamiento para el lupus (sin o con nefritis lúpica) propuestos en el documento de consenso EULAR de 2023 [doi:10.1136/ard-2023-224762]

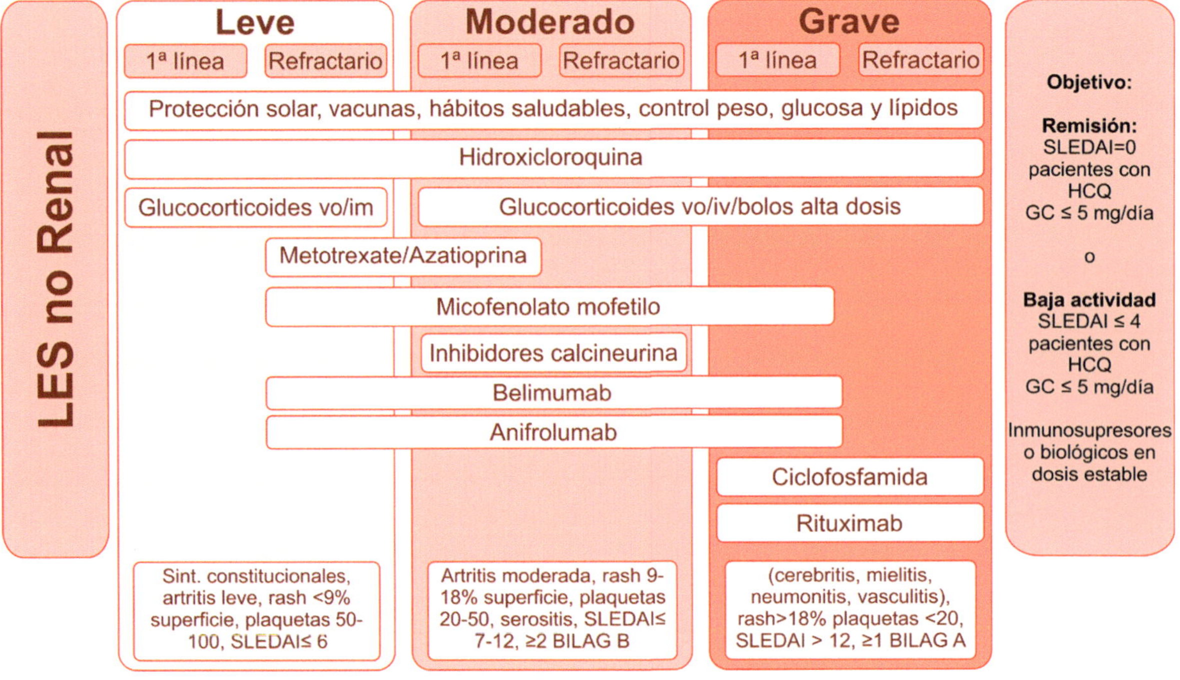

En el caso de la nefritis lúpica son varias las alternativas que se ofrecen para el tratamiento. Elegir unas u otras dependerá de distintas variables:

Pautas	Factores que favorecen su elección
Micofenolato	- Mujeres jóvenes que desean preservar fertilidad - Mejor perfil de tolerancia que ciclofosfamida - Mayor eficacia en población afroamericana o hispana
Micofenolato y tracolimus/voclosporina	- Contrastada su eficacia en pacientes asiáticos - Sinergia en reducción de proteinuria
Asociación de belimumab	- Nefritis lúpica clase III-V + actividad serológica persistente - Pacientes con buena adherencia oral y tolerancia a MMF
Ciclofosfamida dosis baja (500mg/14 días)	- Nefritis proliferativa activa con alta carga inflamatoria - Menor toxicidad acumulada que el esquema clásico de NIH - Pacientes con mala adherencia oral
Ciclofosfamida dosis alta (0,75g/m^2/mes)	- Nefritis grave o refractaria - Formas rápidamente progresivas
Rituximab	- Fallo a terapias convencionales - Pacientes con manifestaciones extrarrenales graves (hematológicas, neurológicas)

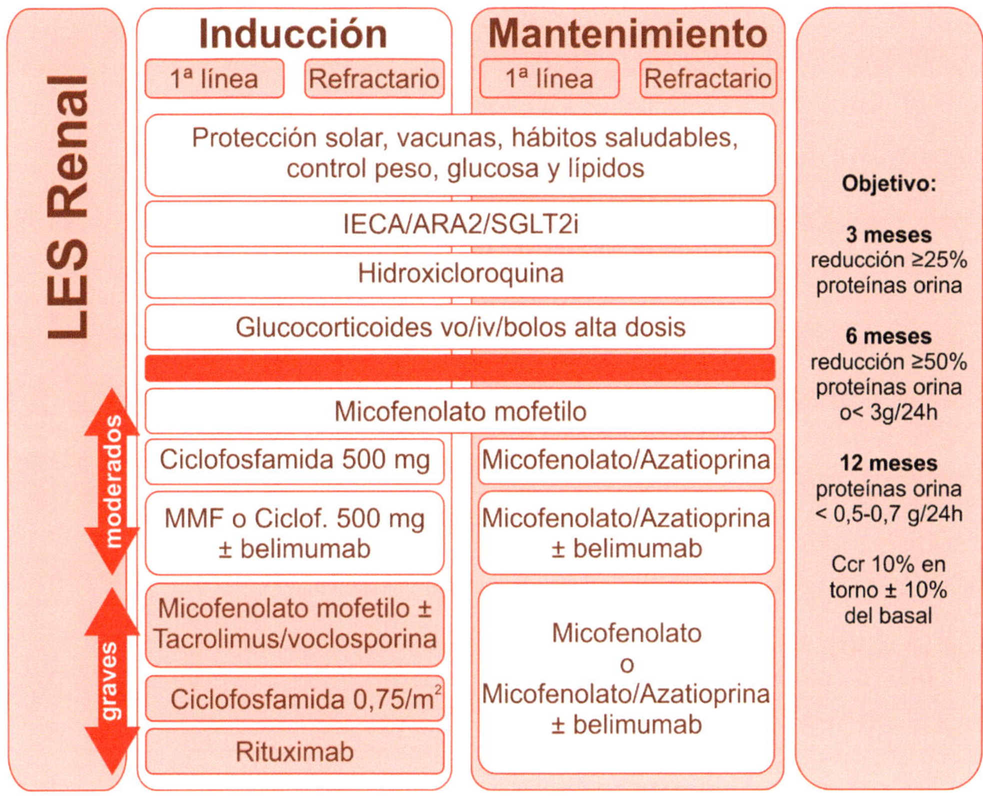

Recuerda

→ Es una enfermedad autoinmune multisistémica, con predominio en mujeres jóvenes.

→ Presenta una gran variabilidad clínica destacando la afectación cutánea, la articular y la nefritis. Los brotes alternan con remisiones.

→ Se caracteriza por la producción de autoanticuerpos.
- Los ANA muestran la mayor sensibilidad para el diagnóstico
- Los anticuerpos anti-ADN bicatenario y anti-Smith, la mayor especificidad

→ La evaluación sistemática de la actividad permite individualizar el tratamiento.

→ La hidroxicloroquina es un pilar terapéutico en todos los pacientes.

→ La afectación renal y neurológica son manifestaciones graves que requieren inmunosupresión intensiva.

Caso clínico 3: De la afectación cutánea a la tormenta

Historia clínica

Mujer de 28 años que consulta por lesiones cutáneas eritematosas en el rostro, de distribución malar. La paciente refiere que aparecieron tras una exposición solar intensa durante sus vacaciones. Refiere también molestias articulares en muñecas y articulaciones de los dedos, sin tumefacción ni rigidez matutina prolongada. Describe fatiga y sensación de febrícula ocasional en las últimas semanas, sin pérdida de peso.

En sus **antecedentes patológicos** destacan:

- Episodios recurrentes de aftas orales en los últimos años, no estudiadas.
- Madre con diagnóstico de hipotiroidismo autoinmune.

Hábitos tóxicos: No fumadora. Tampoco consume alcohol.

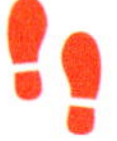 **¿Cuáles son los síntomas principales o guías?**

→ ¿Qué síntomas clínicos destacarías como guía para el diagnóstico?

→ ¿Qué datos adicionales te gustaría conocer para orientar mejor el diagnóstico?

→ ¿Alguno de los factores ambientales podría ser clave en este escenario agudo?

Exploración física

- Paciente consciente, orientada, afebril y normotensa.
- En el examen **dermatológico** se observa un exantema en alas de mariposa en región malar, respetando el surco naso labial. No se aprecian lesiones orales ni alopecia evidente. En el cuero cabelludo se ven algunas zonas de alopecia circunscritas.
- **Musculoesquelético**: dolor a la palpación de muñecas y articulaciones metacarpofalángicas con inflamación y tumefacción en varias de las articulaciones metacarpofalángicas y falángicas proximales de ambas manos.

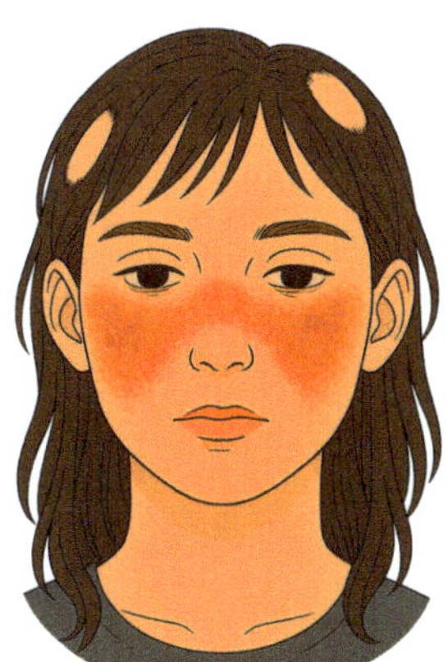

- **Auscultación cardiaca y pulmonar**: Sin hallazgos patológicos.
- No hay adenopatías ni hepato-esplenomegalia.

Signos vitales: TA: 110/70 mmHg. Frecuencia cardíaca: 57 lpm. Frecuencia respiratoria: 16 rpm. Sat O2: 98%. Temperatura: 36ºC.

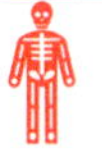

	¿Qué nos aporta la exploración física?
→	¿Cómo describirías la exploración del paciente?
→	¿Qué importancia tienen los hallazgos articulares en la sospecha clínica?
→	¿Qué datos de la exploración dermatológica son más característicos? ¿Qué enfermedades pueden dar exantema malar y como diferenciarlas?

Pruebas complementarias

- **Hemograma**: Hb 12,5 g/dL, leucocitos 4.300/µL, linfopenia leve.

- **Bioquímica**: urea y creatinina normales. Perfil hepático normal.

- **Autoinmunidad**: ANA: positivos 1:640, patrón moteado. Anti-DNA: positivos (100 UI/mL). Anti-Sm: positivos.

- **Complemento**: C3: 85 mg/dL (normal). C4: 18 mg/dL (normal).

- **Reactantes de fase aguda**: PCR: 10 mg/L. VSG: 25 mm/h (normales).

- **Sistemático de orina**: Normal.

- **Rx manos**: Sin hallazgos radiológicos de interés.

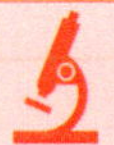

	¿Cómo confirmas tu diagnóstico?

→ ¿Hubieras pedido alguna prueba diagnóstica adicional?

→ ¿Con estos datos podrías confirmar el diagnóstico de LES?

→ ¿Qué datos clínicos o de laboratorio te ayudan al diagnóstico?

→ ¿Cumpliría criterios clasificatorios?

→ ¿Cómo valorarías la gravedad de la afectación actual (leve, moderado, grave)?

Evolución clínica

Se estableció el diagnóstico de LES con afectación leve cutáneo-articular. Se inició tratamiento con hidroxicloroquina 200 mg/12 h (tras valoración por oftalmología) y un ciclo corto de 4 semanas de glucocorticoides, iniciado con 20 mg de prednisona, que resolvió el cuadro articular. Se indicó a la paciente medidas para mantener una vida sana y se recomendó foto protección, programando revisión en 6 semanas.

La paciente no acudió a la cita de revisión. Apareció de nuevo en consulta a los 4 meses, tras el periodo estival, presentando edema en piernas, malestar general, orina "como espumosa" y cifras de tensión arterial de 150/95 mmHg, muy superiores a sus cifras habituales. La paciente refería que en los meses de verano había estado de vacaciones en la playa, con exposición solar reiterada y que había interrumpido el tratamiento "porque se encontraba bien".

Se realizan unos análisis que muestran: sedimento de orina con hematuria, 60% hematíes dismórficos, cilindros hemáticos y proteinuria. Creatinina 2,01 mg/dL, sistemático de orina con elevación del cociente proteína/creatinina en orina de 1200 mg/g. Los niveles de C3 son de 55 mg/dl y de C4 10 mg/dl, ambos disminuidos y los títulos de anti DNAds de 280 UI/ml.

Preguntas y reflexión sobre la evolución del caso
→ ¿Qué complicación propia de la enfermedad ha ocurrido?
→ ¿Qué factor ambiental pueda haber tenido que ver con la evolución?
→ ¿Qué prueba diagnóstica [invasiva] necesitas para completar el diagnóstico de la afectación renal y elegir el tratamiento más adecuado?
→ ¿Qué tratamiento crees que necesitaría la paciente?

2. Esclerosis sistémica

¿Qué sabes de la esclerosis sistémica o esclerodermia?

- → ¿Por qué se llama esclero (*endurecido*)- dermia (*piel*)?
- → ¿Por qué en su otra acepción se la denomina esclerosis sistémica?
- → ¿Qué da lugar a la fibrosis de órganos y piel?
- → ¿Qué prueba diagnóstica nos permite ver los pequeños capilares de la piel y nos da información clave para el diagnóstico precoz de la enfermedad?
- → ¿Tienen la misma afectación sistémica las formas difusas de afectación cutánea que las limitadas?

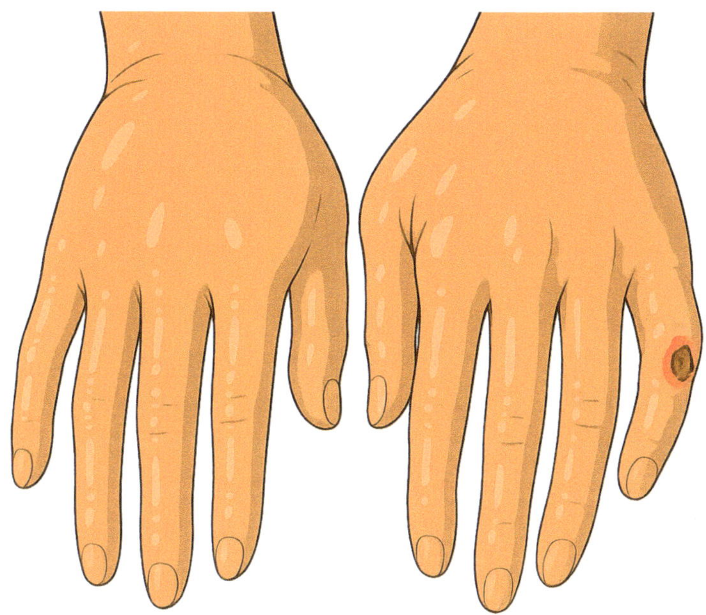

Introducción

La esclerodermia, también denominada esclerosis sistémica, es una enfermedad autoinmune crónica que se caracteriza por la fibrosis progresiva tanto de la piel como de los órganos internos. Aunque esta fibrosis constituye el rasgo histopatológico más distintivo de la afección, la inflamación y alteración de la microvasculatura (microangiopatía) y la activación del sistema inmunitario, con producción de anticuerpos, son factores patogénicos previos y perpetuadores del proceso fibrótico.

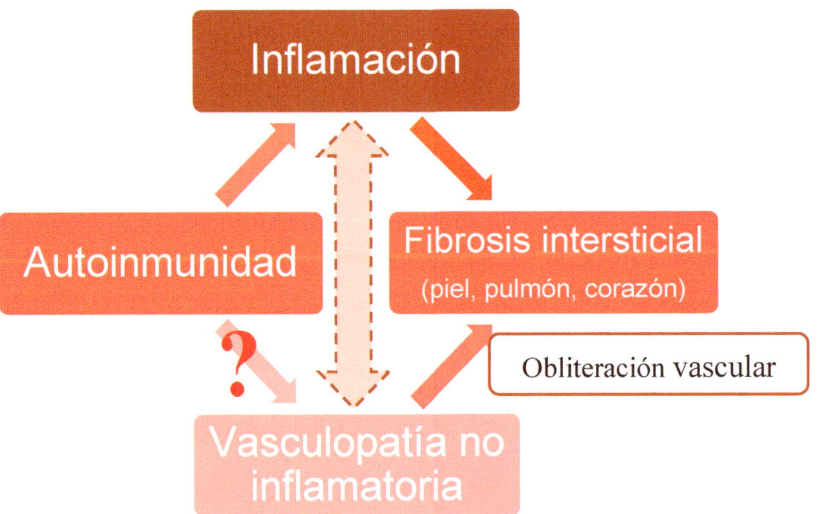

La heterogeneidad clínica es una de las características fundamentales de la enfermedad, con un espectro amplio de presentaciones clínicas, que van desde formas cutáneas limitadas de curso lento, hasta formas difusas con afectación visceral rápida que condiciona una elevada mortalidad. El diagnóstico precoz, tanto de la enfermedad como de sus complicaciones principales como la enfermedad pulmonar intersticial o la hipertensión pulmonar, son esenciales para mejorar el pronóstico.

Fenómenos relacionados con la **vasculopatía**	Fenómenos relacionados con la **fibrosis**
– Fenómeno de Raynaud – Telangiectasias mucocutáneas – Anomalías capilares en los lechos ungueales – Lesiones isquémicas distales – Hipertensión pulmonar – Crisis renal esclerodérmica – Ectasia vascular en antro gástrico (*Estómago en sandia*)	– Deposito excesivo de matriz extracelular – Acumulación de colágeno fibrilar, glucoproteínas como la fibronectina, la laminina o la proteína de la matriz del cartílago, proteoglucanos, proteínas de la matriz celular, elastina y otros componentes estructurales – Alteración y obliteración de la estructura tisular por el depósito de matriz. – La fibrosis resulta más notoria en la piel, los pulmones, el tubo digestivo, el corazón, las vainas tendinosas y el tejido peri-fascicular que rodea el músculo esquelético

Epidemiología

La esclerosis sistémica es una enfermedad poco frecuente, con una incidencia de 1 a 2 casos por cada 100.000 habitantes/año y una prevalencia estimada entre 7 y 15 casos por cada 100.000 habitantes.

Afecta predominantemente a mujeres, con una proporción mujer: hombre de aproximadamente 4:1. La edad habitual de inicio es entre los 30 y los 50 años.

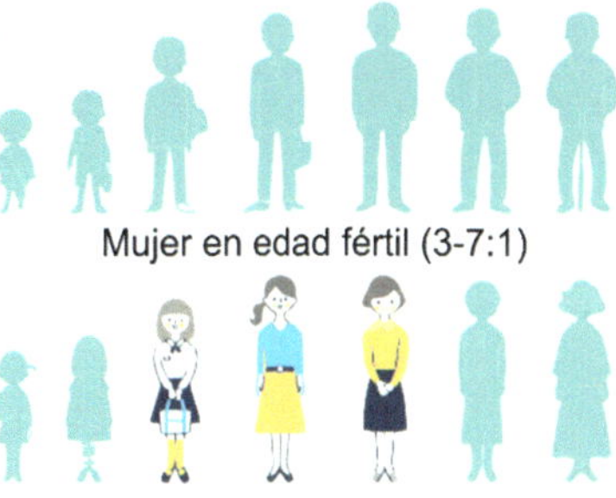

Etiología

La etiopatogenia de la esclerodermia no se conoce. Aunque parece multifactorial, a diferencia de otras enfermedades autoinmunes, existe una escasa predisposición genética siendo predominante el papel de los factores ambientales, dietéticos o las modificaciones epigenéticas.

- **Predisposición genética**: Aunque menos marcada que en otras enfermedades autoinmunes, existen asociaciones con ciertos alelos del complejo mayor de histocompatibilidad tipo 2 (HLA-DR, HLA-DQ). Entre gemelos, la tasa de concordancia es de solo el 4,7% para la presencia de enfermedad, aunque para la presencia de Ac pasa al 90% en gemelos monocigóticos y 40% en dicigóticos.
- **Factores epigenéticos y ambientales**: Diversos agentes pueden inducir alteraciones inmunitarias y vasculares en individuos susceptibles:
  - Exposición a sílice, disolventes orgánicos (tolueno, xileno, tricloroetileno), aceite de colza desnaturalizado* o L-triptófano (suplemento dietético).

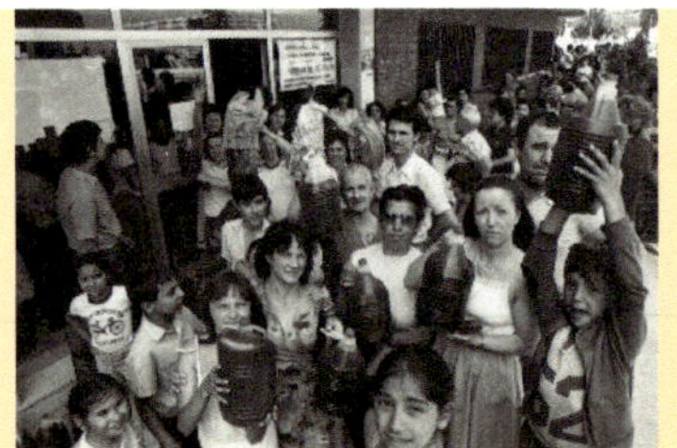

***El síndrome del aceite tóxico**, causado por el consumo de aceite de colza adulterado (España 1981), presentaba un cuadro clínico distintivo. La fase aguda se caracterizaba por neumonía atípica, eosinofilia y mialgias, seguida de una fase intermedia con hipertensión pulmonar y tromboembolismos. En su fase crónica, los pacientes desarrollaban un cuadro similar a la esclerodermia, con un endurecimiento y fibrosis de la piel y órganos internos como el hígado, pulmones y sistema nervioso periférico. Esta condición crónica multisistémica dejó secuelas graves en los afectados, incluyendo hipertensión pulmonar y neuropatías.

https://elpais.com/elpais/2021/05/05/album/1620212927_154903.html

  - Fármacos: bleomicina o taxanos (docetaxel, paclitaxel), la cocaína.
  - Virus: Epstein-Barr, citomegalovirus o parvovirus B19.
  - **Síndrome ASIA** (Autoinmune Syndrome Induced by Adjuvants): En relación con este síndrome se ha propuesto una asociación entre el uso de implantes de silicona (adyuvante) y el desarrollo de esclerodermia.

Presentación clínica

Se establecen 4 subtipos de esclerodermia en base a la extensión de la afectación cutánea:

> → **Esclerosis cutánea limitada** (lcSSc): Afectación distal a codos y rodillas, puede incluir la cara. [*Anteriormente fue conocida como síndrome CREST (Calcinosis, Raynaud, disfunción Esofágica, eSclerodactilia, Telangiectasias)*]
>
> → **Esclerosis cutánea difusa** (dcSSc): Afectación cutánea proximal que incluye tronco, comienzo de extremidades.
>
> 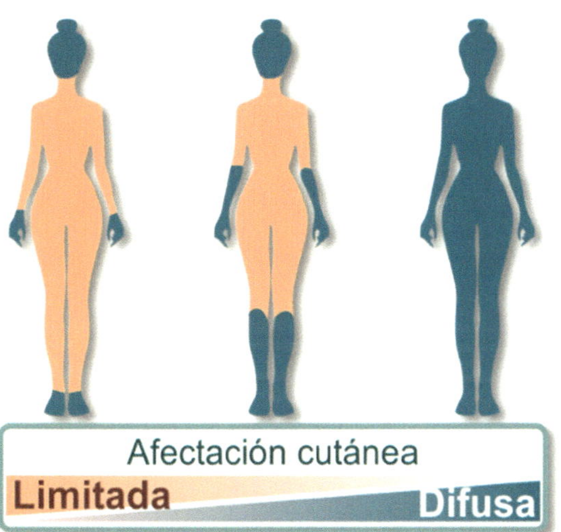
>
>
> → **Esclerodermia sin esclerodermia**: No hay afectación cutánea pero existe compromiso visceral característico y serología positiva. Puede asociar fenómeno de Raynaud.
>
> → **Solapamiento**: Combinación de la esclerodermia con otras enfermedades como las dermatomiositis, el Sjögren, el LES o la AR. Perfil de Ac mixto, frecuentemente con anti-U1RNP o anti-PM-Scl.

Órgano o sistema	Afectación
1. **Afectación constitucional** (>90%)	Astenia, fatiga (más en las formas difusas) Fiebre, febrícula pérdida de peso. Artralgias o mialgias inespecíficas.
2. **Afectación cutánea** (>95%)	– Prurito y edema en la piel afecta fases iniciales – Cambios de color de la piel (hipo e hiperpigmentación) – Pérdida del vello – Piel seca – Atrofia grasa – Úlceras y necrosis sobre articulaciones interfalángicas (micro traumas) y sobre el pulpejo de los dedos (vascular) – Telangiectasias – Calcinosis cutis – Cambios en los lechos ungueales Manos hinchadas y piel brillante Cara "afilada", telangiectasias, microstomía

Explorar la "esclerodermia": En la esclerodermia la piel se vuelve indurada, tensa y poco móvil. En la exploración buscaremos evaluar esta dureza mediante la valoración de la elasticidad y la capacidad de movilización de la piel en relación con las estructuras subyacentes. Buscamos en los dedos, dorso de la mano, antebrazo, piernas, brazos, muslos, tronco y cara. Pellizcamos la piel del paciente con nuestro índice y pulgar en cada localización para valorar si la piel es flexible o dura (Rodnan: 0=normal, 1=engrosamiento leve, 2=moderado con resistencia a la movilidad, 3= grave, piel fija a los planos profundos).

Órgano o sistema	Afectación
3. Afectación vascular (Raynaud) (85-95%)	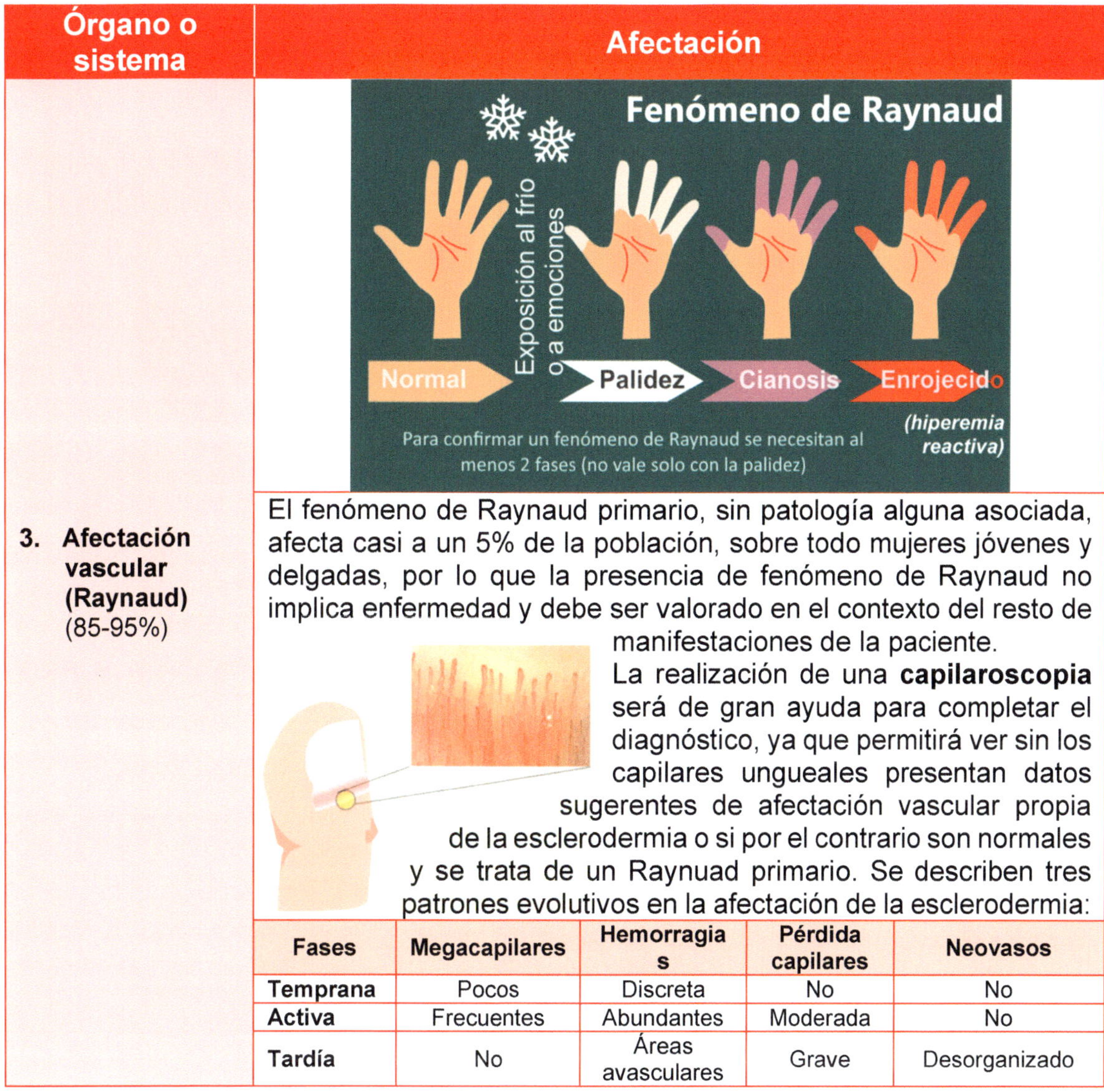 El fenómeno de Raynaud primario, sin patología alguna asociada, afecta casi a un 5% de la población, sobre todo mujeres jóvenes y delgadas, por lo que la presencia de fenómeno de Raynaud no implica enfermedad y debe ser valorado en el contexto del resto de manifestaciones de la paciente. La realización de una **capilaroscopia** será de gran ayuda para completar el diagnóstico, ya que permitirá ver sin los capilares ungueales presentan datos sugerentes de afectación vascular propia de la esclerodermia o si por el contrario son normales y se trata de un Raynuad primario. Se describen tres patrones evolutivos en la afectación de la esclerodermia:

Fases	Megacapilares	Hemorragias	Pérdida capilares	Neovasos
Temprana	Pocos	Discreta	No	No
Activa	Frecuentes	Abundantes	Moderada	No
Tardía	No	Áreas avasculares	Grave	Desorganizado

Órgano o sistema	Afectación
4. Afectación vascular (Úlceras digitales)	Las úlceras digitales se asocian con peor pronóstico. Más frecuentes de forma temprana en: – Afectación difusa – Anti Scl-70 +
5. Afectación vascular (otros)	– **Telangiectasias** mucocutáneas. – **Hipertensión arterial pulmonar**: Forma grave de afectación vascular, especialmente en las formas limitadas – **Crisis renal esclerodérmica**: Complicación grave. Se asocia con hipertensión abrupta, microangiopatía trombótica y puede llegar a requerir diálisis. – **Esctasia vascular en estómago**, estómago en sandía.
6. Afectación osteo-articular	– Artralgias – Fricción de los tendones condicionada por la afectación cutánea en dedos, muñecas, codos, rodillas y tobillos – Contractura de articulaciones grandes o pequeñas por la afectación cutánea – Tendinitis – Artritis franca (es infrecuente una verdader artritis en la esclerodermia) – Atrofia muscular, sarcopenia.

7. Afectación digestiva (en 90% de los pacientes, sintomática en el 50%)	– Dismotilidad esofágica
	  ▪ Reflujo gastroesofágico (microaspiraciones)
	  ▪ Disfagia, pirosis, ronquera, tos tras deglución.
	– Paresia gástrica
	  ▪ Saciedad precoz
	– Dismotilidad intestino delgado
	  ▪ Diarrea o estreñimiento alternante, Pseudo-obstrucción.
	  ▪ Sobrecrecimiento bacteriano

8. Afectación pulmonar (80%, muchos asintomáticos)	– Fibrosis pulmonar (más frecuente en las formas difusas) – Hipertensión pulmonar (más frecuente en las formas limitadas) – Pleuritis o derrame pleural – Neumotórax espontáneo. Bronquiectasias – Insuficiencia respiratorio por fracaso de la musculatura.
9. Afectación cardíaca	– Afectación de las coronarias (daño microvascular) – Pericadio (pericarditis, derrame pericárdico, pericarditis constrictiva)

Órgano o sistema	Afectación
(80% en necropsias)	– Alteración sistema conducción (bloqueos y taquiarritmias) – Daño cardíaco secundario a: 　▪ Hipertensión pulmonar o enfermedad pulmonar intersticial 　▪ Crisis renales 　▪ Disfunción autonómica (hipotensión ortostática)
10. Afectación renal (60-80% en necropsias)	– **Crisis renal** [10-15%, formas difusas]: 　▪ Hipertensión maligna 　▪ Fracaso renal agudo oligúrico 　▪ Proteinuria (leve), escasas células en análisis de orina 　▪ Anemia microangiopática y trombocitopenia – Hipertensión arterial – Microalbuminuria – Enfermedar renal crónica leve.

Principales diferencias entre las formas de esclerodermia

	Limitada	Difusa	Sine esclerodermia
Curso	Lento	Más agresivo y rápido, afect. visceral precoz	--
Raynaud	Precede en años al resto de clínica	Menos de 1 año entre Raynaud y resto	Puede estar presente
Capila-roscopia	Patrón típico de esclerodermia (bucles)	Patrón típico de esclerodermia (megacapilares)	Patrón que sugiere esclerodermia
Pulmonar	Hipertensión pulmonar / intersticial	Intersticial	Intersticial
Renal	Infrecuente	Crisis renal	Crisis renal
Otros	CREST, telangiectasias, gastrointestinal	Gastrointestinal Miocardio	Gastrointestinal Miocardio
Ac	Centrómero (50-60%) PM-Scl, Scl-70 (5-10%)	RNA polim. (12-15%) Scl-70 (30%)	Centrómero, Anti RNA polim, Scl-70

Afectación	Limitada < 3 años evolución	Difusa < 3 años evolución	Limitada > 3 años evolución	Difusa > 3 años evolución
General	Ninguna	Fatiga y ↓ de peso	Ninguna	Mínimo, ganancia de peso
Vascular	Raynaud grave, telangiectasias	Raynaud (ligero)	Persiste Raynaud, úlceras digitales	Raynaud grave, telangiectasias
Cutáneo	Esclerosis ligera, respeta tronco	Progresión rápida	Estable, calcinosis, afectación cara	Estable o en regresión
Musculo-esquelético	Rigidez articular	Artralgias, rigidez, mialgias, debilidad	Contracturas en flexión manos, pies	Contractura, deformidades
Gastro-intestinal	Disfagia y pirosis		Síntomas más graves, afectación intestinal y ano-rectal más frecuente	
Cardio-pulmonar	Sin afectación	Riesgo miocarditis, afect intersticial pulmonar	Fibrosis pulmonar. Riesgo de HTP	Progresión de afectación previa
Renal	Sin afectación	Máximo riesgo de crisis renal <5 años	Infrecuente	Crisis renal infrecuente tras > 5 años

Criterios clasificatorios

Los criterios ACR/EULAR 2013 permiten clasificar la enfermedad asignando puntuación a diferentes hallazgos clínicos y serológicos. Se requiere una puntuación total de al menos 9 para clasificar como esclerosis sistémica.

Ítem	Detalle			Pts.
Engrosamiento de la piel de los dedos de ambas manos que se extiende proximal a las articulaciones MCF				9
Engrosamiento de la piel de los dedos *(solo se cuenta la puntuación más alta)*	▪ Dedos hinchados			2
	▪ Esclerodactilia en las manos (distal a las MCF, pero proximal a las articulaciones interfalángicas proximales)			4
Lesiones en la punta de los dedos *(solo se cuenta la puntuación más alta)*	▪ Úlceras en pulpejos de los dedos			2
	▪ Cicatrices puntiformes en la punta de los dedos			3
Telangiectasia				2
Anomalías de los capilares del pliegue ungueal				2
Hipertensión en la arteria pulmonar y/o enfermedad pulmonar intersticial *(la puntuación máxima es 2)*	▪ Hipertensión en la arteria pulmonar			2
	▪ Enfermedad pulmonar intersticial			2
Fenómeno de Raynaud				3
Autoanticuerpos relacionados con la Esclerosis Sistémica *(la puntuación máxima es 3)*	Anti-centrómero	Scl-70 topoisomerasa I	ARN polimerasa III	3

Anticuerpos relacionados con la esclerodermia

Ac	Tinción	Positivo	Asocia con	Afectación
Scl-70 (Topoisomerasa 1)	Nuclear, granular o moteado	10-40%	Difusa	Fibrosis pulmonar, poco probable HTP aislada
Centrómero	Centromérico	15-40%	Limitada	HTP y esofágica
RNA polimerasa III	Nucleolar punteado fino	4 -25%	Difusa	Cutánea y renal Malignidad
PM Scl-100	Homogéneo	<5%	Solapamiento	Esclerodermia + Polimiositis
Ku	Granular fino	<5%	Solapamiento	

Diagnóstico diferencial

Debe distinguirse de las otras enfermedades del tejido conectivo como el lupus o la dermatomiositis, u otras causas de enfermedad pulmonar intersticial, hipertensión pulmonar o fenómeno de Raynaud. La afectación cutánea (salvo en la forma sine esclerodermia), la presencia de anticuerpos específicos y la capilaroscopia ayudan a establecer el diagnóstico.

Pronóstico

El pronóstico depende del subtipo clínico y de la afectación visceral. Son factores de mal pronóstico: la presencia de anti-Scl-70, las úlceras digitales, la afectación pulmonar o renal y la edad avanzada al diagnóstico. La mortalidad se ha reducido en las últimas décadas, pero sigue siendo elevada o en difusa o con:

- Fibrosis pulmonar progresiva
- Hipertensión arterial pulmonar
- Afectación cardíaca
- Crisis renal (*aunque la incidencia y gravedad de esta ha disminuido con el uso de fármaco inhibidores de la enzima conversión de angiotensina, de una supervivencia al año del 15% a una del 85% en la actualidad*)

En el seguimiento de estos pacientes se realizarán de forma programadas estudios enfocados a detectar de forma precoz las complicaciones más frecuentes. Así se realizarán **ecocardiograma** anuales o bianuales para detectar hipertensión pulmonar, o **pruebas de función respiratoria incluyendo difusión de carbónico** para detectar de forma precoz la sospecha de enfermedad intersticial pulmonar que se confirmará con pruebas de imagen como la tomografía axial computarizada. En el caso de la afectación cardíaca se realizará periódicamente **ECG**, determinación del **NT-proBNP** (para valorar insuficiencia cardíaca) o de troponina en caso de sospecha de daño miocárdico.

Tratamiento

No existe tratamiento curativo. El abordaje debe ser multidisciplinar y personalizado de acuerdo con:

- **Tipo de esclerodermia** (limitada, difusa, sine esclerodermia)
- **Órganos afectos y gravedad** de la afectación en cada órgano

De esta forma se establecen **dos dianas de tratamiento**:

1. La propia **enfermedad** (tratamiento inmunosupresor)
2. Tratamiento sintomático de la **afectación visceral** asociada (ej: reflujo gastroesofágico, la hipertensión arterial, fenómeno de Raynaud,)

Una máxima en el tratamiento de la esclerodermia es que "debe iniciarse lo antes posible en el curso de la enfermedad para ralentizar su progresión antes de que ocurra más daño." Por último no se puede olvidar el prevenir y tratar los trastornos concomitantes relacionados con el tratamiento.

A continuación se muestran algoritmos diagnósticos para las principales afectaciones de la esclerodermia con los tratamientos recomendados inicialmente (en negrita) y las alternativas en caso de falta de respuesta.

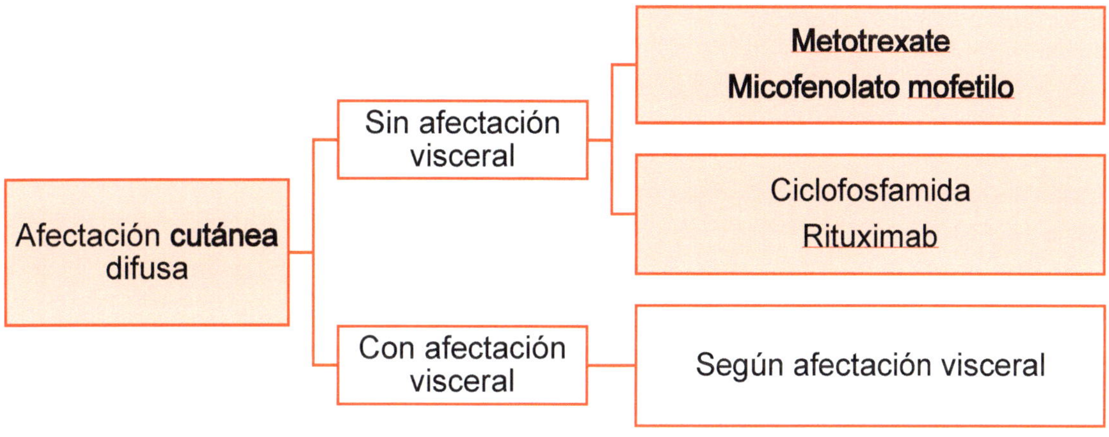

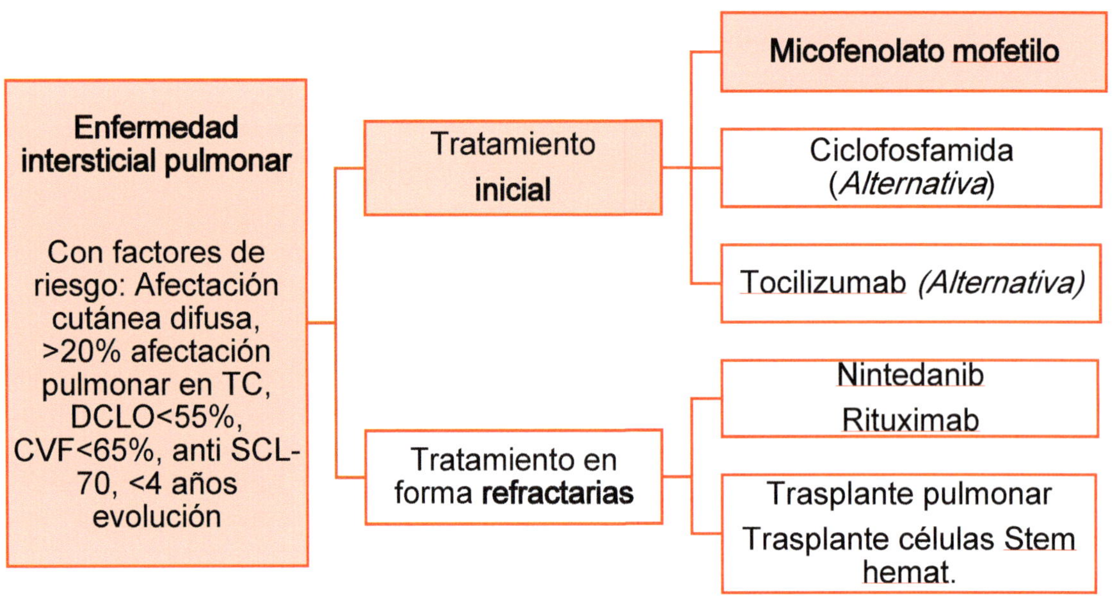

El nintedanib se usa para tratar la fibrosis pulmonar (enfermedad pulmonar intersticial). Este medicamento bloquea las vías biológicas que llevan a la fibrosis (engrosamiento o cicatrización del tejido) y no reduce la resistencia del sistema inmunitario del organismo.

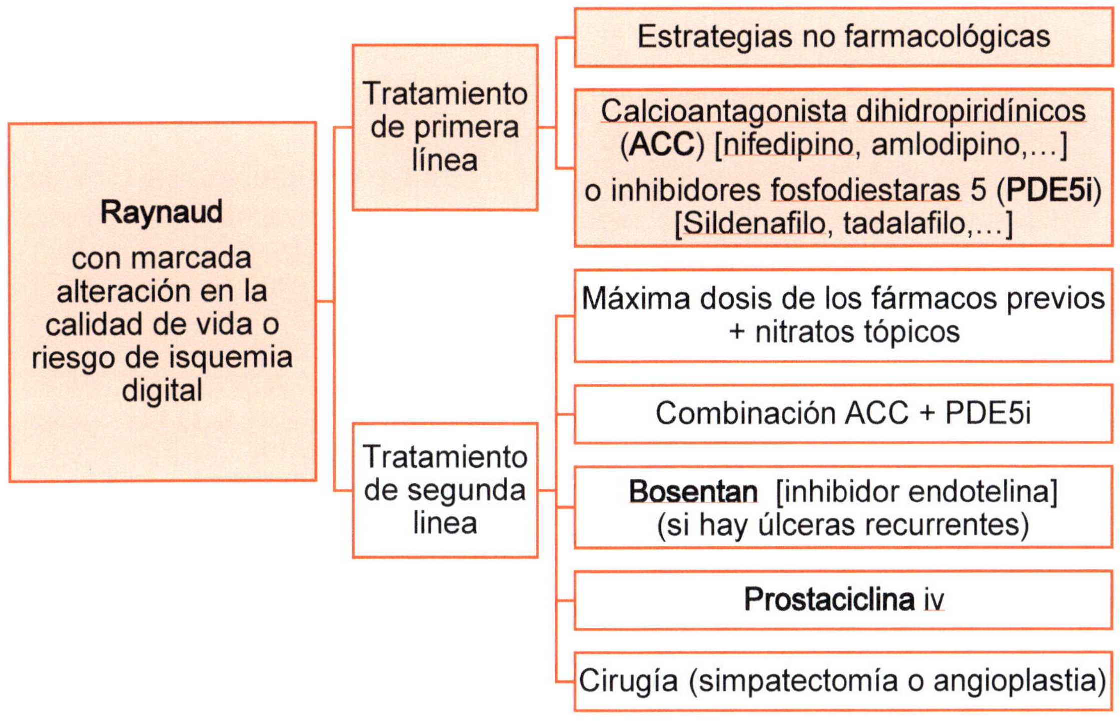

El tratamiento no farmacológico resulta esencial para un manejo eficaz del síndrome de Raynaud. Este comienza por la educación del paciente acerca de las causas y sigue por involucrarle en una estrategia clara con el fin de evitar desencadenantes de los episodios mediante cambios en el estilo de vida.

1. La prevención principal y más importante es evitar las bajas temperaturas ambientales, en particular la transición rápida de un entorno cálido o muy caliente a uno frío. Una temperatura ambiente cálida reduce la frecuencia y la gravedad del FR primario y del secundario.
2. La vestimenta debe tener varias capas de ropa holgada para mantener una temperatura corporal central cálida y no solo el calor en las extremidades

afectadas. Los pacientes con un episodio isquémico agudo se tratan mejor con reposo en un entorno cálido (en casa o en el hospital), aislado de las bajas temperaturas.

3. Otros tratamientos posibles consisten en reducir al mínimo la angustia emocional (disminución del tono simpático)

4. y evitar los factores agravantes, como el consumo de **tabaco**, los fármacos simpaticomiméticos (p. ej., preparados para el trastorno del déficit de atención), los fármacos para la migraña (p. ej., agonistas de la serotonina) y los β-bloqueantes no selectivos (p. ej., propranolol).

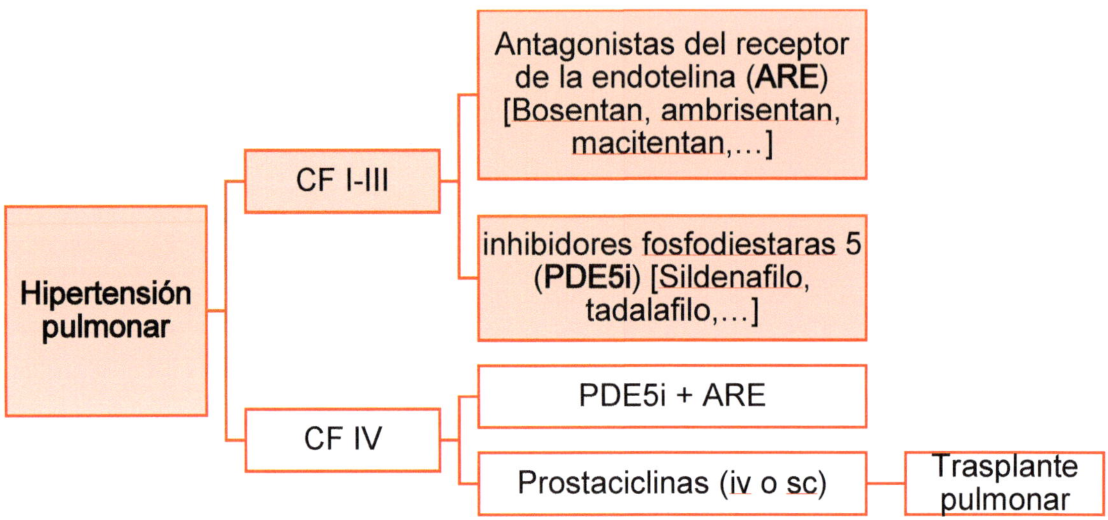

En casos graves y refractarios se valora el **trasplante mieloablativo** o **no mieloablativo de células Stem hematopoyéticas**. Las revisiones sistemáticas muestras que esta terapia consigue una mejoría de la supervivencia libre de eventos y de la reducción del grosor de la piel en comparación con la ciclofosfamida. También hay una evidencia baja de que estas modalidades de trasplante mejoran la función física. Sin embargo hay que tener en cuenta que este tipo de trasplante se asocia con eventos adversos graves, por lo que se hace necesario considerar de forma cuidadosa la relación entre riesgo y beneficio en las personas que consideren para este tratamiento.

Recuerda

- → La esclerosis sistémica es una enfermedad autoinmune sistémica caracterizada por vasculopatía y fibrosis de la piel y órganos internos.
- → La afectación cutánea y la vascular son casi universales en la enfermedad.
- → La afectación digestiva y la pulmonar son muy frecuentes, pero en muchos casos serán subclínicas.
- → El fenómeno de Raynaud es un signo temprano muy frecuente. La capilaroscopia es útil para la valoración del Raynaud y establecer su etiología.
- → El subtipo cutáneo (limitada vs difusa) orienta el pronóstico y la estrategia terapéutica.
- → La afectación pulmonar y renal son las principales causas de mortalidad.
- → El tratamiento es individualizado e incluye inmunosupresión dirigida a la propia enfermedad y manejo específico de los distintos órganos afectados (el abordaje está dirigido por la afectación visceral).
- → En el seguimiento de estos pacientes hay que establecer una estrategia de cribado a la búsqueda de la detección temprana de la afectación pulmonar (hipertensión o intersticial), gastrointestinal o renal.

3. Dermatomiositis y miopatías inflamatorias

 ¿Qué sabes de las dermatomiositis y miopatías inflamatorias?

→ ¿Qué síntomas musculares son más característicos en las miopatías inflamatorias? ¿Son frecuentes las mialgias? ¿Están los grupos musculares afectados tumefactos, aumentados de temperatura y la piel que los recubre está enrojecida?

→ ¿Cómo se manifiesta la debilidad muscular en estos pacientes?

→ ¿Qué importancia tienen los autoanticuerpos? ¿Son útiles solo para el diagnóstico de las miopatías inflamatorias o nos ayudan de alguna otra forma?

→ ¿Por qué se asocian algunas formas de miositis con enfermedades pulmonares o con cáncer? ¿Qué marca el pronóstico en esto casos, la afectación muscular, la neoplasia o la afectación intersticial pulmonar?

→ ¿Qué implicaciones tiene el tratamiento precoz en el pronóstico funcional del paciente?

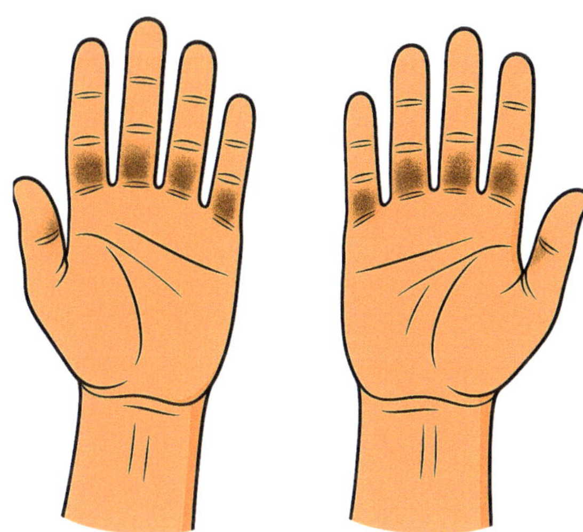

Introducción

Las miopatías inflamatorias idiopáticas constituyen un grupo heterogéneo de enfermedades musculares adquiridas de origen autoinmune. Se caracterizan por debilidad muscular proximal, inflamación del tejido muscular esquelético y, en muchos casos, por afectación de otros órganos como la piel, los pulmones o el esófago. Dentro de este grupo se incluyen varias entidades:

> - **Dermatomiositis:** miopatía con lesiones cutáneas características
> - **Polimiositis:** miopatías sin lesiones cutáneas
>   - **Síndrome antisintetasa:** tipo específico de polimiositis, asociada a una familia concreta de Ac y con afectación cutánea en manos y enfermedad pulmonar intersticial.
> - **Miopatía necrotizante inmunomediada**: descrita en 1991, con una anatomía patológica totalmente distinta a la de las otras miopatías (asocia necrosis). Se asociado con la toma de estatinas.
> - **Miositis por cuerpos de inclusión**: descrita en 1978. En esta forma también la anatomía patológica es clave al describirse la presencia de cuerpos de inclusión. La presentación clínica es diferente al resto (no es una debilidad de cinturas prototípica)
> - **Miositis inespecíficas**: no se ajustarían a ninguno de los patrones previos

Aunque son enfermedades poco frecuentes, es necesario ser capaz de sospecharlas en pacientes con debilidad muscular proximal, lesiones cutáneas características o manifestaciones sistémicas propias de las polimiositis (como la enfermedad pulmonar intersticial). Con ello se podrá alcanzar un diagnóstico precoz con su consiguiente inicio temprano del tratamiento, intentado con ello evitar una discapacidad funcional significativa y complicaciones potencialmente graves que pueden llevar incluso al fallecimiento del paciente.

Epidemiología

Las miopatías inflamatorias son poco frecuentes. La incidencia se estima en aproximadamente 2 casos por cada 100.000 habitantes/año, con una prevalencia de 5-22 casos por 100.000 habitantes. Afectan más frecuentemente a mujeres (relación mujer: hombre de 2:1), y su aparición se da con mayor frecuencia entre los 40 y 50 años.

Etiología

Como en la gran mayoría de las enfermedades autoinmunes, la etiopatogenia de las miopatías inflamatorias es compleja y pobremente comprendida. Se acepta que existe una base autoinmune (muchas de las formas de miositis tienen Ac propios), pero mediada por diferentes mecanismos según el subtipo de enfermedad. Así en la dermatomiositis se ha implicado la sobreexpresión de interferón tipo I o en las polimiositis se aprecia un predominio de linfocitos T CD8+ que infiltran las fibras musculares. En la miopatía necrotizante inmunomediada se ha descrito una activación del complemento con expresión aberrante de HLA tipo 1 en fibras musculares. Por último, la miositis por cuerpos de inclusión se considera una enfermedad con un componente mixto; degenerativo e inflamatorio, de evolución más lenta y pobre respuesta al tratamiento inmunosupresor.

Presentación clínica

La **debilidad muscular** de predominio proximal es el síntoma cardinal en la mayoría de los casos, apareciendo de forma simétrica y subaguda, con progresión a lo largo de semanas o meses. Se afectan especialmente músculos como los deltoides, flexores del cuello y de las caderas. La atrofia muscular no suele ser evidente en fases iniciales [ver capítulo "Diagnóstico diferencial de la debilidad muscular (miopatías inflamatorias)"]. Existen formas "amiopáticas", especialmente en dermatomiositis, en las que hay manifestaciones cutáneas y sistémicas sin afectación muscular aparente.

Órgano o sistema	Afectación
1. Debilidad muscular (>90%)	De predominio **PROXIMAL** (deltoides, flexores de la cadera, flexores cuello), **SIMÉTRICA**, de evolución **SUBAGUDA** (deterioro progresivo en meses) y "sin" **ATROFIA** muscular (solo es visible ya en casos muy evolucionados)
2. Dermatomiositis (<50%) Un 10-20% de formas cutáneas son amiopáticas	**Pápulas** (dorso dedos) **y signo** (codos, rodillas) **de Gottron** (pápulas violáceas y descamativas sobre las articulaciones) *En MDA5: Gottron inverso (en vez de en dorso en palmas y con úlceras sobre las pápulas)*
	Eritema en heliotropo (Erupción eritematosa a violácea en los párpados superiores, a veces acompañada de edema palpebral) **Eritema facial** (afecta pliegue naso labial- diferencia con LES)
	Poiquilodermia en zonas foto expuestas (hiper e hipopigmentación, telangiectasias) **Signo del mantón** (parte alta de la espalda) **Signo de la V** (escote)
	Signo del "Holster" [endurecimiento de la cara externa del muslo] Alteraciones periungueales (esclerodérmicas) Calcinosis cutis (en formas juveniles).

Órgano o sistema	Afectación
	*** en **anti-sintetasa**: manos de mecánico (imagen al inicio del capítulo), como si estuvieran manchadas de aceite. *** en **MDA5**: alopecia, úlceras orales y cutáneas sobre las pápulas de Gottron (Gottron inverso). [amiopática]
3. **Afectación pulmonar** (30-40%)	Encontramos **enfermedad intersticial pulmonar** en varias entidades destacando: ▪ Síndrome anti-sintetasa. Se caracteriza por asociar **ARTRITIS** no erosiva, **MANOS** de **MECÁNICO**, **RAYNAUD** y **MIOSITIS**. Tiene Ac específicos ▪ Presencia de Ac MDA-5. Afectación pulmonar intersticial de pronóstico muy grave. *** En cualquiera de las 2 la coexistencia de los Ac antisintetasa o anti MDA5 con **anti-Ro** establece un pronóstico más grave. *** a la afectación pulmonar se le puede asociar debilidad muscular de la pared torácica y del diafragma por la miositis.
4. **Afectación digestiva**	Esofágica, con disfagia. En 1 de cada 3 pacientes hay afectación por debilidad en orofaringe y tercio superior del esófago.
5. **Afectación cardíaca**	Afectación subclínica en muchas ocasiones, con miocarditis.
6. **Asociación con neoplasias**	Sobre todo en relación con la presencia de Ac anti-TIF1 Se asocia más frecuentemente a neoplasias gástrica e intestinales

En la historia clínica de los pacientes con polimiositis hay que buscar proactivamente la presencia de disfagia o tos para descartar formas paucisintomáticas de afectación sistémica.

Diagnóstico

Para confirmar el diagnóstico de sospecha de una miopatía inflamatoria se realizan pruebas complementarias como análisis (enzimas musculares: creatina-kinasa, aldolasa, transaminasas, lactato deshidrogenasa), estudios electrofisiológicos, resonancia magnética o biopsia muscular (no son los mismos hallazgos en la dermatomiositis que en la polimiositis), o en el caso de la dermatomiositis cutánea [ver capítulo "Diagnóstico diferencial de la debilidad muscular (miopatías inflamatorias)"].

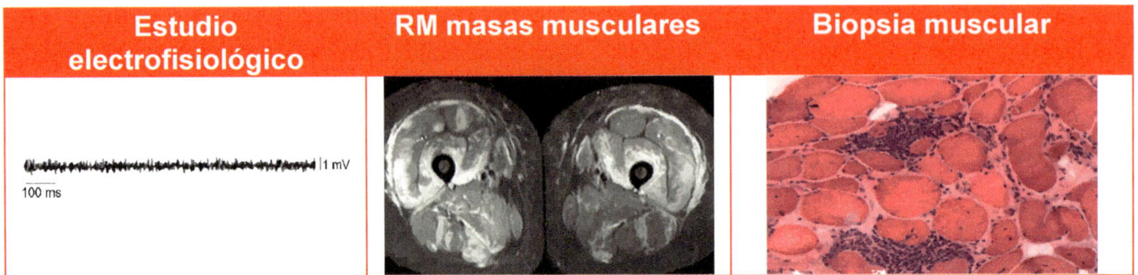

La ecografía muscular puede ser una herramienta diagnóstica útil en un futuro próximo, aunque aún no está estandarizado su uso y podría ser difícil su interpretación en grupos musculares profundos.

Una herramienta clave en el diagnóstico de las miopatías inflamatorias es el uso de los Ac. Se han establecido dos grupos de Ac, los que son específicos de las miositis y los asociados con la miositis:

- **Específicos**: Frente a aminoacil-tRNA sintetasa o antisintetasa, anti-Mi-2, anti MDA5 (CADM-140), anti TIF1 gamma (p155/p140) o anti-SRP
- **Asociados**: ANA, anti-Ro/SSA, anti-Pm-Scl, anti Ku, anti-ribonucleoproteínas (U1-RNP y U3-RNP)

Su presencia no solo ayuda a establecer el diagnóstico de la enfermedad sino que permite establecer distintos perfiles pronósticos o **fenotipos**, ya que la presencia de unos u otros anticuerpos permite establecer el riesgo de complicaciones como las neoplasias (anti TIF1 gamma), la enfermedad intersticial pulmonar (anti MDA-5, familia de los antisintetasa ± anti Ro), la presencia de afectación dermatológica típica (anti Mi-2), las formas de miopatía necrotizante (anti-HMGCR o anti SRP) o la presencia de síndromes de solapamiento (Anti Pm-Scl), enfermedad mixta del tejido conectivo (anti U1-RNP).

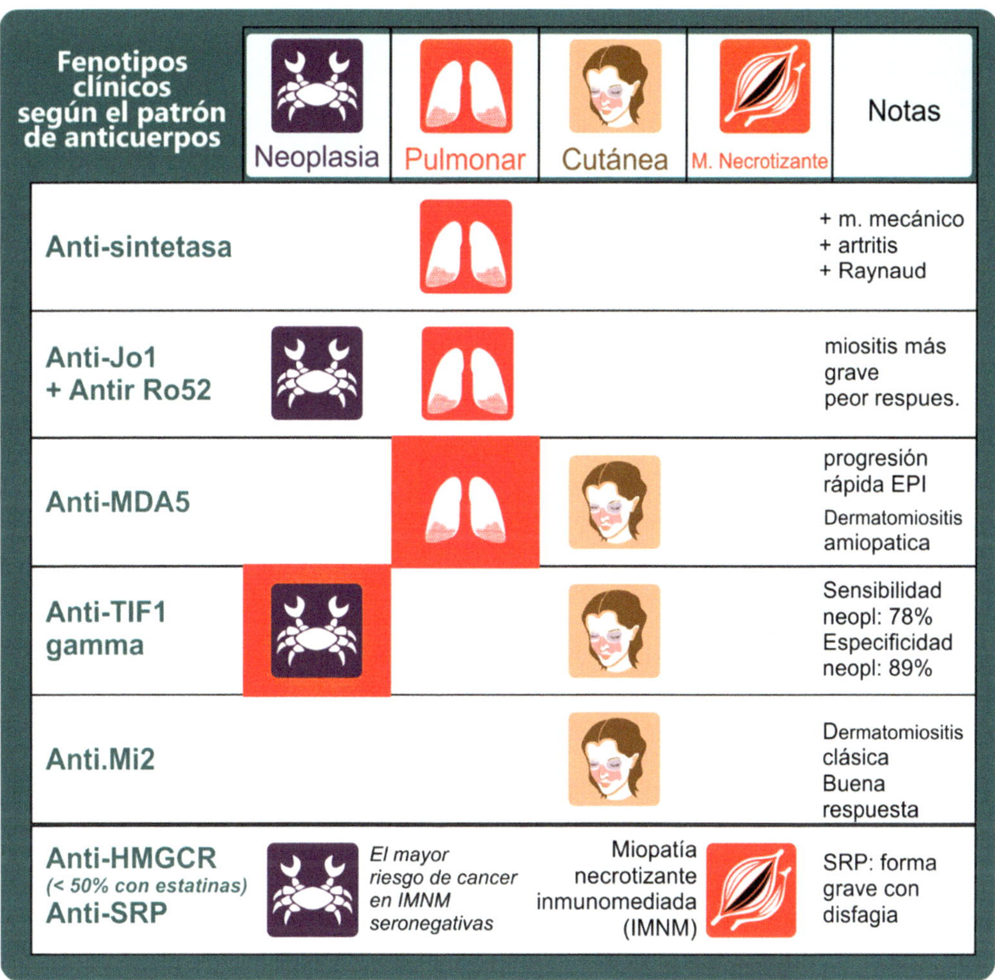

La recurrente asociación de las estatinas y la patología muscular

Las estatinas son unos fármacos ampliamente utilizados ya que son la primera opción para el control de las cifras de colesterol en la población general. Uno de sus efectos adversos más conocidos es la afectación muscular. En esta afectación, la miopatía necrotizante inmunológica es la forma más grave, pero también la más infrecuente.

Cuatro son los escenarios principales en los que las estatinas se relacionan con daño o clínica muscular:

a) **Mialgia** con elevación leve de las enzimas musculares (< 5 veces límite superior normalidad).
b) **Rabdomiolisis** con elevación grave de enzimas musculares y mioglobinuria.
c) **Miopatía tóxica autolimitada** (no inmunomediada) [con debilidad, no sólo mialgia y elevación de enzimas como en las 2 anteriores]
d) **Miopatía necrotizante inmunomediada** [debilidad muscular, elevación de enzimas, necrosis en la biopsia muscular y Ac positivos].

En los 2 primeros casos, la suspensión de las estatinas mejora los síntomas. En los 2 últimos esto no ocurre así. En la forma autolimitada, con el tiempo, hay una regeneración y vuelta a la normalidad del músculo sin tratamiento, pero en la forma inmunomediada se necesitará tratamiento específico con inmunosupresores (AZA, MTX, rituximab, Ig iv).

La prevalencia de la forma inmunomediada es realmente baja, ya que aparece en 2-3 pacientes de cada 100.000 pacientes tratados con estatinas. Además, no todos los pacientes con miopatía necrotizante inmunomediada han tomado estatinas. Hay formas en niños sin estatinas y en las series de adultos entre un cuarto o la mitad no han tomado estatinas.

Características	Cuerpos de inclusión	Polimiositis
Sexo	Más en hombres	Más en mujeres
Edad	Raro en < 50 años	40-60
Comienzo	Insidioso	Subagudo (agudo)
Curso	Progresión muy lenta	Progresión más rápida
Debilidad	Asimétrica, flexor dedos	Simétrica, cinturas
Enzimas musculares	< 10 veces	> 10 veces
Electromiograma	Miopático, mezcla neuropático	Miopático
Biopsia	Inclusiones	Inflamación, necrosis
Respuesta al tratan.	Pobre	Suele responder

Diagnóstico diferencial

Debe considerarse ante cualquier paciente con debilidad muscular proximal de instauración subaguda. La presencia de lesiones cutáneas típicas, de un patrón de debilidad proximal y simétrico o de Ac específicos será clave para ayudarnos a descartar otras entidades. Por el contario la presencia de dolor muscular, patrones asimétricos, atrofia muscular, historia familiar de miopatías o presencia de datos sugerentes de neuropatía (alteración de reflejos, atrofia, mioclonías) obligan a considerar otros diagnósticos. Algunos diagnósticos para descartar serían:

- Miopatías por estatinas (Ver cuadro previo)
- Miopatías por glucocorticoides *(Este diagnóstico diferencial es especialmente difícil, porque en muchos casos, los glucocorticoides serán utilizados inicialmente para el tratamiento de una forma inflamatoria, pero pueden terminar siendo la causa de la falta de respuesta al asociar una miopatía esteroidea. En esto casos la prueba de la retirada de los glucocorticoides será imprescindible para el diagnóstico)*
- Hipotiroidismo
- Miastenia gravis
- Distrofias musculares o miotónicas hereditarias
- Miopatías metabólicas hereditarias
- Miopatías infecciosas (virales o bacterianas)

Criterios clasificatorios

Clásicamente se utilizaban los criterios publicados en 1975 por Bohan and Peter que incluían 5 ítems:

- Debilidad muscular proximal y simétrica
- Elevación de enzimas musculares
- Lesiones cutáneas típicas de dermatomiositis
- Patrón electromiográfico compatible
- Biopsia compatible.

En 2017 EULAR publicó unos nuevos criterios clasificatorios que establecen una probabilidad diagnóstica entre las distintas entidades de miopatías inflamatorias (posible, probable o definitiva). En estos criterios se incluyen los Ac anti Jo1. En los pacientes con lesiones cutáneas características de dermatomiositis, como el eritema en heliotropo o el Gottron, no sería necesario realizar una biopsia cutánea confirmatoria si hay datos ciertos de miopatía asociados (debilidad, imagen compatible en resonancia magnética). En caso de no haber afectación muscular se recomienda biopsia cutánea en estos casos.

Pronóstico

El pronóstico depende del subtipo y de la afectación sistémica. Son factores asociados a peor evolución:

- Debilidad intensa al inicio
- Presencia de disfagia
- Afectación respiratoria (debilidad músculos respiratorios o enfermedad intersticial pulmonar) o cardíaca
- Neoplasias asociadas
- Retraso >6 meses en el inicio del tratamiento tras el inicio de los síntomas.

El síndrome antisintetasa con enfermedad intersticial rápidamente progresiva y la dermatomiositis con anti-MDA5 son de particular mal pronóstico si no se identifican precozmente. La asociación con anti-Ro hace que el pronóstico sea aún más grave con mortalidad a los 6 meses superior al 50% de los casos.

Tratamiento

Los objetivos del tratamiento son:

I.   Mejorar la fuerza muscular
II.   Evitar el desarrollo de manifestaciones extra musculares
III. Resolución de la afectación cutánea (en dermatomiositis)

La principal opción terapéutica en las miopatías inflamatorias sigue siendo los glucocorticoides sistémicos. Consiguen una respuesta inicial de la afectación muscular en el 60-80% de los casos. Se iniciaría con bolos de metilprednisolona y un descenso progresivo en pocos meses para alcanzar dosis de mantenimiento de 2,5 a 5 mg de prednisona o equivalente diarios.

Para "ahorrar" glucocorticoides se han utilizado otros inmunosupresores como la azatioprina, el metotrexato o los calcineurínicos, sobre todo en presentaciones más graves o cuando hay falta de respuesta al tratamiento.

Las inmunoglobulinas son usadas para facilitar la respuesta al tratamiento inmunosupresor pautado. Se suelen reservar para casos graves con disfagia o debilidad muscular muy grave.

La hidroxicloroquina podría ser útil para la afectación cutánea pero no para la muscular.

En el caso de la enfermedad intersticial pulmonar asociada con anti-MDA-5 y dada su gravedad, como inducción se propone una triple terapia que incluye bolos de metilprednisolona, ciclofosfamida y calcineurínicos. En casos refractarios se han ensayado la plasmaféresis, rituximab, tocilizumab e inhibidores de JAK.

Además del tratamiento inmunomodulador se debe programar tratamiento de soporte con fisioterapia, rehabilitación y medidas para prevenir osteoporosis e infecciones.

En caso de mala respuesta al tratamiento, se debe reconsiderar el diagnóstico y descartar otras entidades como la miopatía por cuerpos de inclusión, las neoplasias o las distrofias musculares.

En el caso de haber tenido buena respuesta inicial al tratamiento con glucocorticoides y presentar posteriormente un deterioro de esta respuesta, hay que considerar la posibilidad de una miopatía esteroidea.

Recuerda

→ Las miopatías inflamatorias idiopáticas son enfermedades autoinmunes poco frecuentes pero potencialmente graves si no se tratan.

→ La debilidad muscular proximal, simétrica y subaguda es el signo clínico cardinal.

→ Existen subtipos con características propias (dermatomiositis, miopatía inflamatoria necrotizante, síndrome antisintetasa) que determinan su evolución.

→ La presencia de autoanticuerpos es útil para el diagnóstico, clasificación (fenotipos) y pronóstico (neoplasia o no, enfermedad pulmonar o no).

→ El tratamiento precoz con corticoides e inmunosupresores mejora los resultados funcionales y reduce complicaciones sistémicas.

4. Enfermedad mixta del tejido conectivo y síndromes de superposición o solapamiento

<table>
<tr><td></td><td>¿Qué sabes de la enfermedad mixta del tejido conectivo?</td></tr>
<tr><td colspan="2">

→ Enfermedad mixta, superposición, solapamiento ¿no son todos sinónimos?

→ ¿Qué diferencia a una enfermedad mixta del tejido conectivo de un paciente donde tenemos a la vez datos propios de lupus eritematoso y de esclerodermia?

→ ¿Cuáles son los anticuerpos característicos de la enfermedad mixta del tejido conectivo?

→ ¿Tiene la enfermedad mixta del tejido conectivo algún tipo de tratamiento específico?

</td></tr>
</table>

Introducción

La enfermedad mixta del tejido conectivo (EMTC) y los síndromes de solapamiento o superposición hacen referencia a entidades en las que se combinan manifestaciones clínicas de varias enfermedades autoinmunes sistémicas. Sin embargo, no pueden considerarse sinónimos ya que la EMTC es una entidad bien definida mientras que los síndromes de solapamiento o superposición consisten en la concurrencia de más de una enfermedad autoinmune en el mismo paciente.

La EMTC tiene unos criterios diagnósticos establecidos y un perfil serológico característico con la presencia de Ac antirribonucleoproteína U1 (anti-U1-RNP). En los síndromes de solapamiento coexisten signos o criterios propios de las distintas enfermedades del tejido conectivo (como lupus eritematoso sistémico, esclerosis sistémica, polimiositis o artritis reumatoide), sin un patrón serológico unificador.

La distinción entre ambas situaciones tiene implicaciones clínicas, pronósticas y terapéuticas.

Factores diferenciales	Enfermedad mixta del tejido conectivo	Síndromes de solapamiento
Ac característico	Anti-U1-RNP (títulos altos)	Depende de la enfermedad (puede haber ANA, anti-Sm, anti-Scl70, anti Jo1- anti CCP, etc.)
Entidades implicadas	Lupus eritematoso + esclerosis sistémica + polimiositis ± AR	Coexistencia de distintas combinaciones de conectivopatías (LES + esclerodermia o LES+AR: Rupus, Sjögren o antifosfolipídico con cualquier otro, etc.)
Presentación clínica típica	Raynaud, manos hinchadas, artritis, miositis (50%), afectación esofágica, pulmonar (80%) o pericarditis (40%)	Depende de las enfermedades implicadas
Criterios clínicos definidos	Existen varios grupos de criterios clasificatorios	Cumplen simultáneamente criterios de 2 o más EAS
Pronóstico	Suele ser menos grave	Depende de las conectivopatías

Criterios clasificatorios

Uno de los criterios clasificatorios más aceptados son los de Alarcón-Segovia:

- Presencia de Ac anti-U1-RNP a títulos altos (criterio obligatorio)
- ≥ 3 de 5 criterios clínicos (la combinación de los 3 primeros necesita 1 más):
    - Edema de manos
    - Fenómeno de Raynaud
    - Enfermedad esclerodermiforme (esclerodactilia)
    - Artritis/Sinovitis
    - Miositis

Los criterios de Kasukawa (1987) también se utilizan y agrupan los signos clínicos en tres grupos (LES-like, esclerodermia-like, polimiositis-like), además de la presencia de anti-U1-RNP, requiriendo al menos un signo de cada grupo.

Tratamiento

No existe un tratamiento universal para todos los pacientes con EMTC. Debe individualizarse según el órgano afectado. El tratamiento depende de las manifestaciones clínicas predominantes (ver capítulos anteriores):

- Manifestaciones articulares leves: AINE o antipalúdicos (hidroxicloroquina).
- Fenómeno de Raynaud: calcio antagonistas y otros vasodilatadores.
- Miositis o afectación pulmonar intersticial: corticoides sistémicos o inmunosupresores.
- Casos graves o resistentes: se puede considerar el uso inmunosupresores, bolos de glucocorticoides o fármacos biológicos como rituximab.

Recuerda

→ La EMTC se distingue de los síndromes de solapamiento o superposición por su perfil serológico (anti-U1-RNP) y por criterios diagnósticos específicos.

→ Es una conectivopatía con características de
  - Lupus eritematoso sistémico
  - Esclerosis sistémica
  - Polimiositis.

→ El diagnóstico requiere títulos altos de anti-U1-RNP y síntomas combinados de varias enfermedades.

→ El tratamiento debe adaptarse a la afectación clínica predominante.

→ El pronóstico suele ser más favorable que el de otras enfermedades autoinmunes sistémicas cuando se detecta y trata precozmente.

5. Síndrome de Sjögren

<table>
<tr>
<td></td>
<td>¿Qué sabes del síndrome seco o síndrome de Sjögren?</td>
</tr>
</table>

→ ¿Por qué se llama síndrome seco?

→ ¿Cómo se diferencian las formas primarias y secundarias del síndrome de Sjögren?

→ ¿Qué papel tienen la biopsia de glándula salival menor o los anticuerpos específicos en el diagnóstico?

→ ¿Cuál es el tratamiento de la xerostomía y la xeroftalmía? ¿Son útiles los inmunosupresores para su tratamiento?

→ ¿Por qué se realiza un seguimiento de los pacientes a la búsqueda de la detección precoz de linfomas o gammapatías monoclonales?

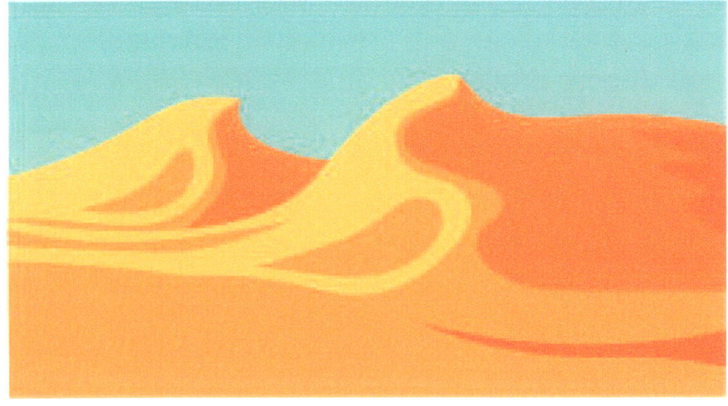

Henrik Samuel Conrad Sjögren (1899-1986) fue un oftalmólogo sueco.

En 1933, Sjögren publicó su tesis doctoral titulada *El conocimiento de la queratoconjuntivitis*, en la que describió los síntomas de 19 pacientes, muchos de los cuales presentaban también artritis. Fue el primero en plantear que la sequedad ocular y bucal podía estar relacionada con una enfermedad sistémica autoinmune.

Introducción

El síndrome de Sjögren es una enfermedad autoinmune sistémica caracterizada por una inflamación crónica de las glándulas exocrinas, especialmente las salivales y lagrimales, que produce una disfunción glandular progresiva. Clínicamente, se manifiesta como sequedad ocular (xeroftalmía), bucal (xerostomía), nasal o ginecológica. Además puede asociar una gran variedad de manifestaciones extra glandulares. Puede ser una entidad aislada (Sjögren primario) o asociarse a otras enfermedades autoinmunes sistémicas, especialmente la artritis reumatoide, el lupus eritematoso sistémico y la esclerodermia (Sjögren secundario).

Se trata de una enfermedad con diagnóstico complejo, evolución lenta y, en algunos casos, riesgo de complicaciones graves como el linfoma B de células marginales o las gammapatías monoclonales.

Epidemiología

El síndrome de Sjögren es una enfermedad relativamente frecuente dentro de las enfermedades autoinmunes sistémicas con una prevalencia estimada entre 0,1 y 0,6% de la población general. Afecta predominantemente a mujeres (9:1) y el pico de edad al diagnóstico está entre los 40 y 60 años. Las formas primarias representan aproximadamente dos tercios de los casos.

Etiología

La etiología del síndrome de Sjögren es multifactorial, resultado de la interacción entre factores genéticos, hormonales y ambientales que desencadenan una respuesta inmunitaria anómala, con infiltración linfocitaria crónica de las glándulas exocrinas.

El rol de la autoinmunidad queda demostrado ya que se han identificado anticuerpos específicos dirigidos contra antígenos nucleares (anti-Ro/SSA y anti-

La/SSB). Se ha postulado el papel de infecciones virales como virus de Epstein Barr o la hepatitis por virus C como desencadenantes de la autoinmunidad en personas predispuestas.

Se produciría una disfunción glandular debida a la apoptosis de las células epiteliales glandulares mediada por mecanismos inmunitarios. El interferón tipo I parece tener un papel clave como impulsor de la respuesta inmunitaria.

Presentación clínica

La afectación de las glándulas exocrinas es la clave del diagnóstico de la enfermedad. En la siguiente tabla se detallan las principales manifestaciones.

Órgano o sistema	Afectación
1. Afectación glandular (95-100%)	**Xeroftalmía:** "arenillas" en los ojos, dolor ocular, fotofobía, quemazón **Sequedad nasal:** tos seca **Xerostomía:** boca seca, caries, necesidad constante de beber **Sequedad vaginal:** dispareunia
2. Constitucional (80%)	Astenia, fiebre, pérdida de peso

Órgano o sistema	Afectación
3. **Adeno y glandulopatías** (10-30% cada)	Hipertrofia de las parótidas Poliadenopatías *Linfoma no Hodgkin B tipo MALT (riesgo aumentado de 10 a 20 veces)
4. **Músculo-esquelética** (30-60%)	Mialgias y artralgias Poliartritis no erosiva
5. **Cutánea** (10-30%)	Púrpura palpable (vasculitis leucocito clástica) Lesiones anulares (asociadas a antiRo/SS-A) Fenómeno de Raynaud (10%)
6. **Pulmonar** (10-20%)	Enfermedad pulmonar intersticial Bronquiolitis
7. **Neurológica** (<10%)	Polineuropatía periférica axonal Mononeuritis múltiple Neuralgia del trigémino Sistema nervioso central (afectación muy infrecuente)
8. **Renal** (<10%)	Acidosis tubular renal distal Nefritis túbulo-intersticial Glomerulonefritis (infrecuente)
9. **Digestivo** (<10%)	Elevación transaminasas y hepatitis Cirrosis biliar primaria
Neonatos	Bloqueo cardíaco congénito intra-útero en hijos de madres antiRo.

Diagnóstico

El diagnóstico del síndrome de Sjögren se establece al sospechar la presencia de un síndrome seco (*recuerda que tendrás que hacer un interrogatorio dirigido para detectarlo, ya que muchos pacientes no lo contarán espontáneamente*). Las pruebas para la detección de xerostomía y xeroftalmía será claves en la confirmación. La presencia de Ac (hasta en el 70-80% de los casos habrá ANA positivo y en un 30-70% los Ac más específicos como anti-Ro y anti La) y la confirmación de inflamación en la biopsia de las glándulas salivares menores (se realiza en cara interna labial) completarán la sospecha diagnóstica. En la siguiente tabla se describen los criterios clasificatorios EULAR.

Criterios clasificatorios ACR/EULAR 2016		
Biopsia glándula salivar menor	Histopatología que demuestra sialoadenitis linfocítica focal con puntuaciones de focos ≥1 por 4 mm^2	3
Anticuerpos	Presencia de anticuerpos anti-Ro/SS-A	3
Oftalmología	Puntuación de la tinción ocular SICCA ≥5 usando verde de lisamina y fluoresceína (o Rosa de bengala, puntuación ≥4 según el sistema de puntuación de van Bijsterveldt)	1
	Prueba de Schirmer ≤5 mm en 5 min al menos en un ojo	1
Saliva	Flujo salival total sin estimulación < 0,1 ml/min	1
Criterios de exclusión	▪ Antecedentes de radioterapia de cabeza y cuello ▪ Hepatitis C activa (PCR+), SIDA ▪ Sarcoidosis, Amiloidosis ▪ Enf. injerto contra huésped, Enf. relacionada con IgG4	

Los pacientes pueden clasificarse como un síndrome de Sjögren si muestran al menos **un síntoma de sequedad ocular o bucal** y una puntuación total de 4 o más cuando se suman los puntos de cada uno de los 5 criterios mencionados arriba.

Diagnóstico diferencial

El síndrome seco es muy frecuente en personas mayores (xerostomía senil y presbioxerofalmía), siendo este el primer diagnóstico diferencial en ancianos. Otros diagnósticos diferenciales de la enfermedad son enfermedades que infiltran las glándulas como la sarcoidosis, la amiloidosis o la enfermedad por IgG4, la infección por virus de la hepatitis (puede cursar con sequedad y autoanticuerpos positivos anti-Ro), procesos linfoproliferativos o la toma de medicamentos anticolinérgicos que causan sequedad (tricíclicos, antihistamínicos, benzodiacepinas).

Pronóstico

Aunque suele tener un curso leve, con la clínica derivada de la sequedad como principal impacto sobre la calidad de vida del paciente, es necesario realizar un seguimiento programado del paciente para conseguir la detección precoz de posibles complicaciones como los linfomas (sobre todo en pacientes con hipocomplementemia, crioglobulinemia, linfadenopatías persistentes y parotidomegalia recurrente) o las gammapatías monoclonales (IgM-Kappa).

Tratamiento

No existe cura para la afectación de las glándulas exocrinas en el síndrome de Sjögren. El tratamiento se basa en el control sintomático y en el manejo de las manifestaciones sistémicas como se detalla en el siguiente algoritmo.

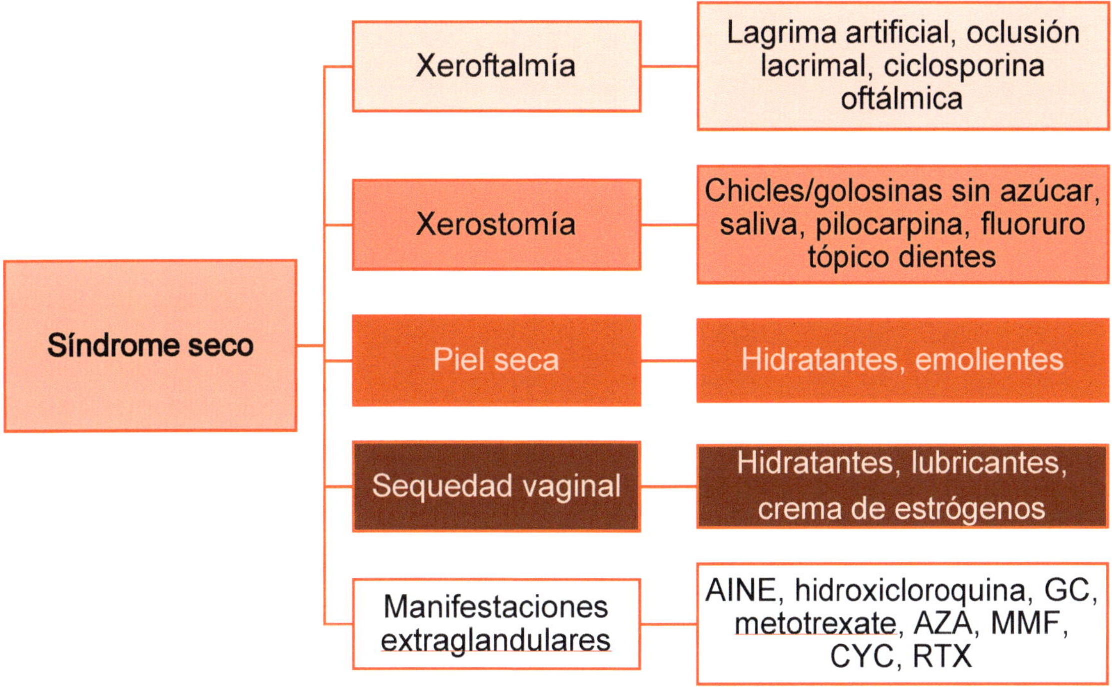

Recuerda

→ El síndrome de Sjögren es una enfermedad autoinmune sistémica con afectación predominante de glándulas exocrinas.

→ Las manifestaciones extraglandulares (articulares, pulmonares, neurológicas) son frecuentes (80%) y relevantes.

→ El tratamiento de la xeroftalmía y la xerostomía es sintomático. El uso de inmunosupresores se reserva para la presencia de las manifestaciones sistémicas extraglandulares.

→ El riesgo de linfoma B (sobre todo en parótidas) obliga a un seguimiento estrecho de los pacientes con factores de mal pronóstico.

6. Síndrome antifosfolipídico

<table>
<tr><td></td><td>¿Qué sabes del síndrome antifosfolipídico?</td></tr>
</table>

→ ¿Antifosfolípido o antifosfolipídico?

→ ¿Qué manifestaciones caracterizan al síndrome antifosfolipídico (SAF)?

→ ¿Es importante recoger la historia ginecológica de las pacientes en la sospecha del SAF?

→ ¿Por qué loa anticoagulantes de acción directa como rivaroxabán, dabigatran, apixaban o edoxaban no son una opción de tratamiento en estos pacientes? ¿Por qué se prefiere el uso de fármacos anti-vitamina K como la warfarina o el acenocumarol?

→ ¿Es frecuente que el SAF se asocie con otras patologías autoinmunes dado lugar a un síndrome de solapamiento?

→ ¿A que llamamos SAF catastrófico y cuanto de catastrófico es?

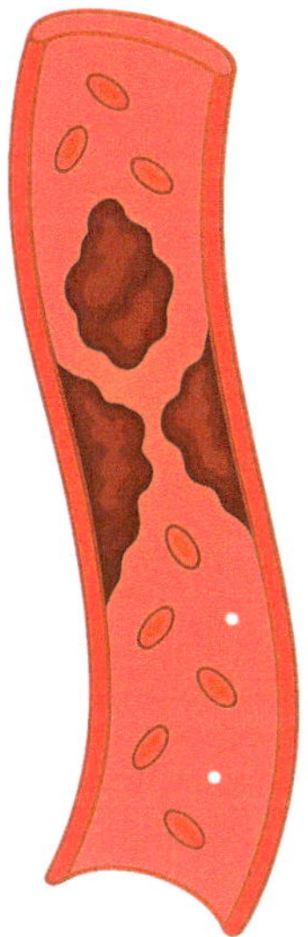
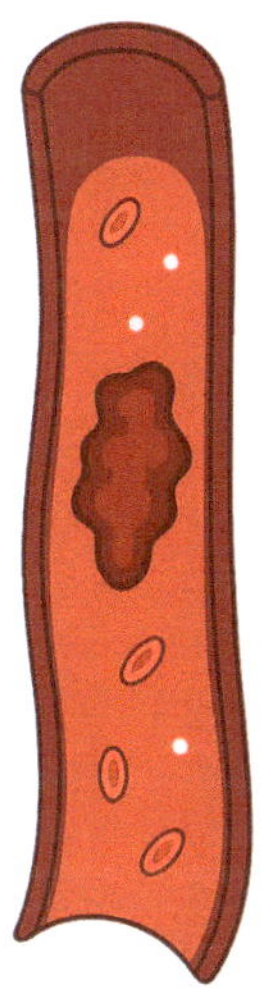

¿Antifosfolípido o antifosfolipídico?

Aunque es posible encontrar la forma síndrome <u>antifosfolípido</u> como traducción directa del inglés (*antiphospholipid syndrome*), la Real Academia Nacional de Medicina de España, en su diccionario de términos médicos [https://dtme.ranm.es/], recomienda el uso de síndrome **<u>antifosfolipídico</u>** (SAF) dado que la aposición de sustantivos no es una estructura habitual en español.

Introducción

El SAF es una enfermedad autoinmune caracterizada por eventos trombóticos o morbilidad obstétrica recurrente, en presencia de autoanticuerpos antifosfolipídicos. Puede aparecer de forma aislada (SAF primario) o en el contexto de otra enfermedad autoinmune, principalmente lupus eritematoso sistémico (SAF secundario). Es más frecuente en mujeres (80%) entre los 20 y los 40 años.

¿Cuándo debe sospecharse?

Es necesario estar atento para diagnosticar el SAF, especialmente en el caso de la patología obstétrica donde puede pasar desapercibido. Destacamos tres escenarios clínicos clave donde se debería pensar en la presencia de un SAF:

Escenario	Características
I. **Trombosis inexplicada, tanto venosa como arterial**	En pacientes (más frecuentemente jóvenes) sin factores de riesgo. Por ejemplo: • una trombosis venosa profunda en una mujer de 30 años no fumadora, que no ha estado inmovilizada y que no toma anticonceptivos hormonales • un ictus en un varón de 40 sin factores de riesgo cardiovascular

Escenario	Características
II. Morbilidad obstétrica recurrente	<ul><li>Muerte prefetal (antes de la semana 10)</li><li>Muerte fetal.</li><li>Preeclampsia con manifestaciones graves (edema pulmonar, elevación grave de la TA, alteraciones visuales, alteración función hepática o renal, trombopenia)</li><li>Parto prematuro por insuficiencia placentaria grave: hipoxia fetal, alteración del Doppler, oligohidramnios…</li></ul>
III. Presencia de otras conectivopatías (especialmente LES)	Debe realizarse una búsqueda activa en pacientes con LES dado que entre un 20-40% de los pacientes con LES tienen anticuerpos antifosfolipídicos, aunque solo un subgrupo desarrollará el síndrome clínico.

Diagnóstico y criterios clasificatorios

Para el diagnóstico de SAF se precisa la presencia de Ac antifosfolipídicos o anticoagulante lúpico (una prolongación de tiempo de coagulación medida en el laboratorio). Para ser considerados positivos se necesitan al menos 2 positivos separados por 12 semanas. Para completar la clasificación de los pacientes se utilizan distintos criterios clínicos. Durante años se utilizaron los criterios clasificatorios de Sídney de 2006. En 2023 se actualizaron incluyendo nuevos datos como las manifestaciones cutáneas o la trombopenia y definiendo de forma más precias los fenómenos trombóticos. Estos nuevos criterios establecen 8 dominios que caracterizan la presentación clínica del SAF.

Dominios	Descripción (2023 ACR/EULAR criterios clasificatorios)
1.Macrovascular venoso	**Trombosis venosa:** Embolia pulmonar, trombosis venosa profunda, trombosis esplénica, trombosis renal, cerebral o retiniana
2.Macrovascular arterial	**Trombosis arterial**: Infarto de miocardio, trombosis arteria de la retina, esplénica, periféricas, ictus e infartos donde no se aprecia trombos en la imagen.
3.Microvascular	**Sospecha**: • Livedo racemosa (no uniforme, irreversible y asimétrica) [≠ NO reticularis] • Vasculopatía liveloide (pápulas dolorosas, placas purpúricas eritematosas) • Nefropatía relacionada con los Ac antifosfolipídico • Hemorragia pulmonar **Establecida (Anatomía patológica-imagen)** Vasculopatía liveloide, nefropatía por Ac, hemorragia pulmonar, infarto de miocardio, hemorragia suprarrenal
4.Obstétrico	• ≥3 Muerte **prefetal** (antes de la semana 10) • ≥1 Muerte **fetal**. • **Preeclampsia** con manifestaciones graves (edema pulmonar, elevación grave de la TA, alteraciones visuales, alteración función hepática o renal, trombopenia. • **Insuficiencia placentaria grave**: hipoxia fetal, alteración del Doppler, oligohidramnios…
5.Válvulas cardíacas	• Engrosamiento de la valvular • Vegetación valvular.

Dominios	Descripción (2023 ACR/EULAR criterios clasificatorios)
6.Hematológico	Trombocitopenia (20-130x10^9/litro)
7.Anticoagulante lúpico[9]	**Anticoagulante lúpico** presente en el plasma en dos o más ocasiones con un intervalo mínimo de 12 semanas
8.Anticuerpos antifosfolipídico	• **Anticuerpos anti-cardiolipídicos** del isotipo IgG o IgM en suero o plasma, presentes en títulos medios (>40 unidades) o altos (>80) • **Anticuerpo frente a β2-glucoproteína I** del isotipo IgG o IgM en el suero o el plasma (en título > percentil 99) Presente en ≥2 ocasiones con un intervalo al menos de 12 semanas

En líneas generales podremos clasificar la enfermedad como un SAF si se cumplen al menos uno de los criterios clínicos y uno de los analíticos [La clasificación real es más compleja pues da distinta puntuación en cada apartado y se deben sumar 3 puntos clínicos y 3 analíticos].

La clasificación en SAF debe evitarse si se separan menos de 12 semanas o más de 5 años la positividad de la prueba de anticuerpos antifosfolipídicos y la manifestación clínica.

Tratamiento

El tratamiento se basa en la prevención y manejo de los eventos trombóticos y obstétricos. Para la prevención de nuevas trombosis se recomienda el uso de anticoagulantes, heparinas en la fase aguda y dicumarínicos (warfarina o acenocumarol) después. El tratamiento se mantiene de forma prolongada e incluso indefinida.

---

[9] El anticoagulante lúpico no es un anticoagulante real, sino una alteración en pruebas de coagulación (como el TTPA), causada por AutoAc que interfieren in vitro. Aunque prolonga el tiempo de coagulación en el laboratorio, en el organismo aumenta el riesgo de trombosis, no de sangrado.

En la prevención de la mortalidad obstétrica se utiliza el ácido acetil salicílico (AAS) en dosis de entre 75 y 125 mg. Cuando hay antecedentes de aborto se propone anticoagulación con heparinas de bajo peso molecular. No se utilizan dicumarínicos en el embarazo por el riesgo de estos fármacos de teratogenicidad en el primer trimestre y de sangrado en el tercero. No se recomienda el uso de anticoagulantes orales directos como rivaroxabán, apixabán, dabigatrán o edoxabán en el SAF con eventos previos, especialmente en pacientes con triple positividad (anticoagulante lúpico, y ambos Ac antifosfolipídicos), por su mayor tasa de recurrencias trombóticas.

La presencia de Ac anti-IgG o la triple positividad (anticoagulante lúpico y ambos Ac antifosfolipídicos) aumentan el riesgo de trombosis. Cuando solo hay Ac IgM y en un título bajo, el riesgo de trombosis es bajo y si están aislados pueden ser irrelevantes desde el punto de vista clínico.

En la siguiente tabla se detallan las recomendaciones de tratamiento:

Escenario clínico	Recomendaciones de tratamiento
Ac sin clínica	Ningún tratamiento
Trombosis venosa o arterial	Dicumarínicos (INR 2,5-3) En arteriales (>3 o + AAS)
Trombosis recidivante	Dicumarínicos (INR 3-4) + dosis baja AAS
Fosfolípido catastrófico	Anticoagulación + bolos GC + plasmaféresis/Ig iv
Primer embarazo + Ac	Ningún tratamiento
Pérdida fetal o 3 abortos < 10 semanas	Dosis baja de AAS (suspender 6 a 12 semanas tras parto) + heparina de bajo peso molecular a dosis profiláctica
Embarazo y trombosis	Heparinas a dosis terapéutica (pasar a dicumarínicos tras el parto)

Síndrome antifosfolipídico catastrófico (SAF-C)

Es una forma infrecuente (<1% de SAF) pero potencialmente mortal (>50% fallecen durante el episodio agudo), caracterizada por trombosis generalizada de pequeños vasos en múltiples órganos en días o pocas semanas. Suele desencadenarse por infecciones, cirugía, retirada de anticoagulación o enfermedades concomitantes.

Claves diagnósticas:

- Afectación de al menos tres órganos.
- Evidencia histológica de trombosis en vasos pequeños.
- Presencia de anticuerpos antifosfolipídicos.
- Evolución rápida y simultánea de la clínica.

El tratamiento debe ser agresivo y precoz y basado en anticoagulación, bolos de glucocorticoides seguidos de pauta descendente, inmunoglobulinas intravenosas o plasmaféresis. También se emplean inmunosupresores como ciclofosfamida o biológicos como rituximab.

<table>
<tr><td></td><td>Recuerda</td></tr>
<tr><td colspan="2">

→ El SAF debe sospecharse ante trombosis sin factores de riesgo, abortos recurrentes o en pacientes con LES.
→ El diagnóstico se basa en criterios clínicos y analíticos (anticuerpos antifosfolipídicos persistentes).
→ Los anti-vitamina K como acenocumarol o warfarina o las heparinas son los fármacos de elección. Los anticoagulantes de acción directa no son eficaces en SAF trombótico y deben evitarse.
→ El SAF catastrófico requiere tratamiento urgente y multidisciplinar.

</td></tr>
</table>

Caso clínico 4.1: Identifica la enfermedad autoinmune sistémica

Historia clínica

Un varón de 45 años con antecedentes de hipertensión y tabaquismo activo ingresa por dolor abdominal agudo, disnea y confusión mental. Refiere haber tenido diarrea sanguinolenta en días previos.

A su llegada está hipotenso y taquicárdico. En la exploración se detecta livedo reticularis en extremidades y oliguria. Pupilas reactivas, pero somnoliento. Ruidos pulmonares disminuidos en base derecha. TA 90/50 mmHg. Presenta además lesiones purpúricas acras con mal perfusión distal.

ECG sin alteraciones agudas.

Analítica: creatinina 3,2 mg/dL, plaquetas 65.000/µL, INR 1,9, AST 145 U/L, ALT 120 U/L, dímero D 5600 ng/mL. Gasometría con hipoxemia moderada.

Angio TC torácico: tromboembolismo pulmonar segmentario bilateral.

Ecografía abdominal: trombosis de la vena renal izquierda.

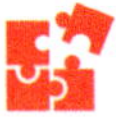 **Identifica la enfermedad autoinmune sistémica**

→ ¿Qué enfermedad te parece la más probable en este caso? (ten en cuenta las manifestaciones clínicas predominantes y la afectación de distintos territorios)

→ ¿Qué prueba diagnóstica te ayudaría a completar mejor tu diagnóstico? (sistemático de orina, algún tipo de Ac)

→ ¿Qué otras entidades deberías considerar en el diagnóstico diferencial? (infecciosas-sepsis, autoinmunes)

Caso clínico 4.2: Identifica la enfermedad autoinmune sistémica

Historia clínica

Una mujer de 38 años, sin antecedentes médicos relevantes, acude por disnea progresiva de semanas de evolución y tos seca persistente. Refiere además, eritema peri orbitario. Con lesiones dolorosas en la cara interna de labios y comisuras orales. También ha notado un eritema en dorso de los dedos, manos y codos, con úlceras en el dorso de las manos y en zonas de extensión de los codos. Niega debilidad muscular o mialgias.

En la exploración se observa hipoventilación en bases pulmonares, lesiones ulceradas periungueales con eritema y descamación, y eritema violáceo en pabellones auriculares. TA 115/70 mmHg. Auscultación cardíaca sin hallazgos. Saturación basal del 91%. No fiebre. Mucosas orales secas y fisuradas.

Analítica: Perfil renal normal, CK y transaminasas normales, ferritina 1100 ng/mL, LDH 385 U/L, VSG 40 mm/h.

Radiografía de tórax: patrón reticulonodular bilateral.

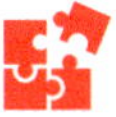	**Identifica la enfermedad autoinmune sistémica**
→	¿Qué enfermedad te parece la más probable en este caso? (ten en cuenta las manifestaciones clínicas predominantes, especialmente la afectación cutánea)
→	¿Qué prueba diagnóstica te ayudaría a completar mejor tu diagnóstico? (algún tipo de Ac, biopsia cutánea)
→	¿Qué otras entidades deberías considerar en el diagnóstico diferencial? (autoinmunes)

Caso clínico 4.3: Identifica la enfermedad autoinmune sistémica

Historia clínica

Una mujer de 42 años con fenómeno de Raynaud desde hace 2 años, consulta por dolor articular migratorio, rigidez matutina leve y debilidad muscular proximal. Relata además disnea de esfuerzo progresiva y edema en dedos de manos. En los últimos días ha notado disfagia para sólidos. Sin antecedentes familiares de enfermedades autoinmunes.

En la exploración presenta dedos en salchicha, esclerodactilia incipiente y telangiectasias en el rostro. Presenta debilidad en cinturas escapular y pelviana, así como para los movimientos cervicales. Sin déficit sensitivo. TA 110/70 mmHg, Sat O2 94%. Auscultación pulmonar con crepitantes en bases. Mucosas húmedas.

Analítica: anemia leve, VSG 60 mm/h, CK 1890 U/L, LDH 410 U/L. Orina sin proteinuria ni hematuria.

ECG normal.

Capilaroscopia ungueal con mega capilares y áreas avasculares.

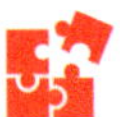 **Identifica la enfermedad autoinmune sistémica**

→ ¿Qué enfermedad te parece la más probable en este caso? (ten en cuenta las manifestaciones clínicas predominantes, sobre todo la aparente variedad de ellas)

→ ¿Qué prueba diagnóstica te ayudaría a completar mejor tu diagnóstico? (algún tipo de Ac, biopsia cutánea, prueba de imagen)

→ ¿Qué otras entidades deberías considerar en el diagnóstico diferencial? (autoinmunes)

Caso clínico 4.4: Identifica la enfermedad autoinmune sistémica

Historia clínica

Una mujer de 52 años, sin antecedentes de interés, acude por sensación de fatiga persistente, boca seca y necesidad de beber agua constantemente, sobre todo por la noche. Refiere también escozor ocular con sensación de arenilla, especialmente al final del día.

Ha presentado episodios de artralgias en ambas manos, sin tumefacción ni rigidez prolongada.

En la exploración destaca piel seca, mucosa oral seca con fisuras en lengua y caries dentales recientes. Prueba de Schirmer positiva bilateralmente (<5 mm en 5 min). No lesiones cutáneas ni adenopatías palpables. TA 125/75 mmHg. Auscultación cardiopulmonar y exploración neurológica normales.

Analítica: anemia normocítica (Hb 11 g/dL), leucopenia (3.200/µL), VSG 52 mm/h, PCR 18 mg/L. Orina normal. Gammaglobulinas elevadas. No fiebre.

ECG y Rx de tórax sin alteraciones.

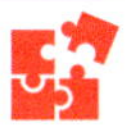	**Identifica la enfermedad autoinmune sistémica**
→	¿Qué enfermedad te parece la más probable en este caso? (ten en cuenta las manifestaciones clínicas predominantes)
→	¿Qué prueba diagnóstica te ayudaría a completar mejor tu diagnóstico? (algún tipo de Ac, biopsia de mucosas, imagen)
→	¿Qué otras entidades deberías considerar en el diagnóstico diferencial? (infecciosas-vírica, autoinmunes, evento adverso medicación)

7. Vasculitis

	**¿Qué sabes de las vasculitis?**

→ ¿Qué caracteriza a todos los tipos de vasculitis?

→ ¿Por qué se definen según el tamaño del vaso afecto?

→ ¿Son similares las manifestaciones en los distintos tipos de vasculitis? ¿Cómo varían?

→ ¿Qué prueba diagnóstica es clave en la confirmación del diagnóstico de las vasculitis?

→ ¿Se puede hacer una biopsia de un gran vaso como la aorta, una subclavia o una femoral?

→ ¿Qué fármaco biológico se ha convertido en la pieza clave del tratamiento de las vasculitis de pequeño vaso con afectación sistémica grave?

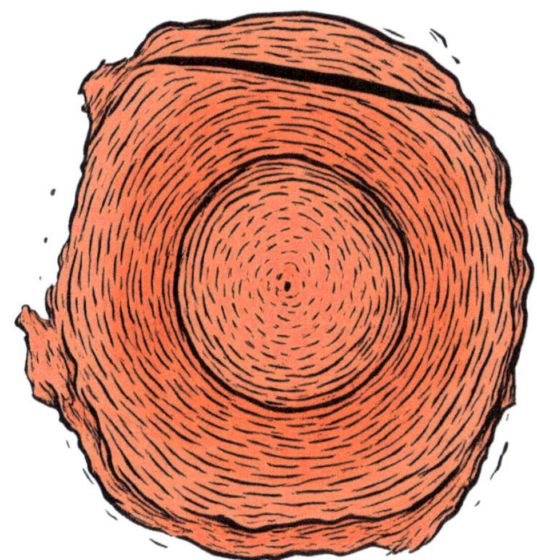

La inflamación de los vasos (**vascul-itis**) es el sustrato histopatológico común de todas las vasculitis. Dentro de este término se incluyen varias entidades.

El tamaño del vaso afecto es la clave para establecer la sospecha clínica de vasculitis y establecer el tipo de vasculitis que padece nuestro paciente.

Clasificación de las vasculitis

La conferencia de Chapell Hill estableció un consenso sobre la nomenclatura de las vasculitis agrupándolas según afectaran a vasos grandes, medianos o pequeños. Además, los pequeños se subdividieron según se relacionaran con la presencia de anticuerpos anti-citoplasma de neutrófilos (ANCA) o de inmunocomplejos. La enfermedad de Behçet y la de Cogan fueron clasificadas en un grupo con afectación de vasos de tamaño variado.

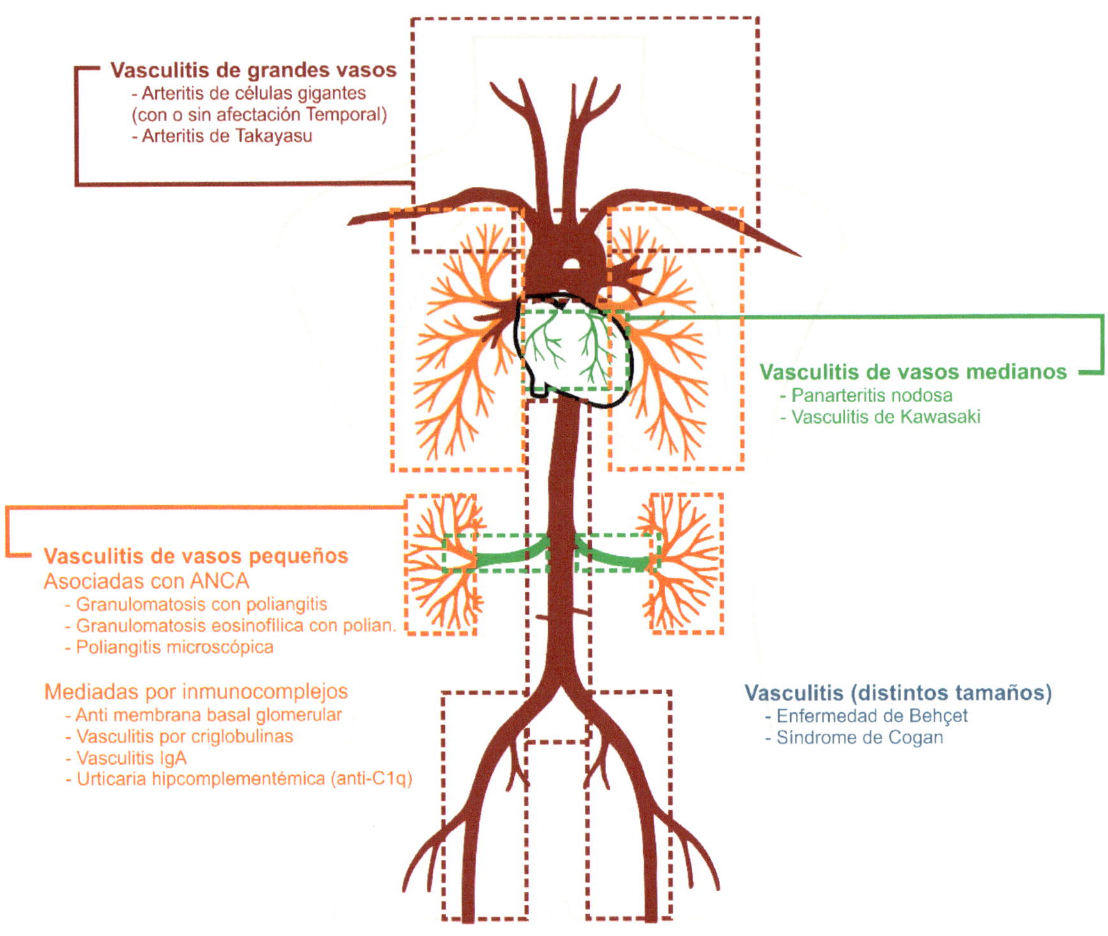

Una de las claves de esta clasificación es que nos va a permitir sospechar el tipo de afectación vascular según las manifestaciones clínicas que presenta el paciente ya que dependerán del tipo de vaso afecto. Por ejemplo, en el riñón no esperaremos una glomerulonefritis si la afectación es de vasos medianos o grandes.

Grandes vasos	Tamaño mediano	Pequeño tamaño
Afectan a: la aorta y sus ramas	**Afectan a**: vasos medianos como las coronarias, las arterias renales, las mesentéricas	**Afectan**: a vasos pequeños como capilares glomerulares, alveolares, de los nervios
Extremidades ▪ Claudicación de extremidades ▪ Diferencias en TA entre extremidades ▪ Soplos vasculares **Visceral** ▪ Hipertensión por estenosis de la arteria renal ▪ Angina mesentérica ▪ Insuficiencia aórtica **Territorio de la temporal** ▪ Cefalea/claudicación mandibular ▪ Amaurosis fugaz (neuritis óptica) **Otros (Asociado)** ▪ ** Polimialgia reumática	**Fenómenos isquémicos** ▪ Isquemia intestinal ▪ Infarto renal ▪ Cardiopatía isquémica ▪ Neuropatía periférica (mononeuritis múltiple) ▪ Orquialgia/orquitis ▪ Isquemia distal (Dedos) **General** ▪ Artritis **Cutáneo** ▪ Púrpura palpable ▪ Lívedo reticularis ▪ Nódulos subcutáneos ▪ Úlceras cutáneas necróticas o no	**Renal** ▪ Glomerulonefritis rápidamente progresiva **Pulmonar** ▪ Alveolitis ▪ Nódulos pulmonares **Neurológico** ▪ Neuropatía periférica ▪ Afectación pares craneales **Cutáneo** ▪ Púrpura palpable ▪ Lívedo reticularis ▪ Nódulos subcutáneos ▪ Úlceras cutáneas **ORL** ▪ Sinusitis crónica ▪ Rinitis ▪ Otitis ▪ Perforación tabique
Todas ellas pueden dar lugar a síntomas generales como fiebre sin foco, pérdida de peso, astenia, artralgias o mialgias		

Etiología de las vasculitis

¿Por qué unas vasculitis afectan a grandes vasos y otras a los capilares? El tamaño de vaso involucrado va a definir que células son las involucradas en la patogenia, que antígenos son los responsables de despertar la respuesta inmune y cuáles serán los hallazgos en la biopsia.

Mecanismo inmunológico

Una de las claves es el mecanismo inmunológico involucrado en el desarrollo de la vasculitis. Se afectan los vasos pequeños (capilares o vénulas) en aquellas vasculitis en las que están implicados:
   a) Ac anti-citoplasma de neutrófilos (**ANCA**) o
   b) **Inmunocomplejos** (anti-membrana basa glomerular, IgA, crioglobulinas, C1q)

Por ejemplo, en el caso de las vasculitis asociadas con ANCA se ven involucrados los **neutrófilos** debido a la presentación por estos de los antígenos proteinasa 3 (PR3) y mieloperoxidasa (MPO). En estas entidades, el daño vascular se debería a la activación de los neutrófilos y su desgranulación en capilares y vénulas, donde se quedan "atrapados" debido al pequeño tamaño de los vasos. La participación del **complemento** es clave en esta activación.

Vasculitis	Diana	Mecanismo
ANCA	Auto Ac frente a PR3/MPO	Activan a los neutrófilos y generan inflamación. Estos se "acumulan" en capilares y vénulas
IgA	Inmunocomplejos IgA-complemento	Se depositan en la pared de las pequeñas arterias atrayendo a los neutrófilos
Anti-membrana basal glomerular	Auto Ac frente a colágeno IV	Fijan complemento en las membranas basales de glomérulos y alveolos (el colágeno IV está expuesto solo en capilares y vénulas)

El mecanismo en los grandes vasos serías diferente. En condiciones normales, las grandes arterias están inmuno-privilegiadas ya que la capa media no presenta vasos ni linfáticos que la atraviesen y sería "estéril". Además, las pocas células dendríticas que pueblan la capa externa o adventicia se mantienen inmaduras con alta expresión de frenos inmunitarios que anulan la activación de los **linfocitos T**. En las vasculitis de gran vaso por motivos no bien entendidos, este inmuno-privilegio se pierde y las células dendríticas presente antígenos que activan a los **linfocitos T** y los **macrófagos** en la propia pared vascular dando lugar a la formación de **granulomas**. Estos granulomas se inician en la adventicia y destruye la pared del vaso.

Sin embargo, esta distinción no es tan sencilla por cuanto en dos vasculitis de vaso pequeños asociadas con ANCA, la granulomatosis con poliangitis (GPA) y la granulomatosis eosinofílica con poliangitis (EGPA) también encontramos granulomas como hallazgo clave en la histología. En este caso, además de la respuesta de los neutrófilos, sería el antígeno PR3 el involucrado en activar a los linfocitos T. En la tercera vasculitis asociada a ANCA, la poliangitis microscópica (MPA), el antígeno MPO no jugaría este papel y por ello no encontraremos granulomas.

Una nota sobre nomenclatura:

Los términos clásicos como vasculitis de Wegener, síndrome de Churg-Strauss o púrpura de Schönlein-Henoch dejaron de utilizarse tras la conferencia de consenso de Chapel Hill en 2012. Los motivos fueron principalmente dos. En el caso de Wegener se trataba de un médico relacionado con el régimen nazi por lo que se consideró inapropiado homenajearle manteniendo su nombre. Por otro lado, la conferencia buscaba una nueva nomenclatura basada en las características clínicas y patológicas en lugar del uso de epónimos. Curiosamente se mantuvieron los epónimos de origen japones como Takayasu o Kawasaki, en parte porque ninguna de las dos entidades tiene una descripción anatomopatológica clara.

Vasculitis que afectan a grandes vasos

Las vasculitis de grandes vasos afectan a la aorta y sus principales ramas y comprenden dos entidades principales:

- → **Arteritis de células gigantes**
    - o Con afectación en territorio de la arteria temporal
    - o Sin afectación del territorio de la arteria temporal
- → **Arteritis de Takayasu**

Ambas comparten mecanismos fisiopatológicos comunes, pero difieren en el grupo de edad afectado, la presentación clínica o el pronóstico. Con la generalización del uso del PET-TC para el diagnóstico de la arteritis de células gigantes se ha genera una subdivisión de estas en 2 subtipos, ya que nos permite el diagnóstico de pacientes sin manifestaciones en el área de la arteria temporal (cefalea, amaurosis, claudicación mandibular) lo que permite definir un tipo de arteritis de células gigantes cuya presentación se parece más a la del Takayasu que a la presentación clásica de la propia arteritis de células gigantes.

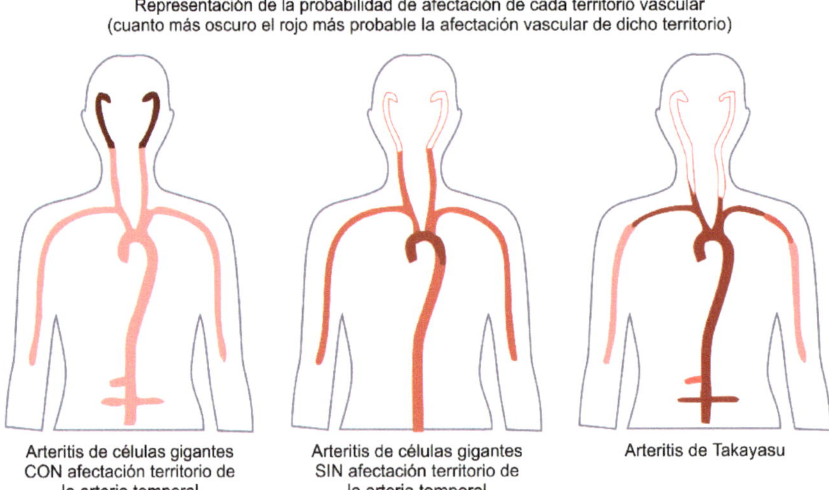

Epidemiología

La arteritis de células gigantes es la vasculitis sistémica más frecuente en los países occidentales. Afecta casi exclusivamente a personas mayores de 50 años, con una incidencia que aumenta progresivamente con la edad, especialmente a partir de los 70 años. Es más frecuente en mujeres (2-3:1) y en individuos de origen europeo (más frecuente en escandinavos que en mediterráneos). En cambio, la arteritis de Takayasu es una entidad infrecuente, que aparece típicamente en mujeres jóvenes, especialmente en Asia y Latinoamérica, aunque también se diagnostica en Europa. Salvo en Asia, su incidencia es mucho menor que la de la arteritis de células gigantes. También en más frecuente en mujeres.

Presentación clínica

Arteritis de células gigantes (con afectación craneal-territorio arteria temporal)

Los síntomas clásicos, cuando existen afectación en el territorio de la arteria temporal incluyen:

- → **Cefalea de nueva aparición** (60-98%), especialmente temporal, resistente a analgésicos habituales. *[Si en un paciente mayor aparece cefalea de forma recurrente cuando el paciente previamente no tenía dolor de cabeza, es necesario descartar 2 entidades, la presencia de una lesión intracraneal y la arteritis de células gigantes]*
- → **Claudicación mandíbular** (<50%), siendo un síntoma muy específico. *[Cuando sospechemos una arteritis de células gigantes debemos buscar de forma activa este síntoma, ya que la mayoría de los pacientes no lo comentará espontáneamente]*
- → **Hiperestesia o dolor en el cuero cabelludo**, sobre todo al peinarse.
- → **Alteraciones visuales**: desde visión borrosa hasta pérdida súbita e indolora de la visión (neuritis óptica isquémica) (20%). La amaurosis fugaz es el síntoma que marca la gravedad de la arteritis. Su presencia constituye una urgencia médica ya que debemos iniciar tratamiento cuanto antes.

→ **Síntomas constitucionales**: fiebre, astenia, pérdida de peso. Es una causa que considerar en las fiebres de origen desconocido en los pacientes mayores.

→ **Polimialgia reumática:** Acompañará a la arteritis de células gigantes en el 40-60 % de los casos.

A la exploración puede evidenciarse la ausencia de pulso temporal, induración o dolor en la arteria temporal, y en fases avanzadas, signos de isquemia distal.

Polimialgia reumática:

Esta entidad se caracteriza por **dolor en cuello, cinturas escapular y pelviana**. Aumenta con la movilización (debilidad). Tienen dificultades para peinarse o llevarse la mano a la cabeza, así como para levantarse de una silla. La rigidez es mayor en la mañana. La causa de este dolor es la presencia de SINOVITIS y BURSITIS (pueden confirmarse en técnicas de imagen). En los análisis asocia elevación importante de reactantes de fase aguda.

Responde muy bien al tratamiento con glucocorticoides a dosis media (Prednisona 15-20 mg día) en menos de 48-72 horas. En el caso de sospechar una polimialgia reumática la respuesta al tratamiento puede confirmar la sospecha, al igual que la no respuesta debe hacernos buscar otras etiologías del dolor (neoplasias, infecciones, otras conectivopatías, fibromialgia).

La polimialgia reumática es más frecuente que la arteritis de células gigantes. Menos del 15% de las polimialgias reumáticas se acompañan de la arteritis.

Arteritis de Takayasu
(y arteritis de células gigantes sin afectación craneal-territorio arteria temporal)

Se trata de una enfermedad de inicio insidioso. En fases precoces puede haber síntomas constitucionales inespecíficos (astenia, fiebre, pérdida de peso) o dolores musculoesqueléticos. Posteriormente, aparecen manifestaciones derivadas del compromiso vascular:

→ **Claudicación de extremidades**, especialmente en brazos (afectación subclavias).
→ **Diferencias de presión arterial entre extremidades** (>10 mmHg).
→ **Soplos vasculares** (carotídeos, subclavios, aórticos).
→ **Hipertensión arterial secundaria** (por estenosis de arterias renales).
→ **Accidentes isquémicos transitorios** (de etiología inflamatoria, que se resuelven con inmunosupresión) o síncopes por afectación de vasos cerebrales. (Afectación carótidas)
→ **Angina mesentérica** (Afectación mesentéricas, celiaca, aorta abdominal)
→ **Insuficiencia válvula aórtica**

Diagnóstico

Tras establecer la sospecha clínica solicitaremos pruebas complementarias para confirmar el diagnóstico. En ambas entidades encontraremos elevación de los reactantes de fase aguda o anemia normocítica normocrómica. Podemos encontrar también elevación aislada de la gamma glutamil transferasa (GGT) o la fosfatasa alcalina (FA). No hay Ac ni marcadores específicos de estas entidades.

En el caso de la afectación del territorio de la temporal la ecografía de las temporales puede confirmar la sospecha con hallazgos de inflamación en la pared (engrosamiento de la pared, signo de halo). También se pueden estudiar las arterias axilares. La biopsia de la arteria temporal confirmará el diagnóstico, pero dada la naturaleza de la afectación de la arteria, que es parcheada, la rentabilidad diagnóstica no es muy alta. En pacientes con clínica características, hallazgos de laboratorio y ecográficos muy significativos, se podría obviar la realización de una biopsia de la arteria temporal.

En la arteritis de Takayasu y en las formas de arteritis de células gigantes sin afectación craneal, el PET-TC es la prueba más idónea para confirmar el diagnóstico ya que permite no solo valorar el engrosamiento o la deformidad de la pared vascular debida a la arteritis (esto también podría valorarse en angio resonancia magnética o angio TC) sino que valora la actividad de la inflamación. La presencia de un cuadro clínico característico, con hallazgos de laboratorio y PET-TC compatibles permite establecer el diagnóstico, ya que en el caso de los grandes vasos como la aorta o las ramas principales de las extremidades, no existe la posibilidad de realizar biopsia alguna.

Criterios clasificatorios

En 2022 ACR/EULAR establecieron criterios clasificatorios para las vasculitis de grandes vasos. Los criterios en el caso de la **arteritis de células gigantes** implican un criterio imprescindible y sumar 6 o más puntos de los siguientes:

Criterio imprescindible	Paciente con 50 o más años al diagnóstico
Criterios clínicos	
2 puntos	Rigidez matutina en hombros/cuello
3 puntos	Pérdida aguda de visión
2 punto	Claudicación mandibular o de la lengua
2 puntos	Cefalea en región temporal de nueva aparición.
2 punto	Dolorimiento en región cuero cabelludo
2 punto	Exploración anormal de la arteria temporal

Criterios laboratorio e imagen	
3 puntos	VSG ≥ 50 mm/h o PCR ≥10 mg/l
5 puntos	Biopsia compatible o signo del halo en ecografía
2 punto	Afectación de arterias axilares bilateral
2 puntos	Afectación de la aorta o sus ramas en PET-CT

Los criterios en el caso de la **arteritis Takayasu** implican un criterio imprescindible y sumar 5 o más puntos de los siguientes:

Criterio imprescindible	Paciente con ≤60 años + evidencia vasculitis en imagen
Criterios clínicos	
1 puntos	Sexo femenino
2 puntos	Angina o dolor isquémico cardiaco
2 punto	Claudicación de pierna o brazo
2 puntos	Soplo sobre algún gran vaso (aorta, carótida, subclavia, axilar…)
2 punto	Pulso reducido en extremidades superiores
1 punto	Anomalías de la arteria carótida
Criterios laboratorio e imagen	
1/2/3 puntos	Número de territorios arteriales afectos Uno/dos/tres o más territorios
1 punto	Afectación simétrica de arteria pares
3 puntos	Afectación aorto abdominal + afectación renal o mesentérica

Diagnóstico diferencial

En el caso de la arteritis de grandes vasos debemos solicitar estudio analítico para descartar otras enfermedades autoinmunes y vasculitis (ANA, ANCA, péptido citrulinado, crioglobulinas) o enfermedades infiltrativas (IgG4). El complemento debería estar normal o elevado en las vasculitis y su descenso obliga a valorar otras entidades.

La presencia de inflamación o deformidad de los grandes vasos (aorta, cayado de la aorta, arterias principales de las extremidades) podría estar causada también por otras entidades donde destacan:

1. **Infecciosas** (Sífilis, tuberculosis)
2. **Inflamatorias** (vasculitis de Behçet, Kawasaki, lupus, artritis reumatoide, espondiloartritis)
3. **Alteración del desarrollo** (coartación de aorta, síndrome de Marfan).
4. **Displasia fibromuscular.**
5. Neurofibromatosis, ergotismo.

Tratamiento

A la hora de considerar el tratamiento en arteritis de grandes vasos debemos valorar:

¿A quién tratar?	En principio, todos los pacientes con diagnóstico de arteritis de células gigantes deben ser tratados *(la dosis y los fármacos dependerán de la gravedad del cuadro)*
¿Cuándo tratar?	El tratamiento debe ser iniciado **tan pronto como exista una sospecha elevada de arteritis.** El tratamiento debe ser iniciado **inmediatamente** cuando hay afectación visual (amaurosis fugaz), sin esperar a la confirmación del diagnóstico.
¿Con qué tratar?	Los **glucocorticoides** son la base del tratamiento de la arteritis de células gigantes. **Tocilizumab** y **metotrexato** son los fármacos más utilizados para "ahorrar" dosis de glucocorticoides

En los siguientes algoritmos se detalla el tratamiento de los pacientes con arteritis de células gigantes.

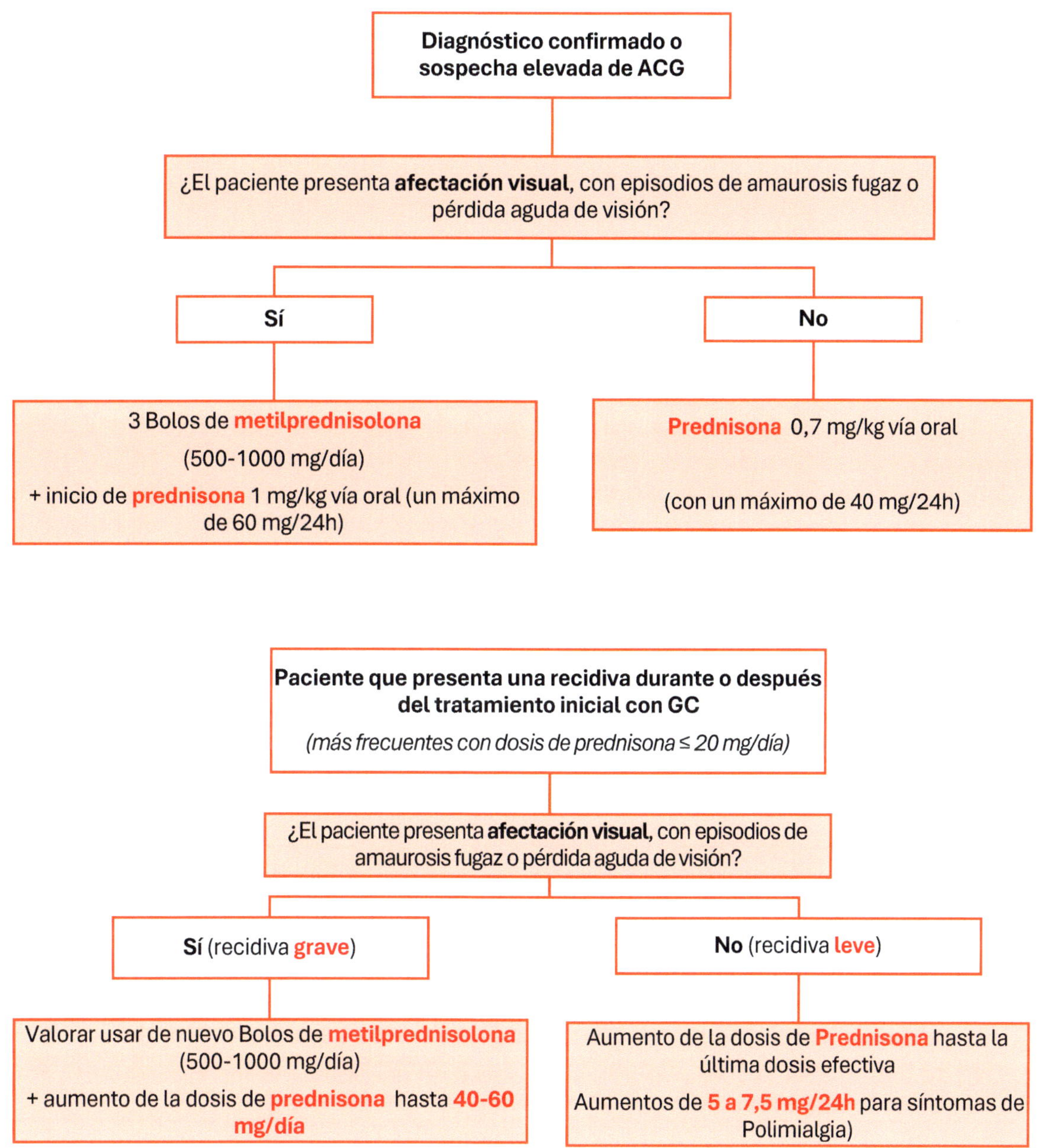

Diagnóstico confirmado o sospecha elevada de ACG
¿El paciente presenta afectación visual, con episodios de amaurosis fugaz o pérdida aguda de visión?
Sí
No
3 Bolos de metilprednisolona
(500-1000 mg/día)
+ inicio de prednisona 1 mg/kg vía oral (un máximo de 60 mg/24h)
Prednisona 0,7 mg/kg vía oral
(con un máximo de 40 mg/24h)
Paciente que presenta una recidiva durante o después del tratamiento inicial con GC
(más frecuentes con dosis de prednisona ≤ 20 mg/día)
¿El paciente presenta afectación visual, con episodios de amaurosis fugaz o pérdida aguda de visión?
Sí (recidiva grave)
No (recidiva leve)
Valorar usar de nuevo Bolos de metilprednisolona
(500-1000 mg/día)
+ aumento de la dosis de prednisona hasta 40-60 mg/día
Aumento de la dosis de Prednisona hasta la última dosis efectiva
Aumentos de 5 a 7,5 mg/24h para síntomas de Polimialgia)

Aunque los glucocorticoides son la base del tratamiento, en muchos casos se considera la adición de otros fármacos, bien desde el principio (paciente en los que se valore un riesgo elevado de eventos adversos por los glucocorticoides como la diabetes mellitus, la obesidad, la osteoporosis, el glaucoma, etc.), o bien cuando la respuesta no es satisfactoria o existen recidivas. **Tocilizumab** y **metotrexato** son los fármacos más utilizados. Como limitación en el caso del anti IL-6 encontramos que con su uso se reducen los reactantes de fase aguda, incluso aunque persista actividad de la enfermedad, por lo que si lo utilizamos, el seguimiento solo se podrá hacer por la clínica o las técnicas de imagen. Ambos, tocilizumab y metotrexato deberán ser utilizados con glucocorticoides tanto en la inducción como en las recidivas. Se podría considerar su uso sin glucocorticoides a partir de los 6 meses de estabilización del cuadro. La duración del tratamiento será de al menos 2 años.

En la arteritis de Takayasu se utilizan los mismos fármacos. En caso de daño vascular con estenosis o aneurismas, se puede considerar la cirugía vascular o la colocación de STENTs. A diferencia de la afectación craneal, donde la elevación de reactantes de fase aguda se relaciona claramente con la clínica, esto no sucede en el cayado de la aorta y sus ramas principales, dificultando la evaluación de la actividad. Aunque el PET-TC puede ser útil para el seguimiento, la captación en la imagen no siempre indica actividad inflamatoria.

Recuerda

→ Las vasculitis de grandes vasos incluyen la arteritis de células gigantes y la arteritis de Takayasu.

→ La arteritis de células gigantes afecta a mayores de 50 años y puede producir pérdida visual irreversible si no se trata precozmente.

→ La arteritis de Takayasu aparece en mujeres jóvenes y su diagnóstico se basa en la imagen por la inaccesibilidad de los vasos afectados.

→ El tratamiento se basa en glucocorticoides, con asociación de inmunosupresores en casos graves o refractarios.

Vasculitis que afectan a vasos medianos

Las vasculitis sobre vasos medianos afectan a arterias como las renales, las coronarias, las del sistema nervioso, las mesentéricas o las distales de las extremidades. Se describen dos entidades principales:

➜ **Panarteritis nodosa**
➜ **Arteritis de Kawasaki**

Panarteritis nodosa

Introducción

La panarteritis nodosa (PAN) es una vasculitis necrosante sistémica que afecta predominantemente a las arterias de mediano calibre. Su nombre viene dado por la afectación vascular que da una imagen de "nodos" o nudos en los vasos.

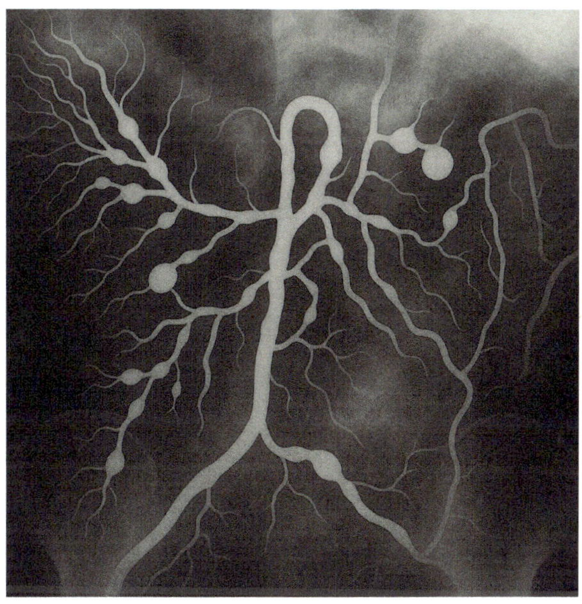

Se caracteriza por una afectación segmentarias de los vasos con lesiones en distintos estadios evolutivos. Afecta preferentemente a las zonas de bifurcación dando lugar a dilataciones aneurismáticas. A diferencia de otras vasculitis, la PAN:

a) Respeta los vasos sin capa muscular. Es decir, no afecta a capilares, vénulas y arteriolas
b) No presenta formación de granulomas.

Epidemiología

Actualmente la PAN es una entidad poco frecuente con una incidencia estimada de entre 2 y 9 casos por millón de habitantes al año. En el pasado parecía tener una prevalencia mayor ya que:

a) Dentro de la PAN se incluía casos que hoy clasificamos como poliangitis microscópica (MPA), una de las 3 formas principales de vasculitis de pequeño vaso asociadas a ANCA.
b) La PAN se asocia con la presencia por infección del virus de la hepatitis B, y el descenso en la prevalencia de esta ha conllevado un descenso de la PAN.

Es algo más frecuente en hombres (2 a 2,5 frente a 1).

Etiología

La PAN puede clasificarse en dos grandes grupos etiopatogénicos:

I.   Formas **idiopáticas** (la mayoría en la actualidad)
II. Formas **secundarias**, donde encontramos:
    a. Asociadas con infección por el **virus de la hepatitis B** (VHB): fue muy frecuente antes de la introducción de la vacunación. Los complejos inmunes formados por antígeno de superficie del VHB y los Ac circulantes se depositan en la pared vascular, generando una respuesta

inflamatoria. Actualmente representa un pequeño porcentaje de casos, En todo paciente con PAN debe descartarse la infección por VHB.

b. Deficiencia de **adenosina desaminasa 2 (DADA2):** Debida a una mutación genética. Es una entidad monogénica autosómica recesiva, caracterizada por la presencia de fenotipos clínicos PAN-like con presencia de ictus en edades tempranas y manifestaciones hematológicas e inmunológicas (neutropenia autoinmune, hipogammaglobulinemia o anemia hemolítica).

Presentación clínica

La PAN presenta un curso subagudo o crónico, con síntomas constitucionales (fiebre de origen desconocido, astenia, pérdida de peso) en un 70-90% de casos, y afectación multiorgánica por isquemia e infartos.

Sistema	Afectación		
Articular (30-50%)	Poliartritis no erosiva ni deformante.		
Neurológico (25-75%)	Mononeuritis múltiple *(axonal motora, menos frecuente sensitiva).* Poco frecuente afectación del SNC.	Cutáneo (25-60%)	Livedo reticularis, nódulos subcutáneos, ulceraciones, infartos cutáneos
Digestivo (15-65%)	Dolor abdominal por isquemia mesentérica (angina), hemorragias, vómitos, incluso perforación. Pancreatitis, colecistitis, hepatitis.		
Renal	Infartos renales, HTA renovascular, hematuria (50%) *No hay glomerulonefritis como en las vasculitis de pequeño vaso)*		
Genital (15%)	Orquitis dolorosa NO infecciosa. Prostatitis, epididimitis.		
Cardíaco(10%)	Isquemia miocárdica, pericarditis		

*NO hay afectación **pulmonar** (la alveolitis es caracteristica de pequeño vaso)*

Diagnóstico

La PAN tiene una presentación muy heterogénea y puede actuar como una "simuladora". Se debería considerar su diagnóstico dentro del diagnóstico diferencial de entidades como la fiebre de origen desconocido, los síntomas isquémicos como la púrpura, las úlceras cutáneas que no curan, la presencia de mononeuritis múltiple, dolor abdominal de causa incierta que sugiere isquemia intestinal o hipertensión arterial no esencial.

Tras establecer la sospecha de PAN por una presentación clínica sugerente serán las **técnicas de imagen** (angio TC, angio RM, angiografía con visualización de lesiones arrosariadas que corresponden a aneurismas y estenosis características de la enfermedad en el árbol arterial: renales, coronarias, tronco celíaco) y la **biopsia** (cutánea, testicular o de nervio periférico) las que confirmarán la sospecha diagnóstica.

Los hallazgos de laboratorio son inespecíficos (elevación de reactantes de fase aguda, anemia normocítica normocrómica), ya que no presenta anticuerpos. Es necesario descartar infeccion por virus hepatotropos (VHB, VHC) y en caso de sospecha descartar deficiencia de DADA2.

Diagnóstico diferencial

Las lesiones propias de la PAN deben diferenciarse de las de otras entidades que también pueden dar estenosis y aneurismas arteriales como:

- Arterioesclerosis
- Enfermedad tromboembólica
- Fibrosis tras radiación
- Displasia fibromuscular
- Hipertensión maligna
- Infecciosas: endocarditis, VHB, VHC, VIH, aneurismas micóticos,
- Otras vasculitis inmuno-mediadas.

> **Defecto de DADA2 (adenosina desaminasa 2):**
>
> Debemos sospechar un defecto de DADA2 en pacientes con PAN que se comienzan con la clínica a una edad temprana, sobre todo cuando hay antecedentes familiares de PAN (en esta forma la presencia de ictus es mucho más frecuente que en la PAN).
>
> La presencia de antecedente de accidentes cerebrovasculares, con enfermedad resistente a los tratamientos estándar o cualquier paciente joven con accidentes cerebrovasculares inexplicables. Asocia:
>
> -Alteraciones hematológicas: Aplasia células rojas, hepatoesplenomegalia, anemia hemolítica o neutropenia autoinmune.
>
> -Alteraciones inmunológicas: Deficiencia de Ac, hipogammaglobulinemia, infecciones recurrentes
>
> El diagnóstico se basa en la confirmación genética del gen ADA2 o niveles bajos de actividad periférica de ADA2.

Tratamiento

El tratamiento de la PAN se ajustará según la gravedad de la afectación. Son ejemplos de afectación grave la presencia de mononeuritis múltiple, los infartos renales o la isquemia mesentérica o de extremidades.

El tratamiento de inducción se basa en los glucocorticoides (orales en las formas menos graves y con bolos iniciales en las más graves), con ciclofosfamida (en las formas más graves) u otros inmunosupresores como azatioprina, metotrexato o micofenolato mofetilo (en formas sin afectación de órgano vital). El tratamiento de mantenimiento se hará con azatioprina, metotrexato o micofenolato mofetilo, intentando no utilizar glucocorticoides o solo dosis ≤ 5 mg de prednisona, y durará al menos 18 meses tras conseguir la remisión.

En casos leves, solos cutáneos, se podría valorar hidroxicloroquina o colchicina.

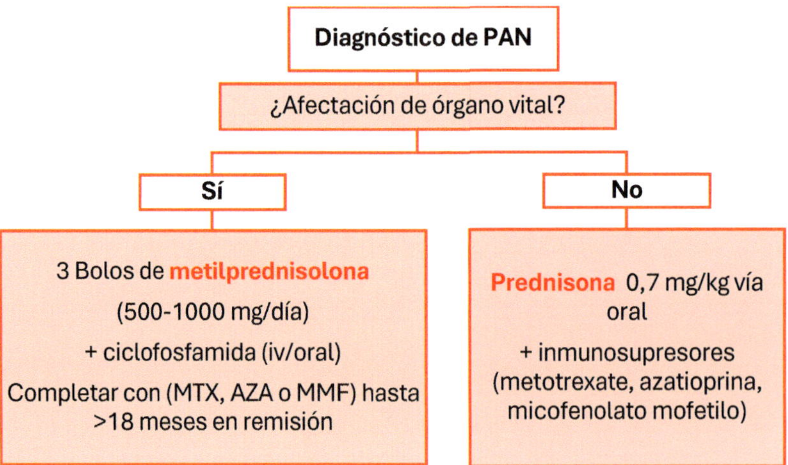

En el caso de la deficiencia de DADA2 se iniciaría tratamiento con Anti TNFα.

En el caso de la infección por VHB se trataría la infección.

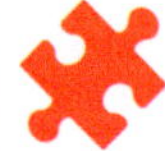

Recuerda

- → La PAN afecta a arterias medianas, respetando capilares y vasos sin capa muscular.
- → Se caracteriza por la presencia de eventos isquémicos por afectación de estos vasos de mediano calibre.
- → La presencia de micro aneurismas y estenosis segmentarias en las arterias es la imagen que da nombre a la enfermedad ("nodosa")
- → No tiene anticuerpos específicos.
- → La asociación con VHB debe investigarse siempre.
- → En niños o adultos jóvenes con fenotipo sugerente de PAN y signos neurológicos (ictus) o hematológicos, pensar en DADA2.

Enfermedad de Kawasaki

La enfermedad de Kawasaki es una vasculitis sistémica aguda que afecta predominantemente a niños menores de cinco años, siendo la principal causa de **cardiopatía adquirida en la infancia** en países desarrollados. Su incidencia es especialmente alta en Asia (0,25% de los niños en Japón), con predominio masculino y cierto componente estacional.

El inicio suele ser abrupto, con marcada irritabilidad. Se caracteriza por fiebre persistente con 5 o más días de duración, asociada a al menos cuatro de los siguientes hallazgos:

- → Conjuntivitis bilateral no purulenta
- → Cambios en labios y mucosa oral (como lengua en fresa)
- → Exantema polimorfo
- → Cambios en extremidades (edema, eritema y descamación)
- → Adenopatía cervical no supurativa

La complicación más grave es el desarrollo de **aneurismas coronarios** (en el 20-25% de los casos que no reciben tratamiento). Se debe instaurar tratamiento precoz. Los hallazgos de laboratorio incluyen leucocitosis, trombocitosis en fases subagudas, elevación de reactantes de fase aguda y transaminasas.

El tratamiento consiste en la administración precoz de:
- → **Inmunoglobulina intravenosa** (2 g/kg)
- → **Ácido acetilsalicílico** (dosis antiinflamatoria en fase aguda y luego antiagregante).
- → En casos resistentes se emplean glucocorticoides o anti-IL1.

El diagnóstico precoz y el seguimiento cardiológico son esenciales para evitar secuelas vasculares.

Vasculitis que afectan a pequeños vasos (ANCA)

Introducción

Las vasculitis de pequeños vasos comprenden un grupo heterogéneo de enfermedades inflamatorias que afectan predominantemente a arteriolas, vénulas y capilares. Son entidades infrecuentes, pero potencialmente graves, ya que pueden comprometer órganos vitales como el riñón, el pulmón o el sistema nervioso.

El conocimiento de sus mecanismos fisiopatológicos, manifestaciones clínicas y avances terapéuticos con la incorporación de nuevos fármacos ha evolucionado de forma notable en los últimos años.

El término engloba tanto a las vasculitis asociadas a anticuerpos anticitoplasma de neutrófilo (ANCA) como a otras enfermedades con características inmunopatológicas específicas, como la púrpura por IgA o la enfermedad anti-membrana basal glomerular. A pesar de su diversidad, comparten un patrón común que es la inflamación necrosante de vasos pequeños.

Etiología

Las vasculitis de pequeños vasos son enfermedades autoinmunes, muchas veces desencadenadas por factores ambientales en individuos genéticamente predispuestos. Entre los factores implicados se incluyen:

- Infecciones (Ejemplo: la hepatitis C en la púrpura crioglobulinémica).
- Exposición a fármacos o toxinas.
- Enfermedades sistémicas asociadas (lupus, artritis reumatoide).
- Factores genéticos (HLA-DPB1 en granulomatosis con poliangitis).

En las vasculitis asociadas a ANCA, los anticuerpos ANCA desempeñan un papel fundamental al activar neutrófilos y dañar el endotelio, desencadenando inflamación y necrosis vascular.

Presentación clínica

Las manifestaciones clínicas son muy variables y dependen tanto del tipo específico de vasculitis como del órgano afectado. Es crucial una evaluación sistemática de los distintos órganos y sistemas para identificar el compromiso orgánico. Son afectaciones sugerentes de afectación de pequeño vaso:

Órgano o sistema	Manifestaciones frecuentes
Síntomas generales	Fiebre, pérdida de peso, astenia
Renal	Glomerulonefritis rápidamente progresiva (hematuria, hematíes dismórficos, proteinuria, deterioro de función renal)
Pulmonar	Hemoptisis, hemorragia alveolar, disnea, tos Nódulos (en GPA/EGPA), infiltrados (MPA, Goodpasture)
Otorrinolaringológico	Sinusitis crónica, costras nasales, perforación septal, otitis media recurrente (en GPA) Estenosis traqueal
Sistema nervioso	Mononeuritis múltiple, polineuropatía, afectación de pares craneales (GPA/EGPA)
Cutáneo	Púrpura palpable, livedo reticularis, nódulos subcutáneos, úlceras
Digestivo	Dolor abdominal, sangrado (menos frecuente)
Ocular	Escleritis, uveítis, pseudotumor orbitario

Las principales entidades serían:

Granulomatosis con poliangitis (GPA) (Asociada con ANCA)

Caracterizada por la presencia de granulomas necrosantes. Afecta al tracto respiratorio superior (sinusitis, perforación tabique, deformidad en silla de montar

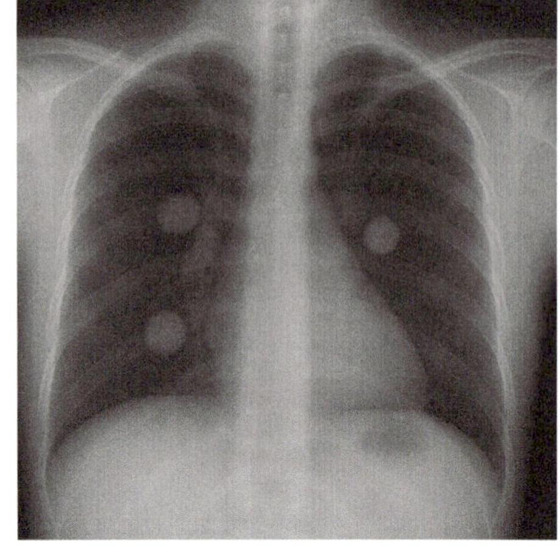

de la nariz , otitis) [90%], al inferior (nódulos pulmonares que pueden cavitarse) [50-80%] y al sistema renal (glomerulonefritis) [80%]. Las manifestaciones ORL pueden preceder al resto de síntomas. Es habitual la afectación cutánea en forma de púrpura palpable, nódulos cutáneos, úlcera o isquemia [50%]. Hay artralgias o artritis no erosiva simétrica en un 30% de pacientes. En un 30-60% de los casos presenta afectación ocular (conjuntivitis, epiescleritis, escleritis o tumor orbitario).

El ANCA típico es el citoplasmático con Ac frente a proteinasa 3 [90% en formas renales, 70% en el resto]. Son frecuentes las recidivas en pacientes PR3 positivos.

Afecta a pacientes jóvenes o de edad media (40-50 años) sin diferencias entre sexos.

Granulomatosis eosinofílica con poliangitis (EGPA) (Asociada con ANCA)

Caracterizada por infiltrado eosinofílico y vasculitis necrosante. Puede presentar granulomas. Se asocia a antecedentes de asma de difícil control (puede preceder en décadas la afectación vasculítica) [≅100%], sinusitis crónica y eosinofilia periférica marcada. Suele afectar el pulmón [70%] Las fases clínicas incluyen una fase alérgica (asma), una eosinofílica (con infiltrados pulmonares migratorios) y una donde predominan las lesiones vasculíticas. Puede haber afectación cardíaca y neurológica (frecuente la afectación del sistema nervioso periférico) [60%]. No se afecta el riñón. Es habitual la afectación cutánea en forma de púrpura palpable o nódulos cutáneos [40-70%]. Hay artralgias o artritis no erosiva simétrica en entre un 20 y 50% de pacientes. Puede dar afectación cardíaca, con miocardiopatía restrictiva por infiltración eosinofílica.

El ANCA típico es el periférico con Ac frente a mieloperoxidasa. Más de la mitad de los pacientes son ANCA negativo.

Poliangitis microscópica (MPA) (Asociada con ANCA)

Sin granulomas en la biopsia. Las afectaciones típicas son la renal (glomerulonefritis) [90%] y en mucha menor medida la pulmonar (alveolitis, sin nódulos) [10-20%]. No se afectan las vías respiratorias superiores ni ocular. Puede presentar afectación del sistema nervioso periférico (mononeuritis múltiple) [20%]. Es habitual la afectación cutánea en forma de púrpura palpable [30%]. Puede haber artralgias y mialgias pero es muy infrecuente la artritis.

El ANCA característico es el periférico con Ac frente a mieloperoxidasa [75%].

Son pacientes más mayores (>60 años), algo más frecuente en varones.

Vasculitis IgA, (Asociada con inmunocomplejos, no presenta ANCA)

Caracterizada por la tétrada de púrpura palpable (principalmente en extremidades inferiores), artralgias, glomerulonefritis con hematuria y afectación digestiva (dolor abdominal por vasculitis gastrointestinal, sangrado digestivo). En la biopsia renal destaca la presencia de depósitos de IgA en el mesangio. Más frecuente en niños y jóvenes, aunque puede verse en adultos.

Púrpura crioglobulinémica, (Asociada con inmunocomplejos, no presenta ANCA)

Asociada fuertemente con la infección por VHC. Se caracteriza por lesiones cutáneas fundamentalmente distales (zonas más frías), neuropatía periférica (mononeuritis múltiple), fenómeno de Raynaud y glomerulonefritis membranoproliferativa. se presenta con púrpura palpable, neuropatía periférica (mononeuritis múltiple). Las crioglobulinas son inmunocomplejos que precipitan con el frío y pueden detectarse en suero.

Nota:

Para detectar **crioglobulinas** del suero del paciente es necesario mantener el tubo de sangre a temperatura cercana a la del cuerpo humano desde la extracción hasta su análisis en el laboratorio. Si esto no se hace así, las crioglobulinas precipitan en el tubo y no pueden detectarse. Para conseguirlo basta con meter el tubo en un vaso con agua templada al extraerlo y llevarlo a continuación al laboratorio que estará esperándolo para procesarlo de forma inmediata.

Enfermedad anti-membrana basal glomerular (Asociada con inmunocomplejos, Anticuerpos anti-membrana basal glomerular)

La presencia de hemorragia pulmonar y glomerulonefritis rápidamente progresiva nos debe hacer solicitar Ac anti-membrana basal glomerular para poder diagnosticar esta entidad (síndrome de Goodpasture). El diagnóstico se basa en la detección de Ac anti-membrana basal glomerular en suero y en la biopsia renal con depósitos lineales de IgG.

Vasculitis urticarial hipocomplementémica (Asociada con inmunocomplejos, Anticuerpos frente a complemento 1q)

A diferencia del resto de vasculitis donde el complemento está normal o incluso aumentado, en la vasculitis urticarial hipocomplementémica el complemento está disminuido. Presenta urticaria persistente (más de 6 meses) no pruriginosa, y fenómenos de vasculitis cutánea, fiebre, artralgias, conjuntivitis o afectación renal leve. Los Ac anti-C1q caracterizan a la enfermedad.

Vasculitis asociadas con ANCA (GPA, EGPA y MPA)

Diagnóstico (Diferenciar las tres entidades)

Una presentación clínica sugerente, la elevación de reactantes de fase aguda y la presencia de Ac establecen la sospecha clínica de vasculitis. Tras esto, la prueba diagnóstica de referencia en las vasculitis es la demostración en la biopsia de fenómenos de inflamación vascular.

Se realizarán biopsias de los tejidos afectos:

- Cutánea
- Pulmonar o en vías respiratorias altas (ORL)
- Renal
- Nervio periférico (sensitivo).

En la biopsia renal se detecta glomerulonefritis focal con inmunofluorescencia negativa, a diferencia de otras entidades como las vasculitis IgA, las asociadas con Ac anti-membrana basal glomerular o la nefritis lúpica donde la inmunofluorescencia positiva es parte del diagnóstico. En la piel también se verá vasculitis de pequeños vasos sin depósitos inmunes.

Criterios diagnósticos

En 2022 ACR/EULAR establecieron una serie de criterios diagnósticos para las vasculitis asociadas con ANCA donde el tipo de ANCA es clave en la diferenciación.

GPA	Diagnóstico de vasculitis (pequeño o mediano vaso) + ≥ 5 puntos
Criterios clínicos	
3 puntos	Afectación nasal, sangrado nasal, úlceras, costras, congestión, sensación de ocupación, defecto septal o perforación
2 puntos	Afectación cartílagos (pabellón auricular o nariz, voz cavernosa, estridor, afectación bronquios o tráquea, nariz en silla de montar)
1 punto	Sordera de conducción o neurosensorial
Criterios de laboratorio, imagen o biopsia	
5 puntos	ANCA positivos, cANCA o anti PR3
2 puntos	Nódulos pulmonares, masas o cavitaciones en prueba de imagen
2 puntos	Biopsia: granuloma, o inflamación granulomatosa o células gigantes
1 punto	Afectación senos nasal o paranasales o mastoiditis en imagen
1 punto	Biopsia renal: glomerulonefritis pauciinmune.
-1 punto	ANCA positivos, pANCA o anti MPO
-4 puntos	Eosinofilia ≥ 1 x 10^9/litro

EGPA	Diagnóstico de vasculitis (pequeño o mediano vaso) + ≥ 6 puntos
Criterios clínicos	
3 puntos	Trastorno obstructivo de la vía aérea
3 puntos	Poliposis múltiple
1 punto	Mononeuritis múltiple
Criterios de laboratorio, imagen o biopsia	
5 puntos	Eosinofilia ≥ 1 x 10^9 /litro
2 puntos	Biopsia: eosinófilos extravasculares en la inflamación
-3 puntos	ANCA positivos, cANCA o anti PR3
-1 punto	Hematuria

MPA	Diagnóstico de vasculitis (pequeño o mediano vaso) + ≥ 5 puntos
Criterios clínicos	
-3 punto	Afectación nasal, sangrado nasal, úlceras, costras, congestión, sensación de ocupación, defecto septal o perforación
Criterios de laboratorio, imagen o biopsia	
6 puntos	ANCA positivos, pANCA o anti MPO
3 puntos	Rx o TC tórax con afectación pulmonar intersticial o fibrosis
3 puntos	Biopsia: glomerulonefritis pauciimune
-1 punto	ANCA positivos, cANCA o anti PR3
-4 puntos	Eosinofilia $\geq 1 \times 10^9$ /litro

Las principales diferencias entre las tres entidades se resumen en este cuadro:

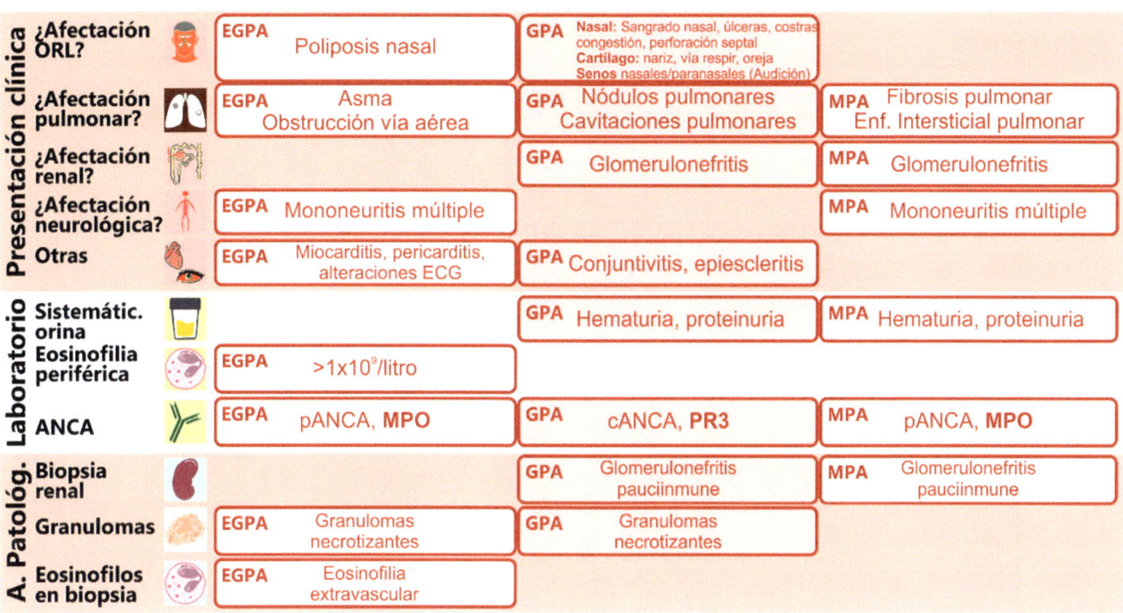

Pronóstico

El pronóstico ha mejorado notablemente en las últimas décadas, gracias al diagnóstico precoz y a los avances terapéuticos. Sin tratamiento, la mortalidad de las formas más graves, con afectación reno pulmonar supera el 90% a los dos años.

Son factores de mal pronóstico:

- Insuficiencia renal al diagnóstico o esclerosis en la biopsia renal.
- Mayor riesgo de progresión a enfermedad renal crónica en anti MPO.
- Hemorragia alveolar.
- Recaídas frecuentes (más frecuentes con Ac anti PR3 y en GPA).
- Mayor edad al diagnóstico.
- Retraso en el inicio del tratamiento.

Tratamiento

Para la decisión de tratamiento se valora la afectación o no de órganos vitales y la gravedad de esta:

a) Vasculitis localizadas sin afectación de órgano vital (GPA con afectación ORL, sin afectación sistémica)
b) Vasculitis generalizada sin amenaza vital (afectación articular o cutánea, síntomas constitucionales)
c) Vasculitis generalizada con amenaza vital
  a. Glomerulonefritis
  b. Hemorragia alveolar
  c. Vasculitis cerebral o neuropatía periférica o afectación par craneal
  d. Pseudotumor orbitario o escleritis
  e. Sangrado digestivo por vasculitis
  f. Miocarditis o pericarditis

El tratamiento para la inducción de elección en los casos de afectación de órganos vitales son los glucocorticoides a dosis altas y la inhibición de los linfocitos CD-20 con rituximab. Se puede valorar añadir avacopan (un antagonista del receptor del complemento C5a) para reducir el uso de glucocorticoides. La ciclofosfamida es una alternativa de tratamiento en estos casos, pero los estudios más recientes la posicionan como segunda opción frente a rituximab. Debido a que el rituximab tarda meses en comenzar a ser efectivo, algunos autores proponen el uso de uno o dos ciclos de ciclofosfamida intravenosa al inicio del tratamiento, combinados con el rituximab en la fase de inducción, para acelerar la respuesta inicial.

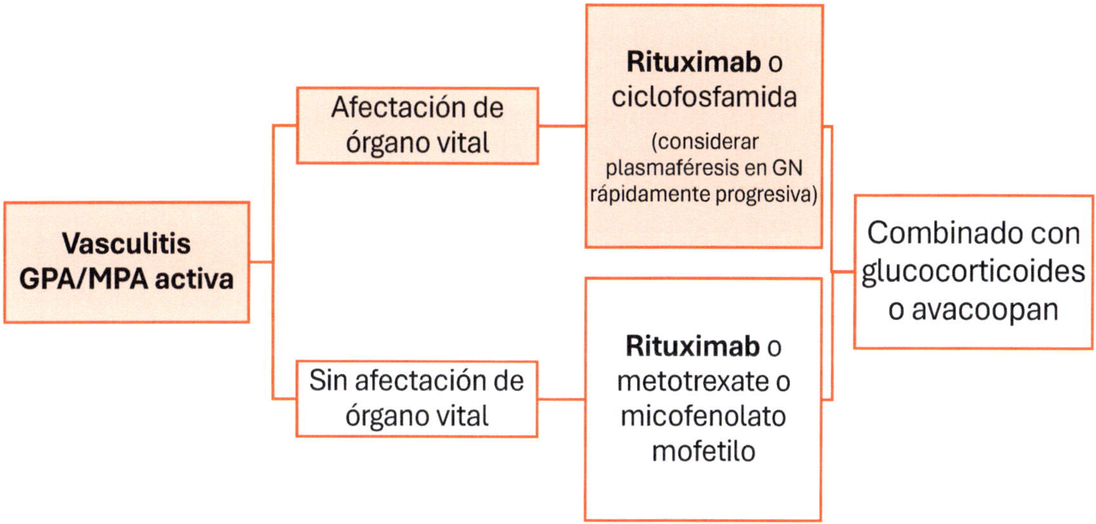

En la afectación localizada el uso de glucocorticoides y metotrexato suele ser la opción más habitual, aunque algunos autores también recomiendan el uso de rituximab.

En el mantenimiento se utiliza también rituximab, con administración cada 4-6 meses. La azatioprina o el metotrexato serían alternativas para el mantenimiento. El tratamiento sería durante un mínimo de 2 a 4 años.

En la EGPA se utiliza mepolizumab, un anti-IL5, en casos de asma eosinofílica refractaria.

	Recuerda
→ Las vasculitis de vasos pequeños incluyen las AAV (GPA, EGPA, MPA) y otras entidades con inmunopatología definida como la vasculitis por IgA y la enfermedad anti-MBG. → El ANCA es clave en el diagnóstico y clasificación de las AAV, aunque puede estar ausente en algunos casos. → Las manifestaciones clínicas son multisistémicas; el compromiso renal y pulmonar determina la gravedad. → El tratamiento de elección en la mayoría de los escenarios es rituximab → En las guías de 2022 se han incorporado avacopan en casos graves y mepolizumab en EGPA → El diagnóstico precoz y el tratamiento de inducción intensivo han mejorado notablemente el pronóstico de estas entidades.

Otras vasculitis (Behçet)   *[atención, no escribir Be**ç**het]*

La enfermedad de Behçet es una vasculitis sistémica crónica de etiología desconocida que puede afectar vasos de cualquier calibre y tipo, tanto arterias como venas. Su prevalencia es mayor en la región del Mediterráneo oriental y Asia Central (antigua "ruta de la seda"), con una mayor incidencia en varones jóvenes.

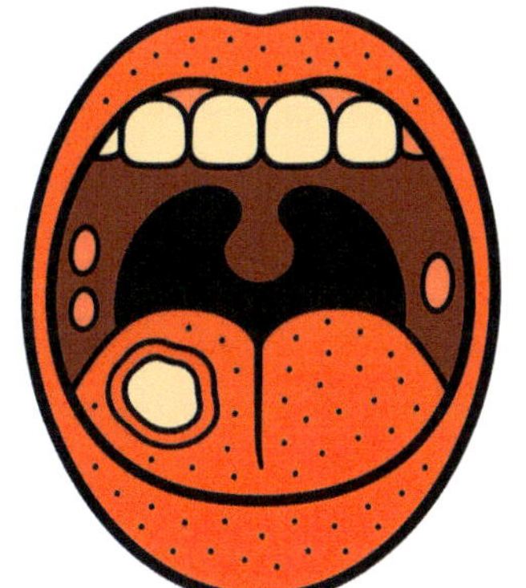

El hallazgo clínico más constante son las **úlceras orales recurrentes**, **dolorosas** y de bordes bien definidos. Pueden acompañarse de úlceras **genitales**.

Presentan lesiones cutáneas tipo **pseudofoliculitis** o **eritema nodoso** .

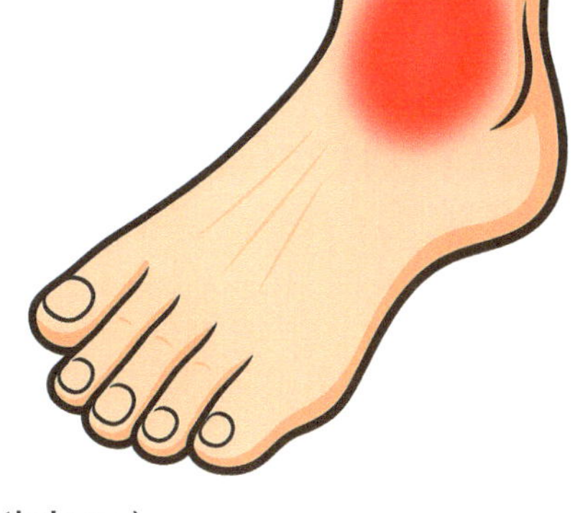

Asocian afectación ocular (**uveítis** anterior o posterior o **vasculitis** retiniana).

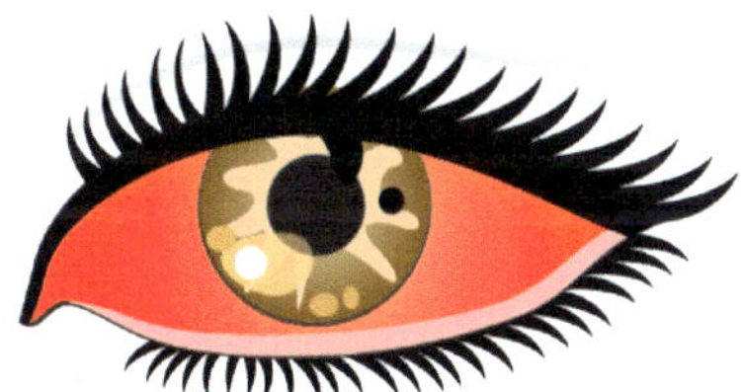

En algunos pacientes se presentan manifestaciones **articulares** (artritis no erosiva), **neurológicas [neuroBehçet]** (formas parenquimatosas, 80%, con inflamación del sistema nervioso central-meningoencefalitis, o trombosis venosa cerebral, 20%) o vasculares, con tendencia a **trombosis venosa profunda** [son inflamatorias a diferencia de las trombosis habituales] y aneurismas arteriales, especialmente en pulmonar.

No existe una prueba diagnóstica específica; el diagnóstico es clínico y se apoya en signos característicos como las úlceras orales o genitales, las lesiones cutáneas, la prueba de patergia (específico de la enfermedad pero es poco frecuente que sea positivo en nuestro medio).

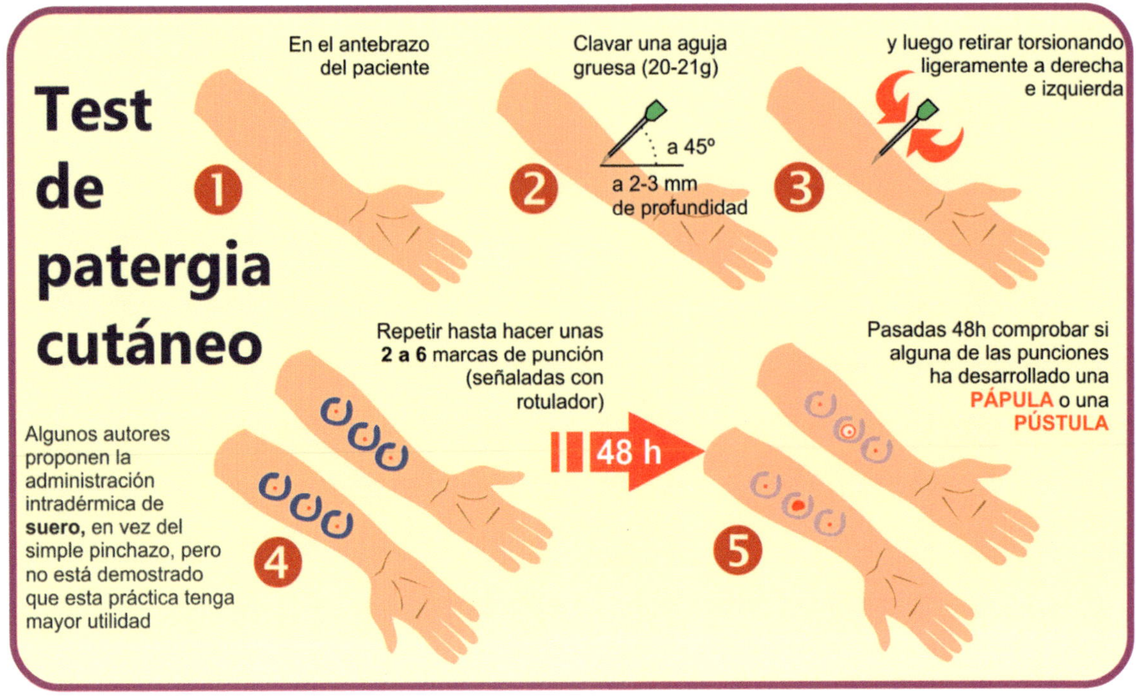

Es habitual la presencia de HLA-B5, sobre todo el alelo HLA-B51, pero ni es diagnóstico ni es patognomónico. Entre el 40 y 65% de los Behçet NO presentan HLA-B5, siendo más positivos en zonas de alta prevalencia de Behçet, como Turquía, Irán, Japón o países del Mediterráneo oriental. La gran mayoría de los HLA-B5 positivos, que en algunas zonas del mundo como Turquía representan un 22-28% de la población total, nunca desarrollarán un Behçet. En España entre un 6 y 9% de la población tiene HLA-B5.

Criterios clasificatorios (2006) del grupo International Criteria for Behçet's Disease (ICBD)

Manifestación clínica	Puntuación
Úlceras orales recurrentes *(al menos 3 en 12 meses)*	2 puntos
Úlceras genitales recurrentes	2 puntos
Lesiones oculares (uveitis, vasculitis retiniana)	2 puntos
Lesiones cutáneas (eritema nodoso o pseudofoliculitis)	1 punto
Test de patergia	1 punto
Afectación del sistema nervioso central	1 punto
Afectación vascular (flebitis, trombosis venosa, trombosis arterial, aneurismas arteriales).	1 punto

Se requiere un total de ≥ 4 puntos para clasificar como enfermedad de Behçet.

Existen otros criterios de 1990 del International Study Group (ISG) que también son ampliamente utilizados.

El tratamiento depende de la afectación orgánica: colchicina y corticoides para formas mucocutáneas o articulares, azatioprina o anti-TNFα en casos oculares o neurológicos, y ciclofosfamida en vasculitis grave. Las trombosis, al ser inflamatorias y casi nunca requieren tratamiento anticoagulante, siendo su principal tratamiento el inmunosupresor. Los anticoagulantes no están indicados de forma sistemática y pueden ser contraproducentes si hay aneurismas arteriales (como en pulmón), ya que aumentan el riesgo de hemorragia catastrófica.

El curso es crónico y recurrente, con remisiones y exacerbaciones. El control precoz de la inflamación reduce el riesgo de secuelas graves.

El tratamiento es a largo plazo con al menos 18 a 24 meses de inmunosupresión en formas graves dejando algún inmunosupresor tratando de suspender o dejar en mínima dosis los glucocorticoides.

Otras vasculitis (infrecuentes)

Nombre	Tipo de vaso afecto	
Cogan	Pequeños vasos (capilares de oído y ojo)	Queratitis intersticial no sifilítica + hipoacusia neurosensorial ± síntomas vestibulares (vértigo) Niños y adultos jóvenes
Eales	Pequeñas venas retinianas	Vasculitis retiniana idiopática con hemorragias, exudados, desprendimiento de retina y riesgo de neovascularización Afecta varones jóvenes (India, relacionado con la tuberculosis)
Susac	Pequeños vasos de cerebro, retina y oído interno	Tríada clásica: • Encefalopatía (por pequeños infartos- lesión típica en RM en cuerpo calloso) • Oclusiones arteriolares retinianas • Pérdida auditiva neurosensorial Afecta a mujeres jóvenes

Historia clínica

Un adolescente de 16 años, sin antecedentes médicos destacables, consulta por dolor abdominal intermitente de 48 horas de evolución, de tipo cólico, que empeora tras las comidas. No ha tenido fiebre ni vómitos. Tampoco diarrea.

Desde hace una semana presenta molestias articulares en rodillas y tobillos, sin signos inflamatorios evidentes.

En las últimas 24 horas ha notado la aparición de lesiones violáceas simétricas en cara posterior de ambas piernas, que no desaparecen a la vitropresión.

El paciente niega antecedentes de infecciones recientes, aunque refiere haber tenido un cuadro catarral leve hace 10 días. No toma medicación habitual. Vacunación al día. No antecedentes familiares de enfermedades inmunológicas.

La exploración física muestra buen estado general, abdomen blando con dolor a la palpación profunda en flanco derecho y sin signos de irritación peritoneal. Las lesiones cutáneas son purpúricas, no dolorosas ni pruriginosas, con distribución gravitacional. Pulsos periféricos conservados, sin edemas. Resto de la exploración normal.

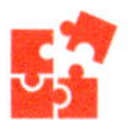 **Identifica la vasculitis**

→ ¿Qué vasculitis te parece la más probable en este caso? (ten en cuenta la edad del paciente y las manifestaciones clínicas predominantes)

→ ¿Qué prueba diagnóstica te ayudaría a completar mejor tu diagnóstico? (sistemático de orina, algún tipo de Ac, biopsia cutánea)

→ ¿Qué otras entidades deberías considerar en el diagnóstico diferencial? (infecciosas, autoinflamatorias)

Caso clínico 5.2: Identifica la vasculitis

Historia clínica

Un varón de 51 años, fumador activo de 20 cigarrillos/día, acude por epistaxis intermitente, rinorrea purulenta persistente y dolor facial desde hace tres meses. Añade pérdida de olfato y sensación de taponamiento nasal bilateral.

En las últimas dos semanas ha desarrollado tos seca con hemoptisis leve, disnea progresiva y fiebre no cuantificada. En la exploración se aprecian costras nasales y deformidad incipiente del dorso nasal.

No refiere contacto con tuberculosis ni viajes recientes. No antecedentes familiares de enfermedades inmunológicas.

Ha recibido varios ciclos de antibióticos por sospecha de sinusitis sin mejoría.

La auscultación pulmonar revela crepitantes en ambas bases, sin ruidos adventicios superiores. TA 135/75 mmHg. Hay lesiones ulceradas en mucosa oral y úlceras lineales en paladar blando. Neurológicamente está orientado, sin signos meníngeos. Abdomen y extremidades sin hallazgos. No edemas, no púrpura. No antecedentes personales conocidos de enfermedad autoinmune.

 **Identifica la vasculitis**

→ ¿Qué vasculitis te parece la más probable en este caso? (ten en cuenta la las manifestaciones clínicas predominantes y la afectación ORL)

→ ¿Tiene algún papel en este caso la presencia o ausencia de eosinofilia?

→ Si hicieras una biopsia ORL ¿Qué lesión crees que encontrarías?

→ ¿Qué otras entidades deberías considerar en el diagnóstico diferencial? (infecciosas-bacterianas/Fúngicas, neoplásicas-solidas/hematológicas, otras enfermedades autoinmunes con afectación del cartílago, tóxicos)

Caso clínico 5.3: Identifica la vasculitis

Historia clínica

Un joven de 25 años, natural de Filipinas, consulta por mareo. En la anamnesis dirigida comenta que nota debilidad en el brazo izquierdo al realizar tareas cotidianas como peinarse o cargar bolsas, pero no en el derecho. Refiere astenia progresiva, sudoración nocturna y pérdida de peso no intencionada (5 kg en 2 meses).

Ha presentado varios episodios de palpitaciones y dolor torácico atípico.

Niega antecedentes médicos previos y no toma medicación de forma habitual. No es fumadora ni refiere consumo de tóxicos. Sin antecedentes familiares relevantes.

En la exploración destaca la disminución del pulso radial y braquial izquierdo. Se ausculta un soplo en fosa supraclavicular izquierda. TA 118/74 mmHg en brazo derecho y 70/40 en el izquierdo. Pulsos femorales conservados. La paciente presenta palidez conjuntival leve y refiere disnea de esfuerzo reciente. Fondo de ojo con signos compatibles con hipertensión intracraneal leve. No se evidencian lesiones cutáneas ni úlceras. Resto de la exploración neurológica y abdominal sin hallazgos relevantes.

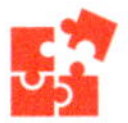 **Identifica la vasculitis**

→ ¿Qué vasculitis te parece la más probable en este caso? (ten en cuenta la edad del paciente y los datos clave de la exploración)

→ ¿Qué prueba diagnóstica de imagen te ayudaría a completar mejor tu diagnóstico? ¿Se podría realizar una biopsia del órgano afecto?

→ ¿Qué otras entidades deberías considerar en el diagnóstico diferencial? (alteraciones congénitas, infecciosas, metabólicas, mecánicas)

Caso clínico 5.4: Identifica la vasculitis

Historia clínica

Una mujer de 58 años, con antecedente de hepatitis C crónica diagnosticada hace 10 años, que no fue tratada, acude por aparición de púrpura no palpable en miembros inferiores, acompañada de fatiga marcada, artralgias en pequeñas articulaciones y sensación de hormigueo en pies. Relata que el cuadro ha progresado lentamente en el último mes.

Desde hace dos semanas ha notado hinchazón progresiva en tobillos y dificultad para calzarse. La paciente refiere además sensación de quemazón en dedos de las manos y pérdida de fuerza para abrir botes.

Sin antecedentes de consumo de fármacos recientes ni viajes. Vive sola. No es fumadora.

En la exploración se observa livedo reticularis en ambas piernas y edema leve maleolar bilateral. TA 150/95 mmHg. No fiebre. Mucosas húmedas, sin lesiones orales. En la exploración neurológica destaca hipoestesia distal en ambas piernas, con reflejos disminuidos. Abdomen blando, sin visceromegalias. No lesiones articulares inflamatorias objetivables.

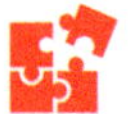 **Identifica la vasculitis**

→ ¿Qué vasculitis te parece la más probable en este caso? (ten en cuenta los antecedentes las manifestaciones clínicas predominantes)

→ ¿Qué prueba diagnóstica te ayudaría a completar mejor tu diagnóstico? (sistemático de orina, algún tipo de Ac, biopsia cutánea)

→ ¿Qué otras entidades deberías considerar en el diagnóstico diferencial? (infecciosas-bacterianas/víricas, autoinmunes)

Caso clínico 5.5: Identifica la vasculitis

Historia clínica

Un varón de 34 años, de origen tunecino, consulta por dolor ocular derecho intenso, con visión borrosa, fotofobia y lagrimeo.

En los últimos años ha presentado múltiples episodios de úlceras orales dolorosas que se resuelven espontáneamente en unos días. Además, desde hace 3 meses ha notado lesiones genitales similares a las bucales, indoloras pero recurrentes.

Relata además episodios de artralgias en rodillas y tobillos, sin inflamación aparente.

En la anamnesis dirigida refiere que un hermano presenta también úlceras orales recurrentes. No toma medicación habitual, no ha tenido infecciones recientes ni cambios de pareja

En la exploración presenta uveítis anterior con hiperemia ciliar y células en cámara anterior. Se observan úlceras en la mucosa yugal y una lesión cicatricial en el escroto. TA 125/75 mmHg. No lesiones cutáneas evidentes ni signos de vasculitis en extremidades. Exploración neurológica normal. Auscultación cardíaca y pulmonar sin hallazgos. Abdomen blando. Sin fiebre.

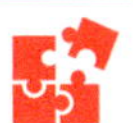 **Identifica la vasculitis**

→ ¿Qué vasculitis te parece la más probable en este caso? (ten en cuenta el origen del paciente y las manifestaciones clínicas predominantes)

→ ¿Qué prueba diagnóstica te ayudaría a completar mejor tu diagnóstico? (sistemático de orina, algún tipo de Ac, biopsia cutánea, HLA)

→ ¿Qué otras entidades deberías considerar en el diagnóstico diferencial? (infecciosas-vírica, autoinmunes, autoinflamatorias)

Caso clínico 5.6: Identifica la vasculitis

Historia clínica

Mujer de 72 años que consulta por cefalea de nueva aparición, pulsátil y localizada en la región temporal derecha, acompañada de hipersensibilidad del cuero cabelludo al peinarse. Desde hace tres semanas ha notado dificultad creciente para comer alimentos sólidos por que se cansa al masticar repetidamente.

Refiere astenia, febrícula vespertina y pérdida de 3 kg en el último mes.

En la anamnesis dirigida refiere antecedentes de hipertensión controlada y dislipemia. No es fumadora. Sin antecedentes familiares relevantes.

En la exploración física presenta palidez, pulso temporal derecho disminuido y doloroso a la palpación, sin signos meníngeos ni focalidad neurológica. Relata visión borrosa transitoria en el ojo derecho en los dos últimos días. Presenta soplo sistólico sobre la carótida derecha. No fiebre en el momento de la exploración. La auscultación cardíaca y pulmonar es normal. El abdomen es blando, sin visceromegalias. Extremidades sin edemas ni lesiones cutáneas. TA 135/80 mmHg, pulso regular. En la anamnesis dirigida refiere antecedentes de hipertensión controlada y dislipemia. No fumadora. No antecedentes familiares relevantes.

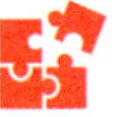 **Identifica la vasculitis**

→ ¿Qué vasculitis te parece la más probable en este caso? (ten en cuenta la edad del paciente y las manifestaciones clínicas predominantes)
→ ¿Te extrañaría si la paciente refiriese dolorimiento en cinturas?
→ ¿Qué prueba de imagen te ayudaría a completar mejor tu diagnóstico?
→ ¿Qué otras entidades deberías considerar en el diagnóstico diferencial? (neoplasias, neurológico)

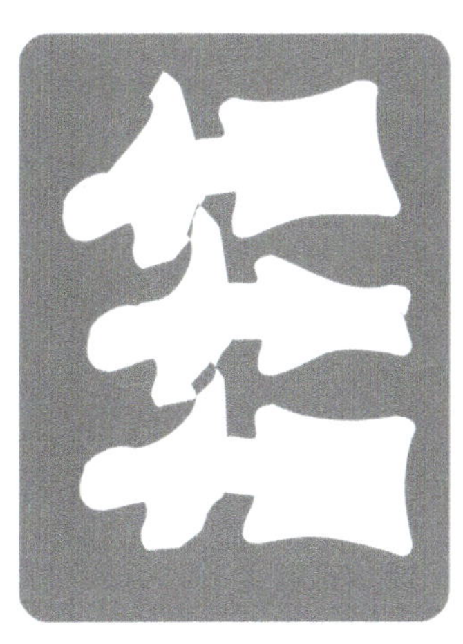

Bloque 4.

Enfermedades metabólicas o degenerativas

1. Artrosis u osteoartritis

	**¿Qué sabes de la artrosis u osteoartritis?**

→ ¿Por qué utilizamos el término osteoartritis si en principio parece tratarse de una enfermedad degenerativa y no inflamatoria?

→ ¿Qué mecanismos biológicos explican que el dolor en la artrosis no se corresponda siempre con la gravedad radiológica?

→ ¿Qué intervenciones han demostrado beneficios claros en el tratamiento de la artrosis de rodilla?

→ ¿Qué hallazgos son necesarios en una radiografía para establecer el diagnóstico de artrosis?

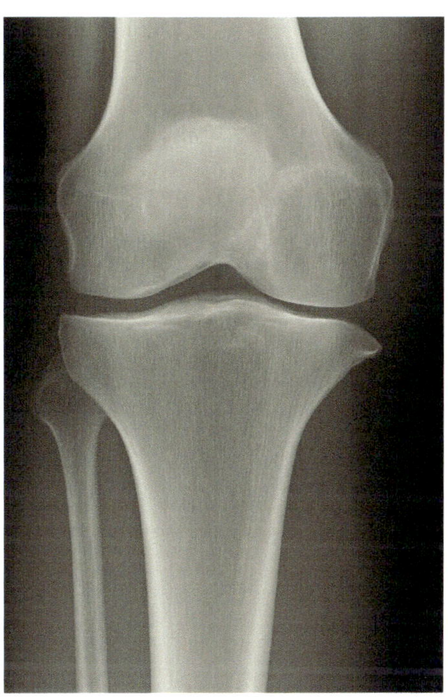

Introducción

La artrosis (también conocida como osteoartritis en la literatura anglosajona) es la enfermedad articular más frecuente en la población general y una causa habitual de discapacidad y pérdida de calidad de vida, especialmente en personas mayores.

El término osteoartritis ha generado debate, ya que el sufijo "-itis" implica inflamación. Tradicionalmente se ha considerado la artrosis una enfermedad degenerativa del cartílago articular. Sin embargo, hoy sabemos que su patogenia es más compleja e incluye fenómenos inflamatorios de baja intensidad que afectan a todos los componentes de la articulación. En la artrosis existe una activación de la inmunidad innata, con producción local de citocinas proinflamatorias, óxido nítrico y metaloproteinasas, que contribuyen a la degradación progresiva del cartílago. Así, aunque las articulaciones afectas no cursan con los signos clínicos clásicos de inflamación, sí existe un componente inflamatorio subclínico.

Epidemiología

La artrosis afecta a más del 10% de la población mayor de 60 años, y su prevalencia aumenta exponencialmente con la edad. Es más frecuente en mujeres, especialmente tras la menopausia, y en personas con sobrepeso, obesidad o antecedentes familiares. Las articulaciones más afectadas son:

- Rodillas
- Caderas
- Columna cervical y lumbar
- Pies (primer dedo)
- Manos (primer dedo, interfalángicas distales y proximales)

La artrosis constituye una de las principales causas de incapacidad laboral y representa un elevado consumo de recursos en la atención primaria de salud.

Etiología y fisiopatología

Aunque la artrosis se considera una enfermedad degenerativa, su fisiopatología incluye los siguientes mecanismos catabólicos e inflamatorios:

- Degradación del cartílago articular por metaloproteinasas, colagenasas y otras enzimas.
- Respuesta inflamatoria local leve con activación de la inmunidad innata, producción de IL-1, IL-6, IL-17 y TNF-α.
- Cambios en el hueso subcondral, con esclerosis y formación de osteofitos.
- Alteraciones en la sinovial y el líquido sinovial, con pérdida de la función lubricante.
- Debilitamiento de músculos y ligamentos adyacentes.

Todas las estructuras articulares están involucradas en la artrosis: a) cartílago (condrocitos), b) tejido sinovial (ácido hialurónico), c) hueso subcondral, d) ligamentos, e) músculos y f) tendones, aunque el cartílago es el principal tejido diana. El cartílago presenta modificaciones de la matriz extracelular y en los condrocitos. También hay anomalías de ligamentos y meniscos, del hueso subcondral, del hueso nuevo formado (osteofito), se describen lesiones en el tejido muscular o la sinovial. En el cartílago solo hay un tipo celular, los condrocitos, que normalmente permanecen quiescentes, pero en la osteoartritis aceleran su actividad, proliferan y forman grupos (clústeres). Algunas células pasan a ser hipertróficas. Este aumento de la actividad da lugar a la degradación y pérdida de la matriz debido a las proteasas activadas por la citocinas proinflamatorias que activan aún más a los condrocitos para liberar nuevas citocinas y proteasas. La afectación de cartílago tiene escasa recuperación ya que es un tejido no vascularizado y no inervado, cuya nutrición se obtiene principalmente por difusión del hueso subcondral y del líquido sinovial. Una vez degradado no es reemplazado. Finalmente los condrocitos mueren en las áreas más degradadas. Esta afectación del cartílago hace que el hueso subcondral engruese (esclerosis), formándose además hueso nuevo en los bordes de la articulación (osteofitos). Es muy infrecuente la presencia de erosiones óseas.

A diferencia de la artritis reumatoide, donde el proceso comienza en la sinovial, en el caso de la artrosis se produce una sinovitis de baja intensidad de forma reactiva.

Los factores etiológicos pueden agruparse en sistémicos y locales:

Tipo	Factores
Sistémicos no modificables	– Edad (es el factor más importante, cuanta mayor edad, mayor riesgo de artrosis) – Sexo femenino (más frecuente manos, pies, rodillas) – Genética (poliartrosis de las manos, gonartrosis, coxartrosis).
Sistémicos modificables	– Obesidad (sobre todo en rodilla) – Déficit de vitamina D.
Locales anatómicos	– Alineación articular – Dismetrías – Fuerza muscular.
Locales por sobreuso	– Traumatismos – Uso repetitivo – Deportes de impacto.

La relación de la actividad con la actividad física es dual, por cuanto la actividad física moderada protege del desarrollo de la artrosis (mantiene la fuerza, estructura y funcionalidad de la articulación), pero la actividad muy intensa puede desarrollar desgaste articular.

Presentación clínica

El síntoma cardinal de la artrosis es el dolor de características mecánicas:

Características	Dolor mecánico	Dolor inflamatorio
Reposo	Mejora con el reposo	Empeora con el reposo
Actividad	Aumenta con el uso o la carga articular	Mejora con la actividad
Rigidez	Ausente o matutina, de menos de 30 minutos	Habitual, de más de 30 minutos de duración
Máxima molestia	Final del día	Al despertar o durante la noche
Inicio de los síntomas	Insidioso, en meses o años de evolución	Puede ser insidioso o puede ser agudo

Características	Dolor mecánico	Dolor inflamatorio
Bloqueo tras inactividad	Puede haber rigidez breve o gelificación	Marcada si ha estado un tiempo prolongado en reposo
Inflamación local	No hay signos de inflamación	Signos de inflamación (tumefacción blanda, eritema, rubor)
Exploración física	Crepitantes al mover la articulación. En fases avanzadas puede haber deformidad	Dolor a la presión, signos de inflamación
Síntomas sistémicos	Ausentes	Frecuentes, según el tipo de artritis

En cada localización la presentación de la artrosis tiene sus particularidades:

- Rodilla [Gonartrosis]: dolor al subir o bajar escaleras, crepitación, varo o valgo progresivo.
- Cadera [Coxartrosis]: dolor inguinal irradiado a muslo o rodilla, limitación a la rotación interna.
- Columna [Espondiloartrosis]: dolor axial, posible irradiación por compresión radicular (lumbociática, cervicobraquialgia).
- Manos: nódulos de Heberden (interfalángicas distales) y Bouchard (proximales).

Nódulos de Heberden y Bouchard

Al principio estos nódulos presentan inflamación aguda, con aumento temperatura y dolor a la palpación. Con el tiempo se transforman en prominencias duras y dejan de doler.

Estos nódulos aparecen en formas generalizadas de artrosis poliarticular. Tienen un claro componente genético (hay indicios de *anticipación genética* ya que aparecen más temprano en descendientes que en sus progenitores).

Este fenotipo nodular, no se asocia con la obesidad tanto como los no nodulares, pero si se asocia más con la edad.

Diagnóstico

La presencia de un dolor de característica mecánicas da lugar a la sospecha de la artrosis. La radiología la confirmaría. La afectación radiológica se caracteriza por:

1. Erosión del cartílago (perdida del espacio articular)
2. Esclerosis subcondral
3. Hipertrofia ósea (osteofitos)
4. Quistes óseos en fases avanzadas

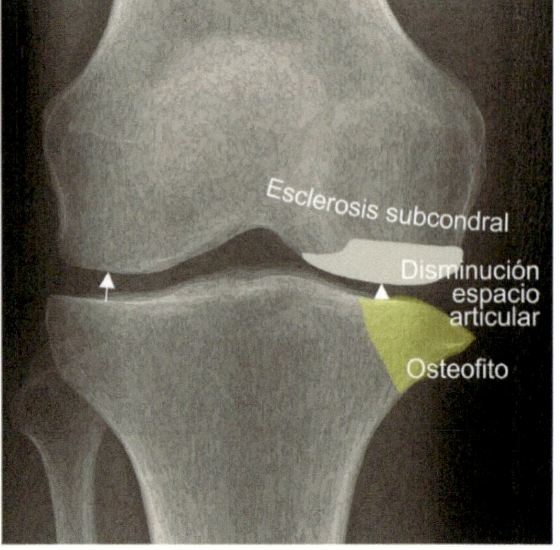

Las principales proyecciones radiológicas solicitadas para valorar las distintas articulaciones son:

- Rodilla: bilateral AP y lateral con el paciente en carga.
- AP de pelvis en la cadera.
- AP ambas manos incluyendo muñecas.

Cuando ya se aprecia artrosis en la radiología simple, la osteoartrosis ya está muy avanzada (desde la presencia de osteofitos ligeros o esclerosis subcondral, hasta la pérdida total del espacio interarticular y la presencia de osteofitos graves). La resonancia magnética podría detectar cambios precoces al ver no solo la pérdida del cartílago y la lesión ósea sino las afectaciones en tejidos blandos como ligamentos, meniscos.

No hay ningún hallazgo de laboratorio que sugiera la presencia de osteoartritis. La única utilidad del laboratorio en estos pacientes es el diagnóstico diferencial. En el caso de existir derrame articular el análisis del líquido articular permitirá valorar las características de este.

Diagnóstico diferencial

El diagnóstico diferencial se establece con otras patologías que provocan dolor articular como la artritis reumatoide, las espondiloartropatías o las artritis microcristalinas (Gota y pseudogota). En las raras forma de artrosis erosiva, el diagnóstico se hace más difícil (Sobre todo con artropatía por psoriasis).

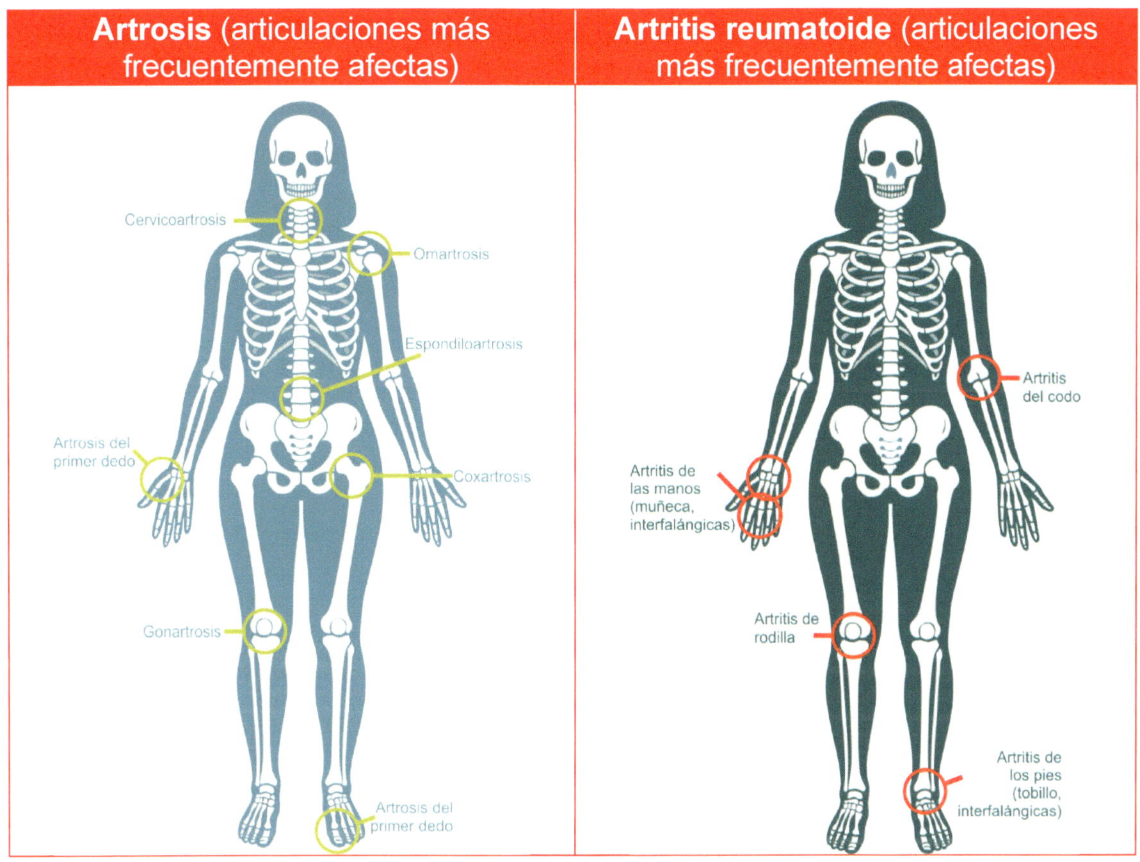

Pronóstico

El curso es lentamente progresivo. Aunque no es una enfermedad que reduzca la esperanza de vida del paciente, su impacto sobre la calidad de esta puede ser muy importante. El pronóstico va a depender entre otras de:

- Localización (peor en cadera y rodilla).
- Grado de dolor y limitación funcional inicial.
- Presencia de obesidad.
- Cumplimiento de tratamiento no farmacológico (ejercicio, peso).

Tratamiento

Actualmente los tratamientos disponibles para la artrosis se enfocan en el control del dolor. Se trata de una enfermedad crónica, por lo que paciente debe participar activamente en la toma de decisiones.

Se establece un círculo vicioso entre dolor y falta de ejercicio en los pacientes con artrosis. Cuanto más dolor tiene el paciente, más tiende a la inactividad y por tanto aumenta progresa la artrosis y aumenta el peso.

Para el tratamiento de la artrosis se establecen tres escalones:

1. Tratamiento no farmacológico
2. Tratamiento farmacológico
3. Tratamiento quirúrgico

Medidas generales

Es la clave del manejo de la enfermedad e incluye:

- Educación del paciente y autocuidado.
- Pérdida de peso.
- Ejercicio físico regular (aeróbico y de fortalecimiento). En rodilla y cadera se realizan ejercicios aeróbicos que fortalezcan la pierna, ej: aeróbicos en agua o contra resistencia. Estos ejercicios son mejor tolerados. Curiosamente

cuanto más monótonos sean los ejercicios, más eficaces son, por lo que no se recomienda combinar muchos tipos de ejercicios.

- Fisioterapia y ayudas ortopédicas (férulas, bastones).

Tratamiento farmacológico

Hay que tener en cuenta que los síntomas de la artrosis suelen ser muy duraderos, incluso crónicos, por lo que a la hora de establecer tratamientos farmacológicos hay que tener en cuenta que prescripciones serán para el manejo de exacerbaciones agudas del dolor y cuales se prescriben de forma permanente.

- **Paracetamol**: durante muchos años fue un fármaco recomendado en primera línea para el control del dolor en la artrosis. Actualmente se considera que su eficacia es muy limitada, sobre todo en formas moderadas a graves, y sin una evidencia a favor en los distintos ensayos clínicos, por lo que su uso deberá ser valorado juntamente con el paciente ante la elevada posibilidad de que sea un tratamiento fútil para el control del dolor articular.
- **Antiinflamatorios no esteroideos**: tanto tópicos, en manos y rodilla, como sistémicos (fundamentalmente orales) han demostrado eficacia en el control del dolor. Sus eventos adversos asociados al uso crónico (lesión de la mucosa gástrica, retención de sodio e hipertensión arterial o nefropatía) hacen que su uso deba ser intermitente.
- **Duloxetina**: útil en pacientes con hiperalgesia central.
- **Tramadol**: opción en casos seleccionados, pero riesgo de dependencia al tratarse de un opioide.
- **Inyecciones intraarticulares de corticoides**: eficaces a corto plazo pero con riesgo de lesión del cartílago y necrosis avascular si se utilizan de forma repetida.
- **Inyecciones intraarticulares de ácido hialurónico o plasma y plaquetas**: eficacia no demostrada, no deberían recomendarse de forma habitual.
- **Glucosamina y condroitina orales**: eficacia no demostrada, no deberían recomendarse de forma habitual.

- **TENS (transcutaneous electrical nerve stimulation):** eficacia no demostrada, no deberían recomendarse de forma habitual.
- **Acupuntura:** eficacia no demostrada, no deberían recomendarse de forma habitual.

Tratamiento quirúrgico

Es el pilar clave en las formas más evolucionadas de la enfermedad, sobre todo en articulaciones de carga como rodillas o caderas. En los casos de dolor refractario o discapacidad funcional marcada, está indicada la cirugía de reemplazo (**artroplastia total de rodilla o cadera,** también glenohumeral, carpo/meta-carpiana). También son útiles las realineaciones (**osteotomías**). La indicación de la cirugía viene dada por la clínica, no por los hallazgos de la radiología simple. En ocasiones rodillas o caderas con marcada deformación no duelen ni generan incapacidad funcional y por tanto no deberían operarse.

La artroscopia y cirugía meniscal, por el contrario, no ha demostrado beneficio en artrosis y su indicación debería estar muy seleccionada.

Gravedad	No farmacológ.	Farmacológico	Cirugía
Dolor leve e intermitente Sin impotencia funcional	A todos los pacientes	¿paracetamol? AINE tópico AINE a demanda	No
Dolor frecuente Función limitada	A todos los pacientes	AINE, GC intraarticulares Ortesis	No
Dolor grave o nocturno Incapacidad	A todos los pacientes	AINE, opioides GC intraarticulares Ortesis	Artroplastias Osteotomías

 **Recuerda**

→ La artrosis no es solo un desgaste articular; hay un componente inflamatorio subclínico que justifica el término osteoartritis.

→ El dolor es de tipo mecánico, con rigidez matutina breve y progresiva pérdida funcional.

→ La exploración radiológica es diagnóstica, con la presencia de osteofitos, pinzamiento, esclerosis subcondral y ocasionalmente quistes.

→ El tratamiento se basa en medidas físicas y educación del paciente, con apoyo farmacológico individualizado y reemplazo articular en casos muy avanzados.

→ No hay fármacos modificadores de la enfermedad en artrosis.

3 radiografías de cadera ¿Serías capaz de ordenar las radiografías desde la que tiene más datos de coxartrosis a la que menos?

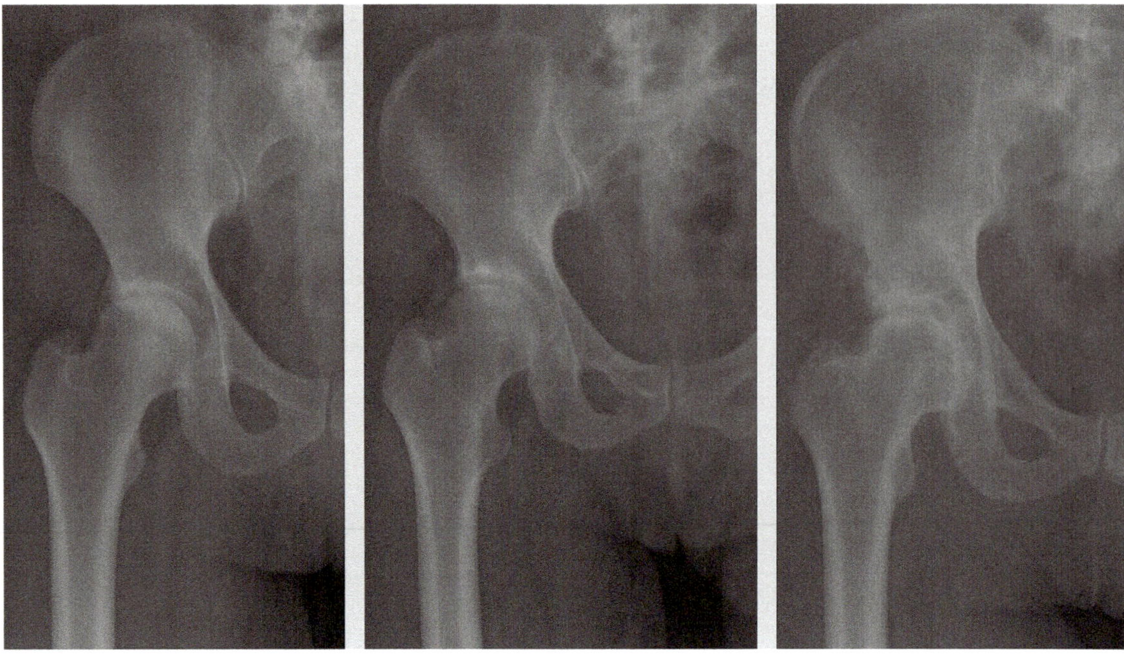

Clasificación de Tönnis

Grado 0: No hay signos de artrosis.

Grado 1: Ligero aumento de la esclerosis de la cabeza femoral y el acetábulo, disminución leve del espacio articular, pequeños osteofitos marginales.

Grado 2: Pequeños quistes en la cabeza o el acetábulo, junto a moderado estrechamiento del espacio articular y pérdida moderada de 1 la esfericidad de la cabeza femoral.

Grado 3: Grandes quistes en la cabeza o el acetábulo, importante disminución o pérdida de la interlínea articular, importante pérdida de la esfericidad de la cabeza femoral, posible evidencia de necrosis.

2. Osteoporosis

<table>
<tr>
<td></td>
<td>¿Qué sabes de la osteoporosis?</td>
</tr>
</table>

→ ¿Por qué la osteoporosis se considera una "enfermedad pediátrica" que se manifiesta en pacientes mayores?

→ ¿Qué factores son determinantes para establecer el riesgo de fractura ósea?

→ ¿Cuándo se debe iniciar el tratamiento farmacológico en un paciente sin fractura previa (prevención primaria)?

→ ¿Cuáles son las principales diferencias entre los tratamientos antiresortivos y los anabólicos?

→ Si en el hiperparatiroidismo encontramos osteoporosis, ¿cómo puede ser que utilicemos parathormona para prevenir la osteoporosis?

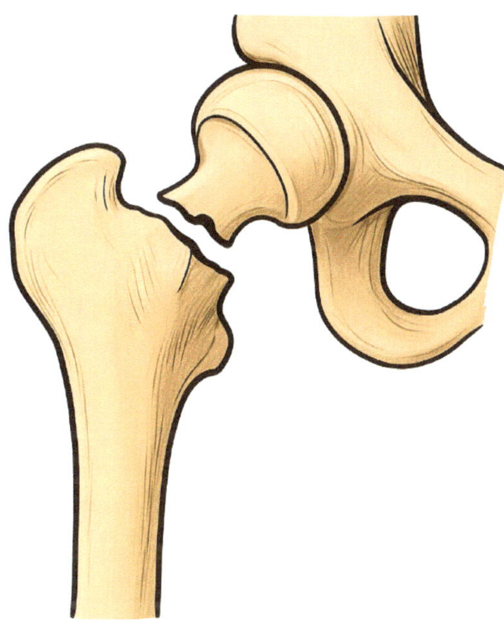

Introducción

La osteoporosis (*hueso poroso*) es una enfermedad esquelética sistémica caracterizada por disminución de la densidad mineral ósea (DMO) y el deterioro de la microarquitectura del tejido óseo, con el consiguiente aumento de la fragilidad ósea y el riesgo de fracturas. Su importancia radica en las graves consecuencias sobre la morbilidad, mortalidad y calidad de vida que implican las fracturas osteoporóticas, especialmente las de cadera y vértebras.

La clave de la enfermedad es la fractura por fragilidad (fracturas tras un traumatismo menor como caerse desde la propia altura, o sin traumatismo previos) y no tanto la DMO que tiene solo una asociación parcial con el riesgo de fractura.

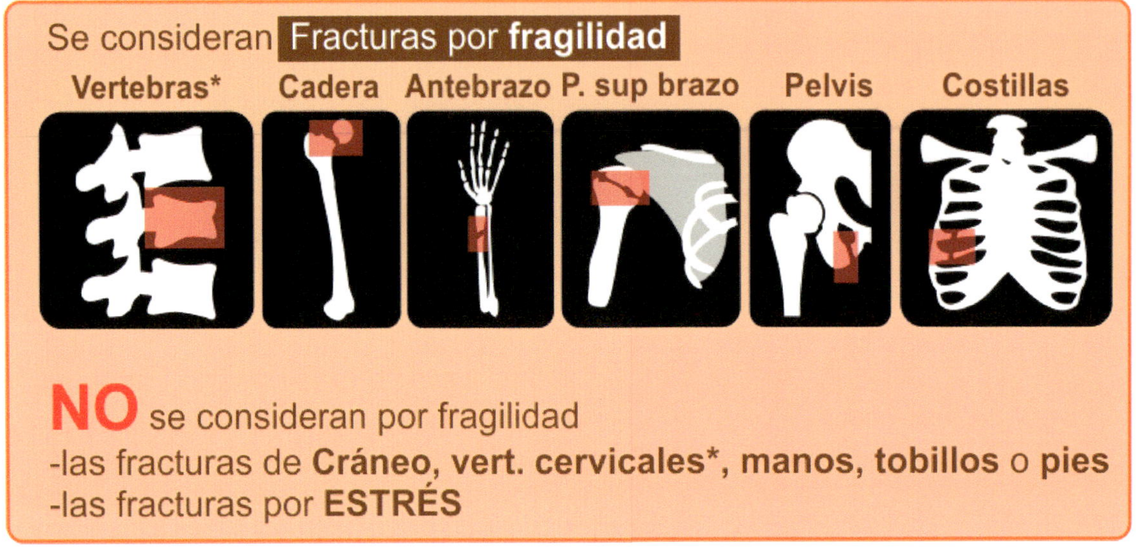

En el hueso osteoporótico encontramos una alteración de la microestructura, con una diminución de la DMO con la consiguiente disminución de la fortaleza ósea y el aumento del riego de fracturas.

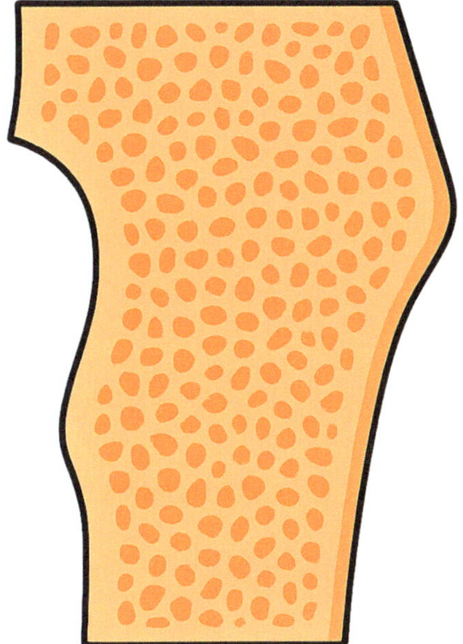

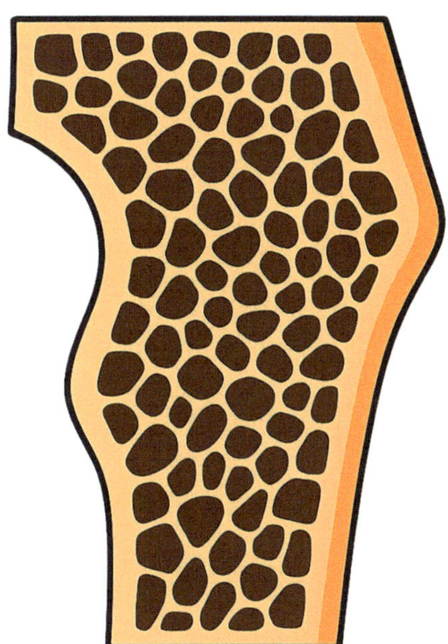

Epidemiología

La osteoporosis afecta a un porcentaje significativo de la población, especialmente a las mujeres tras la menopausia y, en general, a las personas de edad avanzada.

Se estima que entre el 12 y el 16% de las mujeres mayores de 50 años sufrirán una fractura osteoporótica a lo largo de su vida. La prevalencia de las fracturas varia de forma importante según el área geográfica, siendo más frecuente en el norte de Europa que en el sur. La incidencia de fractura de cadera se sitúa en torno al 4% en mujeres mayores de 50 años.

Etiología

El principal mecanismo patogénico de la osteoporosis es el desequilibrio entre la resorción y la formación ósea. El máximo de masa osea se consigue sobre los 22 años. A partir de entonces se va perdiendo masa ósea. En los primeros 5-8 años de la menopausia esta pérdida se desarrolla de forma acelerada. A lo largo de la vida se llega a perder un 50% de hueso trabecular y un 30 % del cortical.

Presentación clínica

La osteoporosis es una enfermedad asintomática hasta que aparece una fractura. La osteoporosis no duele, salvo si hay fractura.

Las fracturas osteoporóticas más frecuentes afectan a:

→ Vértebras: provocan dolor dorsolumbar, pérdida de talla y cifosis dorsal.

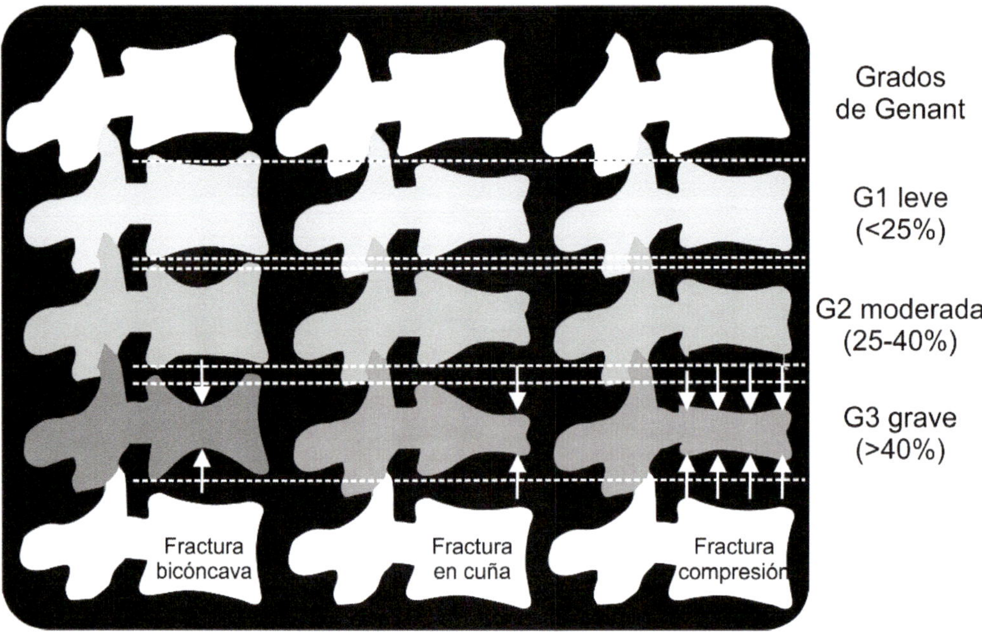

→ Cadera: representan el evento de mayor gravedad, asociado a alta morbilidad y mortalidad. La exploración suele ser característica, con acortamiento de la extremidad afecta que se presenta en rotación externa y aducción.

→ Muñeca (fractura de Colles): frecuente tras caídas.

La sospecha debe ser alta en pacientes con factores de riesgo, pérdida de talla significativa o antecedentes de fracturas por fragilidad.

Diagnóstico

Es importante distinguir dos conceptos sobre el diagnóstico de osteoporosis y fragilidad:

A. Diagnosticar osteoporosis
B. Establecer el riesgo de fractura por fragilidad

La segunda es la que permite establecer los escenarios de gravedad que dan lugar a las recomendaciones de tratamiento.

A. Diagnosticar osteoporosis

Por convención de la Organización Mundial de la Salud se establece el diagnóstico de osteoporosis en aquellos pacientes con una densidad mineral ósea que está al menos -2,5 desviaciones estándar por debajo de la que correspondería a las mujeres jóvenes de su zona (correspondiente al pico de masa ósea en la zona) o **T-score**. Existe un Z-score que es la comparación de los datos del paciente con los de las personas de su edad y cuyo uso está más limitado a pacientes jóvenes o la osteoporosis del varón.

Densidad mineral ósea	Categoría OMS
T score ≥ -1	Normal
T score -1 a -2,5	Osteopenia (DMO baja)
T score ≤ -2,5	Osteoporosis densitométrica
T score ≤ -2,5 + 1 o más fracturas patológicas	Osteoporosis establecida

La principal herramienta para establecer la DMO es la DXA (Dual-energy X-ray absorptiometry) con determinación en columna lumbar y cuello femoral. También se puede utilizar tomografía (QCT-Quantitative computarized tomography) y ultrasonidos en calcáneo, aunque esta última técnica es poco utilizada en la actualidad dada la falta de correlación con la DXA y su baja precisión.

Sin embargo, no es necesario realizar densitometrías a todos los pacientes. Se considera que se puede establecer el diagnóstico de osteoporosis en pacientes con fractura por fragilidad, sobre todo sin son mayores.

B. Establecer el riesgo de fractura por fragilidad

Para establecer el riesgo de fracturas por fragilidad utilizamos los distintos factores de riesgo de osteoporosis y los valores de la DMO, calculando con ellos distintas escalas (FRAX-Fracture Risk Assessment Tool, Qfracture, escala de Garvan, etc.)

Son factores de riesgo de fractura clásicos:

Tipo de factor	Factores
Epidemiológicos	▪ Edad avanzada (> 65 años) ▪ Grupo étnico (Blancos>asiáticos>afroamericanos) ▪ Sexo (Mujeres>hombres)
Antecedentes	▪ Historia personal de fracturas por fragilidad previas (> 50 años) ▪ Historia familiar de fracturas de cadera (doble el riesgo de fracturas)
Biométricas	▪ Bajo peso (Índice de masa corporal < 20 kg/m2) ▪ Densidad mineral ósea baja
Deficiencia estrógenos	▪ Menopausia precoz (antes de los 40-45 años) ▪ Menarquia tardía ▪ Amenorrea (embarazo/lactancia/deportistas/anorexia nerviosa)
Enfermedades	▪ Enfermedades endocrinológicas: Diabetes mellitus tipo 1, Hipertiroidismo, Hiperparatiroidismo, Hipogonadismo ▪ Enfermedad renal: Enfermedad renal crónica.

Tipo de factor	Factores
	• Enfermedades inflamatorias: Artritis reumatoide, enfermedad inflamatoria intestinal • Enfermedades pulmonares: Enfisema pulmonar • Enfermedades neurológicas: Demencia.
Tratamientos	• Tratamiento con corticoides (5 mg, > 3 meses) • Anticonvulsivantes • Heparinas no fraccionada • Antirretrovirales (VIH) • Inhibidores de la aromatasa (letrozol, anastrozol) • Antiandrógenos • Inhibidores de la bomba de protones (omeprazol…) • Antidepresivos inhibidores captación de serotonina
Funcionalidad	• Caídas en el último año. Inactividad física. Falta de exposición a la luz solar (déficit vitamina D).
Nutricionales	• Consumo bajo de calcio • Malnutrición crónica • Malabsorción • Trastorno conducta alimentaria
Hábitos tóxicos	• Tabaquismo activo, Alcoholismo

Diagnóstico diferencial

Debe diferenciarse el tipo de fracturas. Se consideran fracturas patológicas aquellas que aparecen sin un traumatismo previo o cuando este no tiene la fuerza suficiente como para haber provocado una fractura (ej: caerse desde la propia altura).

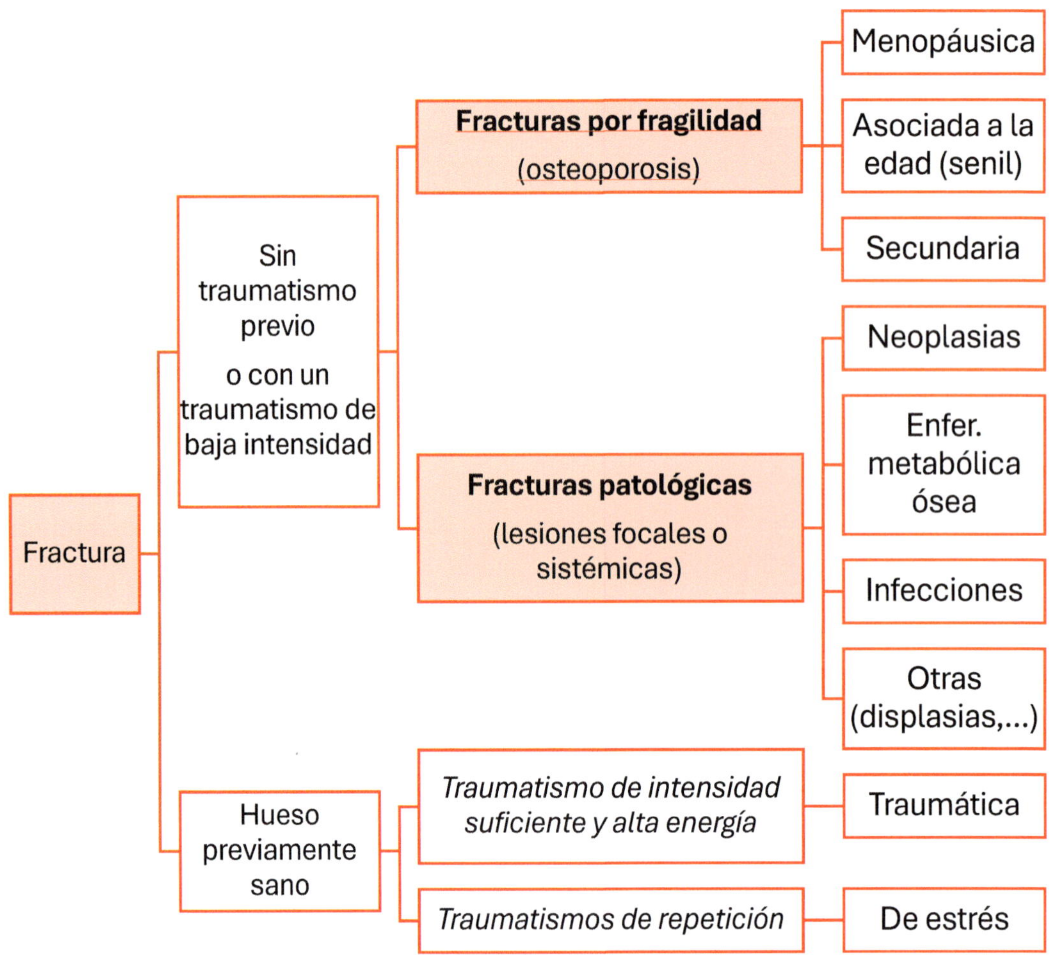

En los casos de presencia de fracturas por fragilidad en edades tempranas se debe hacer un despistaje de causas secundarias de osteoporosis:

- **Endocrinas** (hipertiroidismo, hiperparatiroidismo, déficit hormonal, estrógenos en mujer, andrógenos en varón)
- **Carenciales** (déficit de vitamina D)
- **Enfermedad rena crónica**

- **Fracturas patológicas** (neoplasias, sobre todo descartar gammapatías monoclonales), osteomalacia o enfermedad ósea de Paget.

Pronóstico

La osteoporosis representa un importante problema de salud pública debido a su elevada carga asistencial y a su asociación con un aumento significativo de la mortalidad tras la fractura que llega a ser de casi al 25% al año en las fracturas de cadera, hasta del 50% en los mayores de 90 años, cuando son intervenidas, y prácticamente del 100% cuando no pueden ser intervenidos. Casi la mitad no habrá recuperado su forma de caminar previa a la fractura al año.

Tratamiento

La prevención primaria de las fracturas por fragilidad comienza en la infancia, ya que el pico de masa ósea se consigue en torno a los 20 años. Realizar una vida activa, con una buena alimentación y ejercicio físico durante la infancia y adolescencia permitirá tener un "capital" óseo adicional que reducirá el riesgo de osteoporosis en la edad adulta. Es por ello que algunos autores se refieren a a la osteoporosis como una enfermedad pediátrica

En los pacientes adultos se sigue recomendando la actividad física, el ejercicio regular y el entrenamiento de fuerza, para conservar la musculatura, como pilares básicos en la prevención de la osteoporosis. A esto se suma la ingesta adecuada de calcio, la exposición al sol y el cese del tabaco o la limitación del alcohol.

Un punto clave para evitar las fracturas por fragilidad es evitar las caídas y para ello el paciente debe mantenerse activo y vivir en un entorno seguro (sustituyendo las bañeras por con duchas con asideros, evitando alfombras u objetos por los pasillos, evitando levantarse en la noche a oscuras, moderar el uso medicaciones hipnóticas o hipotensores a dosis excesiva).

Dentro del manejo de la osteoporosis tenemos dos grupos de fármacos:

Fármacos antiresortivos

Los fármacos antiresortivos actúan sobre los osteoclastos, inhibiendo su acción y por tanto reduciendo la resorción ósea. No tienen efecto sobre la formación de nuevo hueso.

Bisfosfonatos (alendronato y risedronato orales, zoledronato intravenoso): Se unen con las sales minerales que son captadas por los osteoclastos llevándolo a la apoptosis o la reducción de su capacidad resortivo. Los bifosfonatos se acumulan en el organismo y su acción es prolongada en el tiempo, de tal forma que por ejemplo zoledronato se administra solo una vez al año.

Denosumab: Inhibe la formación, función y supervivencia de los osteoclastos uniéndose con el RANKL (ligando de) el cuál es clave para la diferenciación de los precursores de osteoclastos en osteoclastos maduros. Una limitación del uso de este fármaco es que tras su retirada el paciente puede perder DMO incluso alcanzar niveles inferiores a los previos al tratamiento, con riesgo de fracturas vertebrales, por lo que tras su uso debe consolidarse el hueso ganado utilizando bisfosfonatos.

***** eventos adversos*****

Son efectos adversos poco comunes, pero graves tanto para bisfosfonatos como para denosumab:

- La **osteonecrosis de la mandíbula** (Sobre todo es importante tenerlo en cuenta cuando se va a realizar tratamientos invasivos sobre la arcada dentaria).
- Las **fracturas atípicas de fémur** (el fémur se rompe por la diáfisis y no por el cuello femoral)

Estos eventos adversos han hecho que se valore detener estos fármacos durante un tiemplo tras unos años de uso (**Vacaciones terapéuticas**). Para tomar esta decisión se valora el riesgo de fractura y se decide si parar durante un tiempo el tratamiento ya que los bisfosfonatos se acumulan en el hueso y pueden seguir teniendo un efecto incluso después de suspender su administración por un tiempo.

Además, los bisfosfonatos orales pueden causar irritación esofágica y gastrointestinal, por lo que se recomienda tomarlos con abundante agua y permanecer erguido.

Fármacos osteoformadores o anabólicos

Análogos de la parathormona PTH (Teriparatida, abaloparatida): Se aplican una vez al día de forma subcutánea durante unos 2 años. Su efecto sobre el incremento del número y la actividad de los osteoblastos tiene un efecto osteoformador. Parecería contradictorio que la PTH sirviese para tratar la osteoporosis cuando su exceso en el hiperparatiroidismo da lugar a osteoporosis. La clave está en que el efecto de la parathormona es dual sobre el hueso dependiendo de la exposición. Si esta es continua y elevada, como en el hiperparatirodismo, el resultado neto es la pérdida de hueso. Si la exposición es intermitente y en dosis pulsátiles (una administración al día) el efecto es osteoformador. Los análogos de PTH tienen una vida efímera, actuando solo durante una hora u hora y media cada día.

Romosozumab: Inhiben la acción de la esclerostina. La esclerostina es liberada por los osteocitos para inhibir la diferenciación, proliferación y activación de los osteoblastos. Al inhibir al inhibidor, se mantiene la actividad formadora de los osteoblastos. Tiene también actividad antiresortiva.

Existen otros fármacos como los moduladores selectivos de los receptores de estrógenos (raloxifeno, bazedoxifeno) [no previene fractura de cadera] o el ranelato de estroncio, cuyo uso es limitado y no sería fármaco de primera opción.

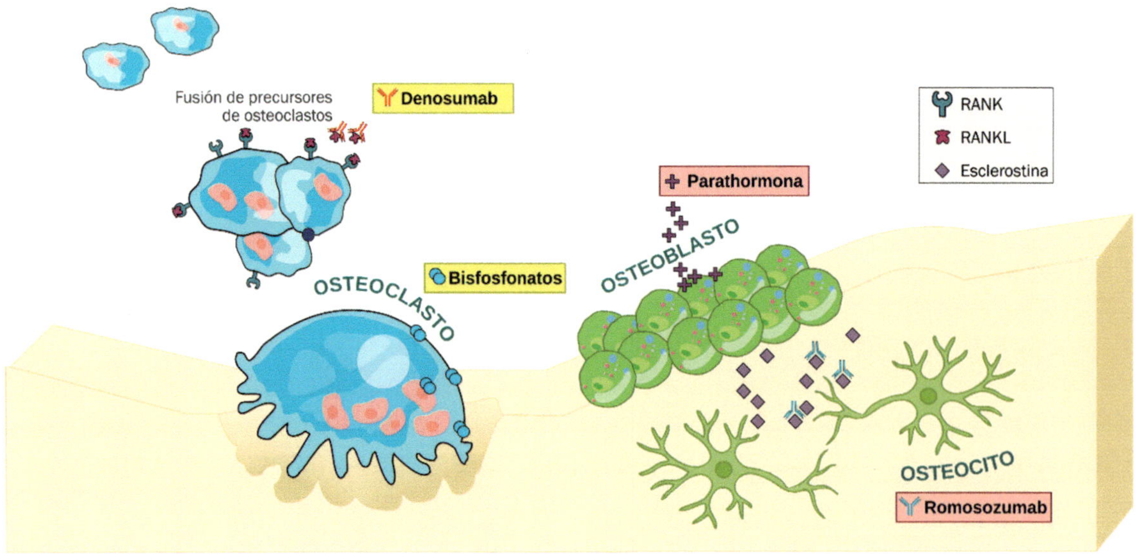

A continuación detallamos el manejo general de la osteoporosis en 5 algoritmos:

I. Escenarios osteoporosis

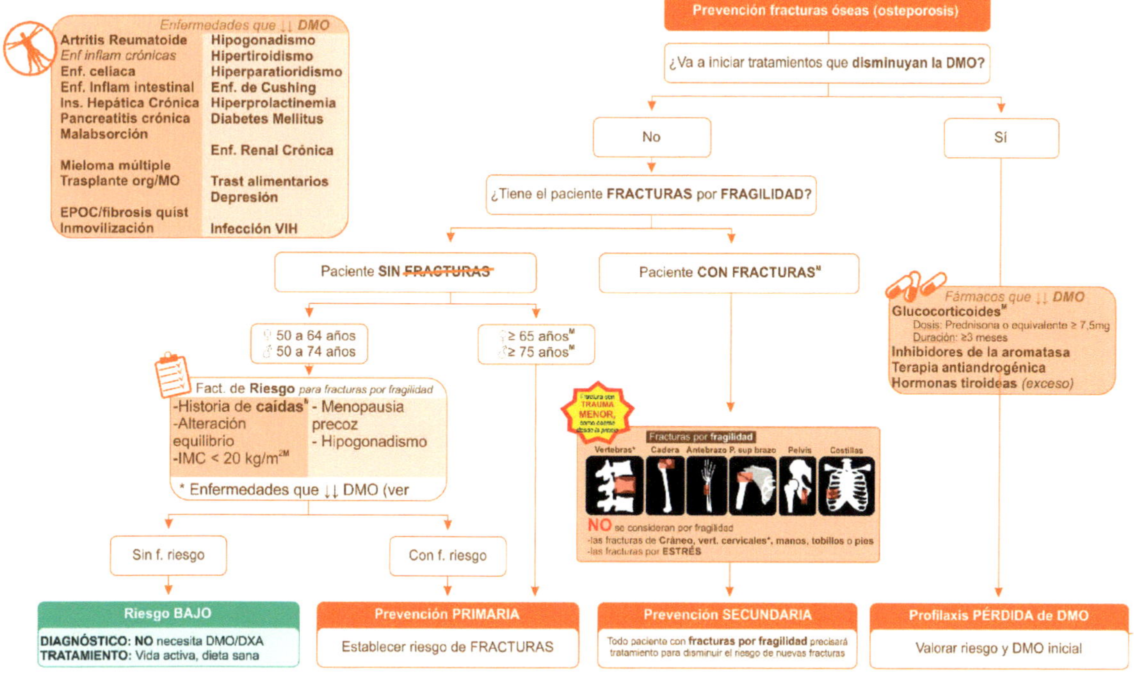

Por ejemplo, si utilizáramos el FRAX para la predicción del riesgo de fractura, y con ello establecer a quién tratar y a quién no, se prone la siguiente aproximación:

Riesgo absoluto de fractura a 10 años < 10%:	Bajo
Riesgo absoluto de fractura a 10 años entre 10% y 20%:	Moderado
Riesgo absoluto de fractura a 10 años > 20% o cadera > 3%	Alto

Sin embargo, a pesar de esta propuesta, no existe un consenso en la literatura médica sobre el umbral por encima del cual un riesgo de fractura se consideraría «alto» en la población española, y muchos profesionales utilizan otros métodos para establecer el riesgo y proponer el tratamiento más adecuado.

II. Prevención primaria de la osteoporosis

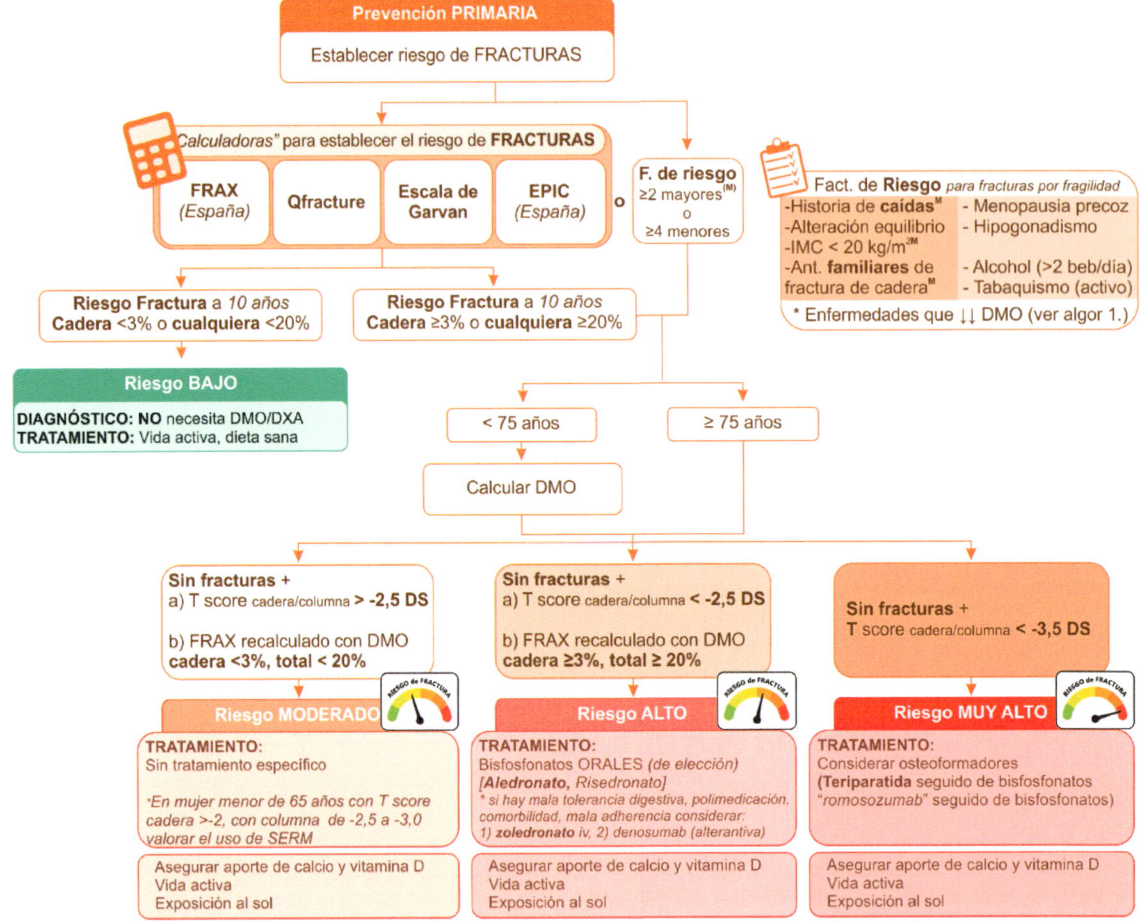

III. Prevención secundaria de la osteoporosis

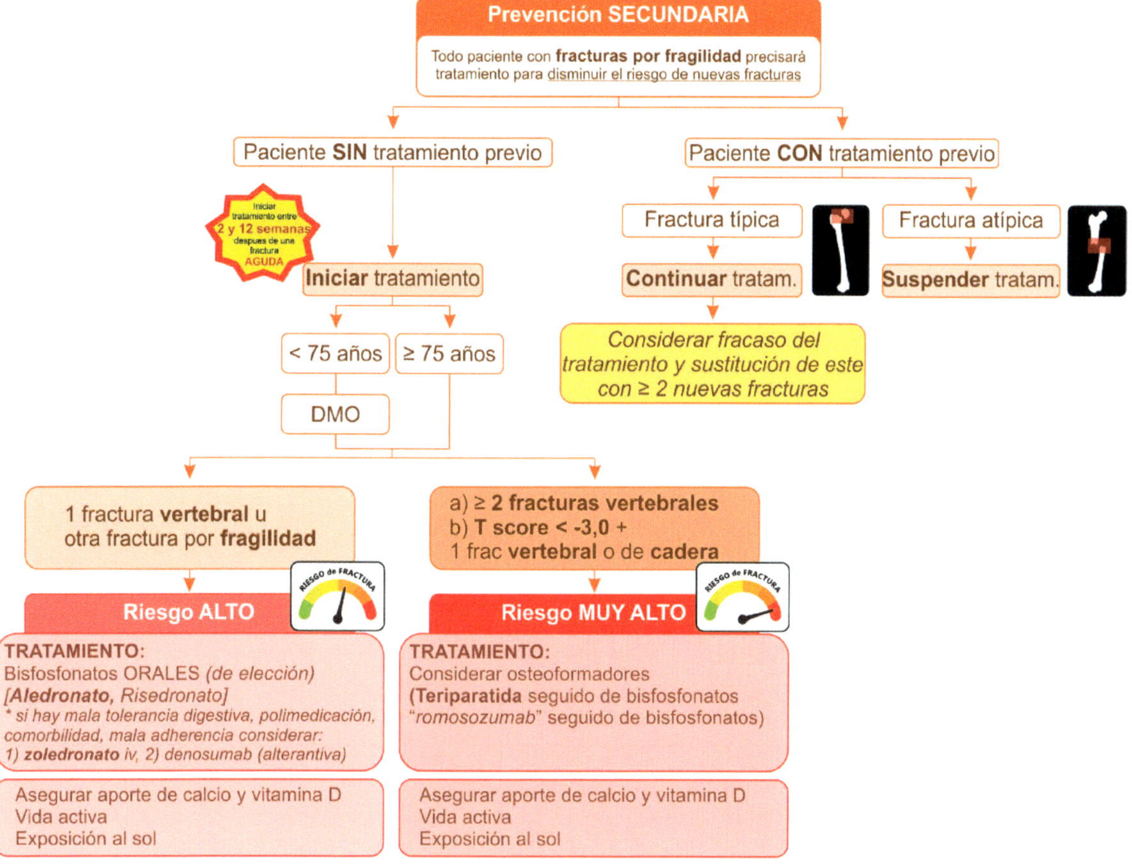

IV. Duración del tratamiento y vacaciones en la osteoporosis

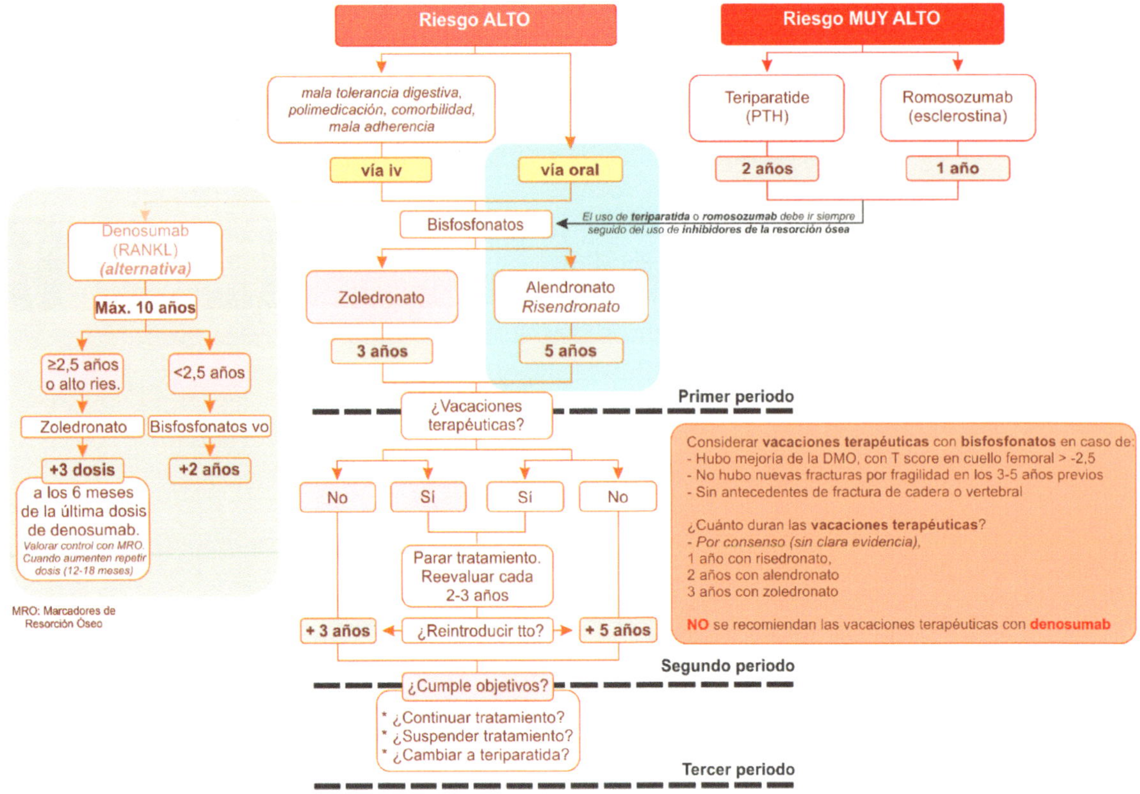

V. Prevención de la pérdida ósea en pacientes en tratamiento con glucocorticoides

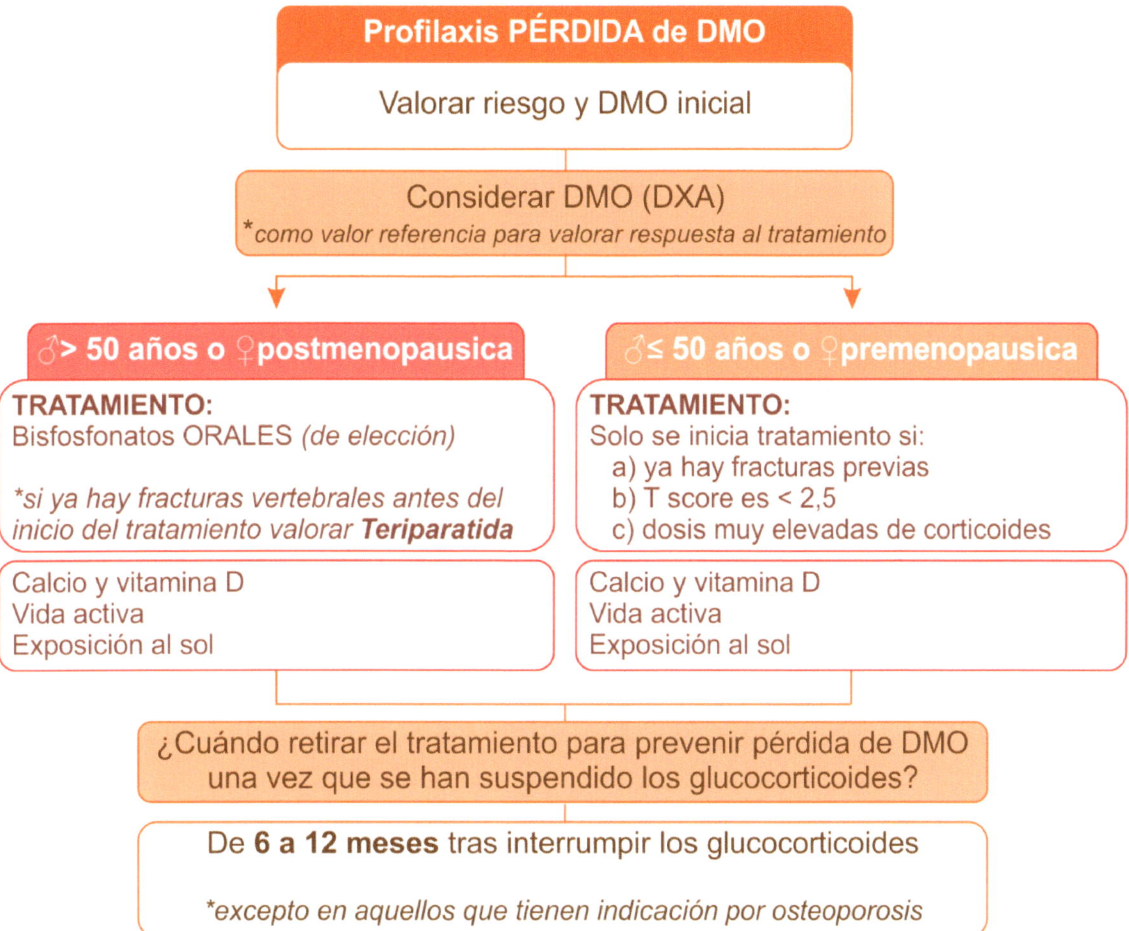

Una de las preguntas claves a la hora de iniciar un tratamiento es cuál es el objetivo de este. En el caso de la osteoporosis no existe un consenso sobre cuál debería ser el "Treat to Target", aunque se valora como principal objetivo el evitar la presencia de fracturas.

Además de las fracturas se pueden considerar otros 2 parámetros para valorar la eficacia del tratamiento:

1. Cambios en los valores de DMO
2. Cambios en los biomarcadores de resorción y formación óseas
     a. **Fármacos antiresortivos:** Descenso de > 25-50% de los de resorción y descenso ligero de los de formación
     b. **Fármacos anabólicos**: Aumento de >25-50% de los de formación y puede haber un discreto aumento de los de resorción.

Marcadores de formación ósea	Marcadores de resorción ósea
Suero • Fosfatasa alcalina • Fosfatasa alcalina ósea • Osteocalcina • PICP (propéptido C terminal del protocolágeno tipo I) • PINP (propéptido N terminal del protocolágeno tipo I)	**Suero** • CTX: Telopéptido carboxi-terminal del colágeno tipo I • B- CTx: Beta CrossLaps • TRACP-5b: Fosfatasa ácida tartrato resistente 5 b **Orina** • NTX: (Telopéptido N terminal del colágeno tipo I)

¿Se puede empezar un tratamiento en la fase aguda de las fracturas?

Cuando la fractura es aguda (ej: cadera) se recomienda esperar entre 2 y 12 semanas tras la cirugía traumatología para iniciar el tratamiento. El fundamento de esta recomendación es evitar que el tratamiento altere el remodelado óseo y retrase la consolidación tras la fractura. Sin embargo, está recomendación está actualmente en duda ya que no tiene una clara evidencia científica que la soporte.

3 escenarios de osteoporosis ¿Cuál es el moderado, cuál el leve y cuál el grave?

Datos	Paciente 1	Paciente 2	Paciente 3
Paciente	Mujer de 70 años	Mujer de 58 años	Varón de 72 años
Factores de riesgo	Sufrió una fractura de radio distal (muñeca) al caerse de pie hace 3 años. Padece artritis reumatoide y ha recibido ciclos de corticoides orales de forma intermitente durante varios años. Presenta un índice de masa corporal (IMC) bajo (19 kg/m²).	Postmenopausia desde hace 5 años. No refiere fracturas previas. No tiene antecedentes familiares de fractura. No fuma ni consume alcohol. No toma corticoides ni otros fármacos. Lleva un estilo de vida activo y una dieta equilibrada.	Fumador activo (10 cigarrillos/día). Refiere un traumatismo de bajo impacto (caída desde su propia altura) hace 5 años sin haber sufrido fractura. Su padre tuvo una fractura de cadera a los 75 años. Padece hipertensión controlada y diabetes mellitus tipo 2.
DMO	T score columna -2,8 Cuello femoral -2,3	T score columna -2,5 Cuello femoral -1,8	T score columna -2,4 Cuello femoral -2,1

Recuerda

→ La osteoporosis es una enfermedad silente que se manifiesta principalmente a través de fracturas.

→ Un estilo de vida saludable en las primeras décadas de la vida es crucial para alcanzar un óptimo pico de masa ósea.

→ El tratamiento farmacológico no regenera el hueso perdido, pero reduce significativamente el riesgo de nuevas fracturas.

→ Se debe mantener una adecuada ingesta de calcio y vitamina D junto con ejercicio físico regular.

→ El riesgo de fractura depende tanto de la DMO como de factores clínicos adicionales

Enfermedades metabólicas óseas (más allá de la osteoporosis).

Además de la **osteoporosis**, dentro de las enfermedades metabólicas óseas englobamos a:

- La **enfermedad ósea de Paget**
- La **osteomalacia** o el **raquitismo**
- El **hiperparatiroidismo**
- La **osteogénesis imperfecta**

Por otro lado dentro de las infecciones del hueso está:

- La **osteomielitis**.

Y en el apartado de otras destacamos:

- Las **displasias** localizadas
- Los **quistes óseos**

3. Osteomalacia

	¿Qué sabes de la osteomalacia?
→ ¿Qué diferencia osteomalacia de raquitismo? ¿y de la osteoporosis? → ¿Por qué la osteomalacia se asocia a menudo con déficit de vitamina D? → ¿Qué enfermedades predisponen al desarrollo de osteomalacia? → ¿Qué signos clínicos deben hacernos sospechar un trastorno de la mineralización ósea? → ¿Podemos utilizar bisfosfonatos para el tratamiento de la osteomalacia? ¿En todas las formas de osteomalacia?	

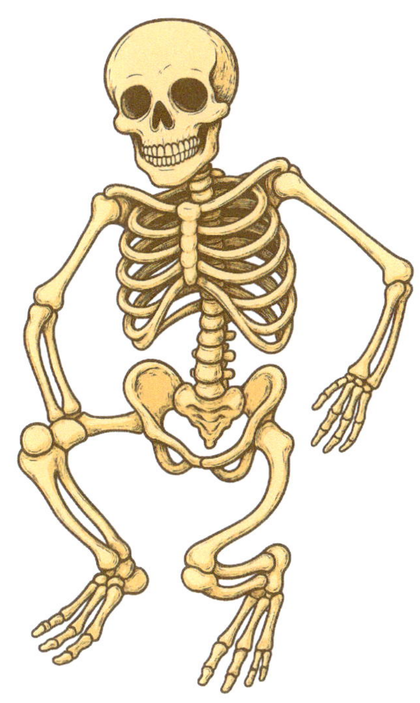

Introducción

La **osteomalacia** es un trastorno de la mineralización de la matriz ósea que provoca un hueso anormalmente desmineralizado, con una alteración en las zonas de recambio óseo. Cuando esta desmineralización ocurre en el cartílago de las zonas de crecimiento (en niños y adolescentes) se denomina **raquitismo**.

Los niños pueden tener a la vez raquitismo (zonas de crecimiento) y osteomalacia (zonas de recambio). En los adultos solo hay osteomalacia.

Etiología

La osteomalacia puede deberse a:

1. **Alteraciones en la disponibilidad o metabolismo de la Vitamina D:** Esta es la causa más frecuente a nivel mundial.
   a. Aporte o síntesis insuficiente:
      i. Déficit dietético
      ii. Insuficiente exposición solar
   b. Absorción intestinal deficiente
      i. Malabsorción (enfermedad celiaca, Crohn, insuficiencia pancreática, enfermedades hepatobiliares que alteran la absorción de vitaminas liposolubles)
      ii. Cirugías gastrointestinales (bariátrica, resección intestino delgado)
   c. Metabolismo Alterado / Activación Defectuosa de la Vitamina D:
      i. Enfermedad hepática (disminuye 25 hidroxivitamina D)
      ii. Enfermedad renal (disminuye 1-25 hidroxivitamina D)
      iii. Fármacos (fenitoína, carbamazepina, tenofovir…)
      iv. Alteración en tejidos diana por resistencia (raquitismo hereditario resistente)
2. **Disminución en la disponibilidad de fosfato o hipofosfatemia**
   a. Aporte insuficiente:

  i. Carencia dietética grave (muy rara como causa primaria).

  ii. Uso crónico y excesivo de antiácidos que contienen aluminio o calcio, que se unen al fosfato dietético.

 b. Pérdida renal excesiva de fosfato: El riñón no reabsorbe adecuadamente el fosfato.

  i. Trastornos hereditarios:

  ii. Raquitismo hipofosfatémico ligado al cromosoma X (XLH): La causa más común de osteomalacia hipofosfatémica hereditaria, debido a mutaciones que aumentan los niveles de FGF23 (Factor de Crecimiento de Fibroblastos 23).

  iii. Otras hipofosfatemias hereditarias por alteración de FGF23 o cotransportadores de fosfato.

  iv. Trastornos adquiridos: Osteomalacia oncogénica: Tumores (generalmente benignos) que secretan FGF23 en exceso.

  v. Síndrome de Fanconi: Disfunción generalizada de los túbulos renales proximales que lleva a la pérdida de múltiples sustancias, incluyendo fosfato, glucosa, aminoácidos y bicarbonato.

3. Hipofosfatasia: defectos en la fosfatasa alcalina tisular inespecífica (ver siguiente apartado)

4. Otros mecanismos

 a. **Acidosis tubular** (enfermedad tubular renal, ureterosigmoidostomía, toma de acetazolamida)

 b. Exposición a metales pesados como el cadmio

Hipofosfatasia

La hipofosfatasia se debe a una mutación de la enzima fosfatasa alcalina tisular inespecífica que hace que la fosfatasa alcalina funcione de forma menos activa y da lugar a que se acumulen sustratos como el pirofosfato inorgánico que debería ser descompuesto por la enzima en dos moléculas de fosfato inorgánico. El pirofosfato es un potente inhibidor de la mineralización ósea bloqueando la síntesis de cristales de hidroxiapatita que son el principal componente mineral del hueso. Su acúmulo da lugar a raquitismo u osteomalacia.

Los bisfosfonatos, un fármaco clave en el tratamiento de la osteoporosis por su acción antiresortiva. Los bisfosfonatos son análogos del pirofosfato. Su mecanismo de acción principal es inhibir a los osteoclastos además de incorporarse a la matriz ósea. Como en la hipofosfatasia el problema no es la pérdida de hueso sino la incapacidad para mineralizarlo, el uso de bisfosfonatos en esta entidad está contraindicado ya que empeoraría aún más el efecto inhibidor del pirofosfato.

En el laboratorio encontraremos una fosfatasa alcalina muy baja, y en la clínica veremos datos de osteomalacia y afectación de la implantación dentaria. Se describen cuatro momentos de presentación de la enfermedad según la intensidad del defecto enzimático:

1. **Perinatal**: Muy grave, suele ser letal por insuficiencia respiratoria debido a graves deformidades esqueléticas (huesos muy cortos y frágiles).
2. **En menores de 6 meses**. Raquitismo grave, deformidades óseas, fracturas, problemas para respirar, no ganan peso ni altura, convulsiones. Alta mortalidad (50%).
3. **Durante la infancia y la adolescencia**: Pérdida prematura de dientes de leche (muy común), retraso al caminar, deformidades óseas menos graves que en formas previas (piernas arqueadas), dolor en huesos y músculos.
4. **Adulto**: Osteomalacia (huesos blandos, dolor), fracturas por estrés (pies, fémur), pérdida prematura de dientes permanentes, dolor y problemas articulares (condrocalcinosis).

En las formas perinatales e infantiles de hipofosfatasia se utiliza la asfotasa alfa, una enzima recombinante para reemplazar la enzima deficitaria.

Presentación clínica

Las manifestaciones clínicas que deberían hacernos sospechar de la presencia de una osteomalacia son:

→ **Dolor óseo crónico y generalizado**: Es el síntoma más común. Suele ser sordo, persistente y empeora con la actividad física. Afecta típicamente la columna vertebral, la pelvis, las costillas y las extremidades inferiores. Al paciente le puede ser difícil de localizar con precisión.

➔ **Debilidad muscular proximal:** Debilidad en los músculos de los hombros y las caderas.

➔ **Alteraciones de la marcha**: Debido al dolor óseo y la debilidad muscular proximal, los pacientes a menudo desarrollan una marcha de pato, como en las miopatías.

➔ **Fracturas por fragilidad**: Ocurren con traumatismos mínimos o incluso de forma espontánea. Las **fracturas por estrés** son características, especialmente en los metatarsianos (huesos del pie), fémur (subtrocantéreas) y pelvis. Estas fracturas a menudo tardan en consolidar o no lo hacen correctamente (pseudofracturas o líneas de Looser-Milkman en radiografías

➔ **Pérdida prematura de dientes permanentes**: Menos común que la pérdida de dientes de leche en las formas infantiles.

Diagnóstico

El diagnóstico se basa en la confirmación de las sospecha clínica con la determinación analítica de la causa de osteomalacia:

Determinación de laboratorio	Hipovitaminosis D	Hipofosfatemia	Hipofosfatasia
Vitamina D (25 OHD)	↓↓	=	=
Calcio	↓	=	=
Fósforo	↓	↓↓	=
PTH	↑	↑o =	=
Fosfatasa alcalina	↑	↑	↓↓↓
Otros	=	=	↑ piridoxal 5 fosfato (PLP suero) ↑ fosfo-etanol amina (PEA orina)

En las radiografías podremos encontrar líneas de pseudo-fractura múltiples y simétricas que aparecen en costillas, pelvis, fémur, tibia,... En formas muy graves se ve deformidad de la tibia, deformidad de la cadera o de la cabeza. También podemos encontrar condrocalcinosis.

Tratamiento

Para tratar la osteomalacia, establecemos primero el diagnóstico etiológico y luego actuamos según la causa mediante:

1. La corrección de las deficiencias (suplementación de vitamina D, calcio, y fosfato si es necesario) en el caso de las deficiencias
2. Tratar la causa subyacente (p.ej., enfermedad renal crónica, hepática).
3. En la edad infantil (no en adultos) tratar el defecto enzimático subyacente como causa de hipofosfatasia.

Tratamiento	Hipovitaminosis D	Hipofosfatemia	Hipofosfatasia
Vitamina D	Dosis fisiológicas (1000-2000 UI/día) Dosis alta en malabsorción Enfermedad renal: **calcitriol** Enfermedad hepática: **calcifediol**	Dosis alta (50000 UI/3-4 semanas)	--
Calcio	Suplementos	--	--
Fosfato	--	Suplementos	--
Enzima asfotasa alfa	--	--	En formas perinatales o infantiles
Bifosfonatos	--	--	**CONTRAINDICADOS**

Recuerda

→ La osteomalacia cursa con hueso "blando" por mineralización defectuosa.

→ El déficit de vitamina D es la causa más frecuente.

→ El dolor óseo difuso, la debilidad muscular proximal o las fracturas de estrés son manifestaciones clínicas claves.

→ En los niños la pérdida precoz de los dientes de leche puede dar una pista para el diagnóstico.

→ La corrección de la causa de base suele ser efectiva para la resolución del cuadro.

La vitamina D, su fisiopatología y sus usos en terapéutica.

OBTENCIÓN: La vitamina D se obtiene principalmente de la exposición solar (síntesis cutánea de **colecalciferol** o vitamina D3) y, en menor medida, de la dieta (colecalciferol en alimentos de origen animal y **ergocalciferol** o vitamina D2 en algunos alimentos vegetales y suplementos).

PRIMERA HIDROXILACIÓN: Tanto el **colecalciferol** (D3) como el **ergocalciferol** (D2) son prohormonas inactivas. En el hígado, sufren una primera hidroxilación en la posición 25 por la enzima 25-hidroxilasa, convirtiéndose en **calcifediol** o **calcidiol** (o 25-hidroxivitamina D, 25(OH)D). Esta es la forma principal de almacenamiento y circulación de la vitamina D en sangre, y sus niveles se utilizan para evaluar el estado de vitamina D en el suero de los pacientes.

SEGUNDA HIDROXILACIÓN: El **calcifediol** viaja a los riñones, donde sufre una segunda hidroxilación en la posición 1-alfa por la enzima 1-alfa-hidroxilasa. Esta es la etapa crucial que la convierte en la forma hormonalmente activa de la vitamina D, el **calcitriol** (o 1,25-dihidroxivitamina D, 1,25(OH)2D). La actividad de esta enzima está estrictamente regulada por la PTH y los niveles de calcio y fósforo en sangre. Cuando falta la PTH la enzima 1 alfa hidroxilasa renal tiene escasa actividad. Es por ello por lo que tanto en el hipoparatiroidismo como en enfermedad renal crónica debemos utilizar calcitriol y no sus precursores.

Vitamina	Nombre	Uso como suplemento
Vitamina D3	COLEcalciFEROL	Déficit vitamina D y osteoporosis
25 hidroxiVitamina D3	calciFEDIOL o calciDIOL	
1-25 hidroxiVitamina D3	CalciTRIOL	Enfermedad renal crónica Hipoparatiroidismo
1 hidroxiVitamina D3	alfacalciDIOL	
Derivado sintético vit D	PARIcalciTIOL	ERC + hipoparatiroidismo
Vitamina D2	ERGOcalciFEROL	Poco eficaz. Mejor D3.

3 fracturas de fémur ¿Cuál se corresponde a una fractura de cadera clásica, cuál a una fractura atípica y cuál a las líneas de Losser-Milkman?

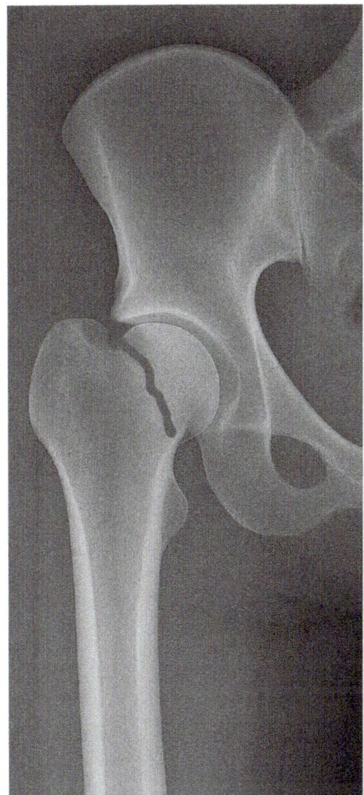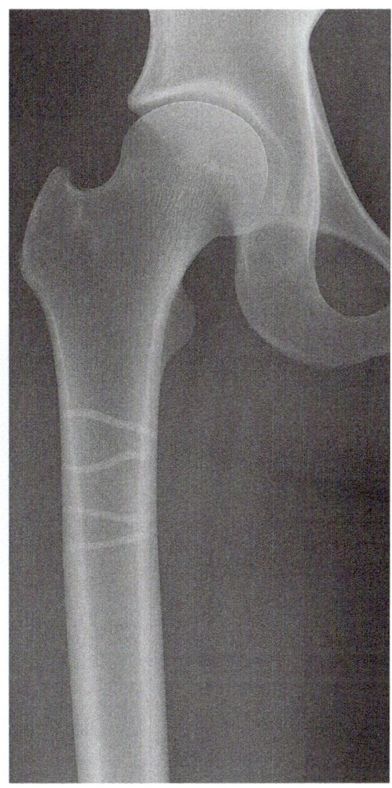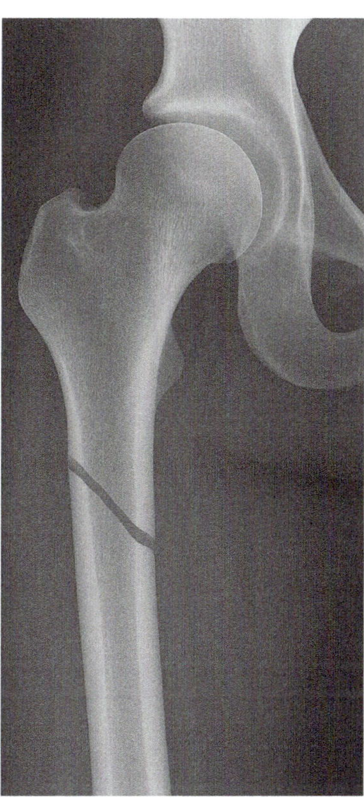

Fracturas de Milkman / Líneas de Looser (también llamadas Zonas de Looser o pseudofracturas): Son bandas radiotransparentes estrechas y lineales que aparecen en las radiografías, típicamente de 1 a 10 mm de ancho. En general atraviesan solo parcialmente el hueso, sin llegar a romperlo por completo. Generalmente son simétricas y se localizan en puntos específicos del esqueleto que soportan estrés mecánico, a menudo perpendiculares a la cortical del hueso.

Nota: El Dr. Milkman existió realmente, no se trata de una traducción del "lechero".

4. Enfermedad ósea de Paget

	¿Qué sabes de la enfermedad ósea de Paget?

- → ¿Cuál es la célula ósea clave en la patogenia de la enfermedad ósea de Paget?
- → ¿Sabías que esta enfermedad era mucho más frecuente y con presentaciones más graves hace solo unas décadas?
- → ¿Qué son los focos de alta prevalencia?
- → ¿Cómo se presenta en la clínica la enfermedad? ¿Y en la radiografía o el laboratorio?
- → ¿Hay que tratar a todos los pacientes con enfermedad ósea de Paget?

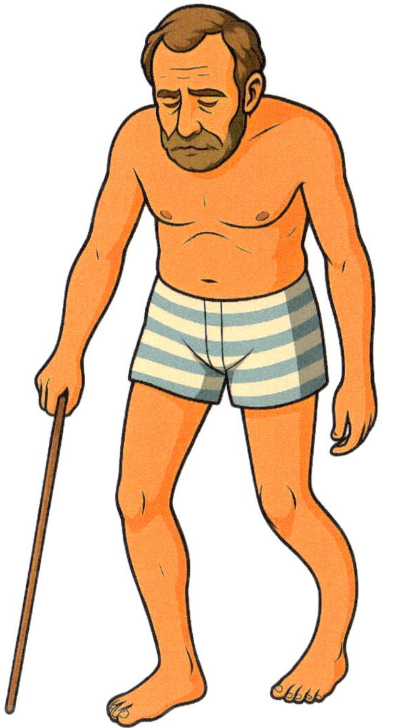

Imagen basada en el dibujo original del artículo "On a form of Chronic Inflammation of bone (osteítis deformans)" Med Chir Trans. 1877:60:37-64.9 escrito a raíz de una lección impartida en 1876 por Sir James Paget y que corresponde al primer caso publicado de la enfermedad.

La pierna izquierda del paciente presenta la característica tibia en sable.

Introducción

La enfermedad ósea de Paget (EOP) es una patología crónica del metabolismo óseo caracterizada por un remodelado anormal. Este trastorno implica una aceleración del recambio óseo, con una resorción excesiva (osteoclastos) seguida por una formación ósea desorganizada (osteoblastos). El resultado es la formación de hueso agrandado, deformado y mecánicamente defectuoso que, aunque aparece densamente mineralizado en radiografías, posee una resistencia reducida en comparación con el hueso normal. La afectación típica de la EOP no se presenta en todo el esqueleto, ni afecta a cada hueso en su totalidad, sino que se manifiesta en áreas localizadas de los huesos, principalmente aquellos sometidos a carga como las vértebras, pelvis, fémur, tibia, húmero y el cráneo.

Epidemiología

Una de las características más llamativas de la EOP desde el punto de vista epidemiológica es que muestra una clara heterogeneidad geográfica con variaciones marcadas de la prevalencia entre países vecinos e incluso entre regiones geográficas adyacentes. Es más frecuente en países de ascendencia anglosajona, especialmente en el Reino Unido, y en regiones de su influencia como Australia o Nueva Zelanda. En España e Italia se han descrito focos de alta prevalencia en pequeñas zonas rurales, con muy baja prevalencia en las zonas costeras.

Valorada históricamente como la segunda enfermedad ósea más frecuente tras la osteoporosis, su incidencia y gravedad ha disminuido drásticamente en las últimas décadas por factores aún no aclarados. Este descenso ha sido especialmente llamativo en las zonas de alta prevalencia y ha ido acompañado de un fenotipo más leve y una edad de diagnóstico más tardía. La hipótesis para justificar estas variaciones es que existan factores ambientales en desaparición.

Etiología

La etiopatogenia de la EOP es compleja y multifactorial, incluyendo factores genéticos y ambientales.

Bases celulares y moleculares

Los osteoclastos son las células clave en la EOP. Los osteoclastos pagéticos están aumentados en número, tamaño y actividad. Presentan inclusiones nucleares y resistencia a la apoptosis. Se ha implicado una alteración en la vía de la autofagia, destacando la proteína p62, codificada por el gen sequestosoma 1 (SQSTM1), clave para la degradación de proteínas y activación del Factor nuclear potenciador de las cadenas ligeras kappa de los linfocitos B activados (NFκB).

Genética

La agregación familiar es frecuente, con un riesgo 7-10 veces mayor entre familiares de primer grado. Las mutaciones en SQSTM1 se encuentra hasta el 25-40% de los casos familiares pero en menos del 10% de los esporádicos. Se han implicados otros genes implicados pero ninguno permite explicar la enfermedad por completo. La hipótesis actual es que, sobre una base genética, factores ambientales desencadenarían la enfermedad (teoría unificada).

Factores ambientales

Se ha propuesto la implicación de infecciones víricas (paramixovirus), contacto con animales, ambientes rurales, deficiencia de vitamina D en la infancia o exposición a toxinas como el arsénico entre otras, pero ninguna teoría ha sido claramente demostrada.

Presentación clínica

Actualmente, es infrecuente ver casos graves con deformidades óseas o dolor sobre el hueso afectado, por lo que la mayoría de los pacientes con EOP son asintomáticos en el momento del diagnóstico. Este generalmente es incidental, ya sea por la detección de un aumento aislado de la fosfatasa alcalina (FA) en unos análisis o mediante hallazgos en imágenes de radiología simple (abdominal, pelvis, cráneo, huesos largos) o TAC. En los pacientes sintomáticos, es el dolor óseo la principal manifestación. La interpretación de este dolor es a veces difícil ya que puede deberse a la propia actividad de la enfermedad o ser secundario a la artrosis causada por la deformidad ósea. Otros signos incluyen:

- Deformidad ósea como la tibia en sable o el aumento del tamaño del cráneo
- Sordera (por afectación y desestructuración del hueso temporal)
- Fracturas patológicas sobre el hueso afecto
- Compresión nerviosa por estenosis del canal
- Hipercalcemia o insuficiencia cardíaca. Ambas manifestaciones son parte de la historia de la enfermedad cuando había formas poliostóticas extensas. En la actualidad serían casi imposibles de encontrar.

Diagnóstico

El diagnóstico se basa en la confirmación de la enfermedad gracias a los hallazgos radiológicos característicos:

- Engrosamiento de las corticales óseas
- Deformidad y aumento de tamaño del hueso (Clave para diferenciar EOP de otras enfermedades con lesiones osteoblásticas como las metástasis)
- Trabeculado óseo grosero y desorganizado
- Presencia de zonas osteoblásticas con zonas osteolíticas cercanas.

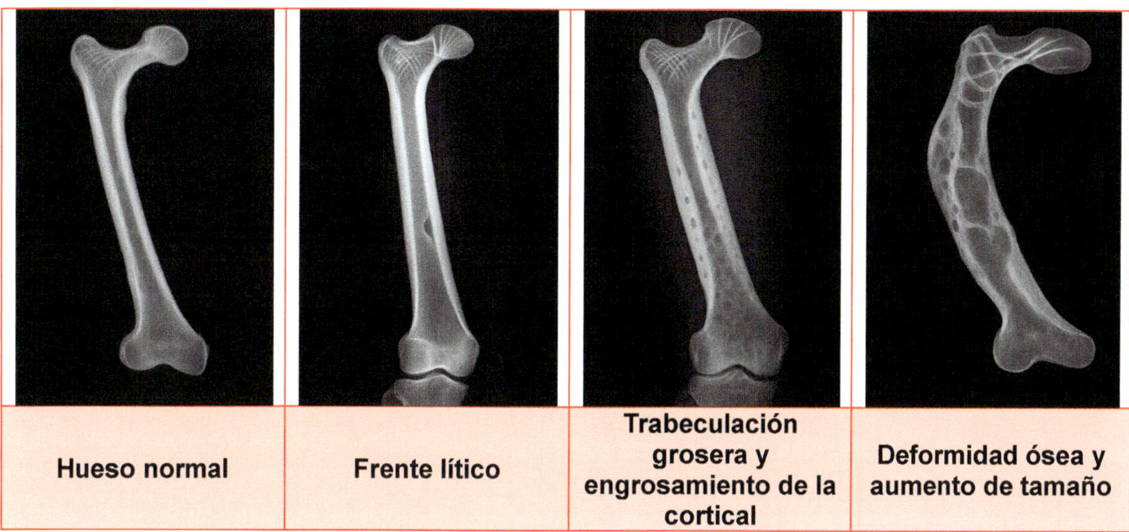

Una imagen muy característica es la afectación de la pelvis en la radiografía abdominal con un patrón osteoblástico donde se deforman las líneas corticales.

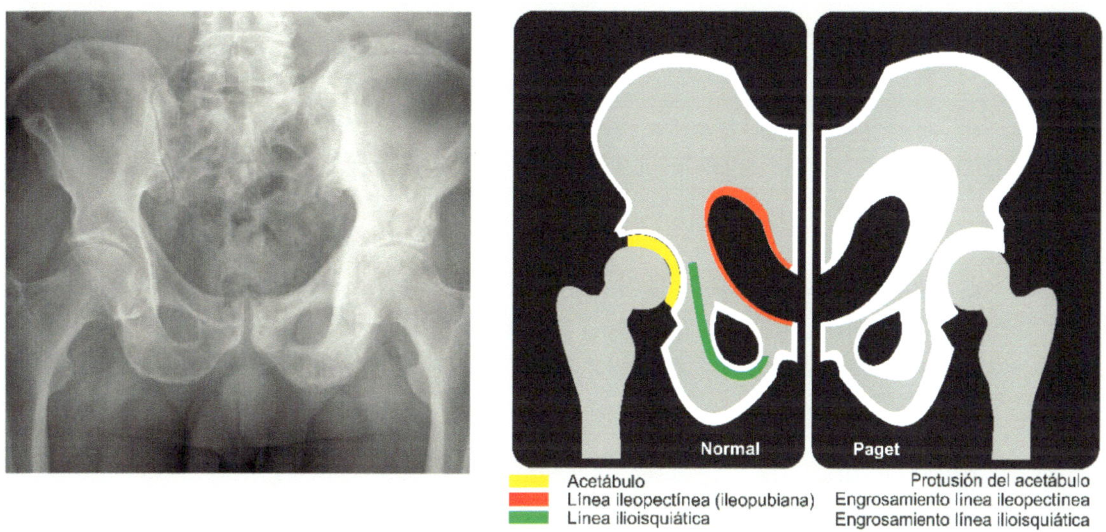

La gammagrafía ósea con tecnecio-99 permite valorar la extensión de la EOP y tiene un patrón característico que la diferencia del patrón metastásico.

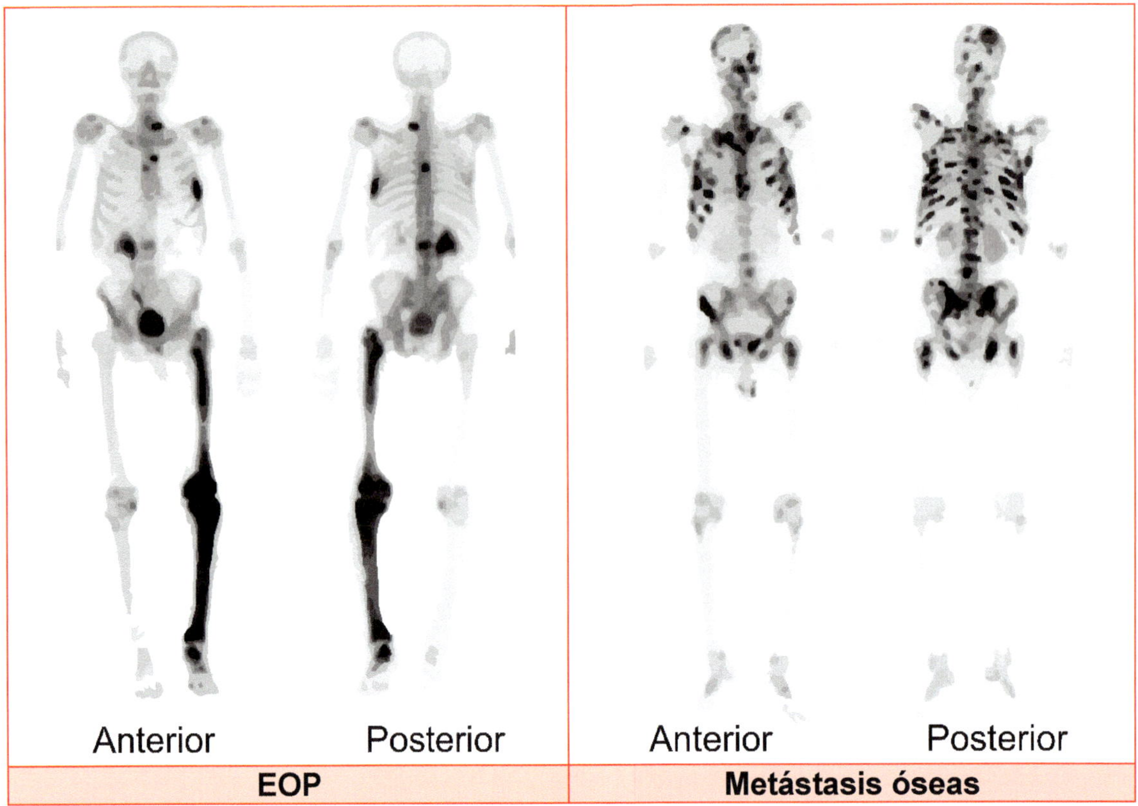

Con las técnicas de imagen suele completarse el diagnóstico de EOP. Es muy infrecuente necesitar una biopsia ósea para completar el diagnóstico diferencial.

Diagnóstico diferencial

Debe diferenciarse de metástasis osteoblásticas, displasias óseas, mieloma múltiple y enfermedades metabólicas como el hiperparatiroidismo.

Pronóstico

Muchos pacientes se mantienen asintomáticos de por vida. En aquellos con síntomas, fundamentalmente el dolor, el tratamiento con una dosis única de zoledronato suele lograr un control prolongado. La deformidad puede dar lugar a artrosis, compresión nerviosa o hipoacusia.

La transformación neoplásica (osteosarcoma) es extremadamente rara en la actualidad.

Tratamiento

El único objetivo terapéutico con evidencia es el control del dolor asociado a la actividad de la enfermedad. Sin embargo, también se iniciaría el tratamiento en pacientes con afectación en localizaciones que pueden dar lugar a deformidad o daño asociado.

El tratamiento de elección es una dosis única de zoledronato iv 5 mg. Antes de pautarlo es necesario comprobar los niveles de vitamina D para evitar hipocalcemias. Puede inducir un cuadro pseudogripal leve y autolimitado. Se ha utilizado otros bisfosfonatos pero la eficacia de zoledronato es superior.

Tras el primer ciclo de tratamiento, para valorar si un paciente debe ser retratado se debe tener en cuenta fundamentalmente la clínica. En pacientes asintomáticos no se recomiendan nuevos ciclos de tratamiento solo para normalizar los marcadores de formación ósea.

Dentro de los tratamientos no farmacológicos, sí se recomienda la cirugía ortopédica en casos de deformidad, fractura o compresión neurológica. Algunos autores recomiendan una dosis de zoledronato previa a la cirugía para reducir el riesgo de sangrado.

<table>
<tr><td colspan="2" align="center">Recuerda</td></tr>
<tr><td></td><td>
➔ La enfermedad de Paget se caracteriza por zonas limitadas del esqueleto que presenta un remodelado óseo acelerado y desorganizado.
➔ Su prevalencia ha disminuido de forma importante en las últimas décadas.
➔ El diagnóstico es radiológico y bioquímico, con elevación de los marcadores de formación ósea como la fosfatasa alcalina
➔ Las principales indicaciones de tratamiento son el dolor relacionado con actividad de la enfermedad y la afectación de localizaciones donde puede deformarse el hueso y dar lugar a complicaciones.
➔ El zoledronato intravenoso es el tratamiento de elección.
</td></tr>
</table>

3 radiografía de cráneo ¿Patrón en sacabocados, sal y pimienta o algodonoso?

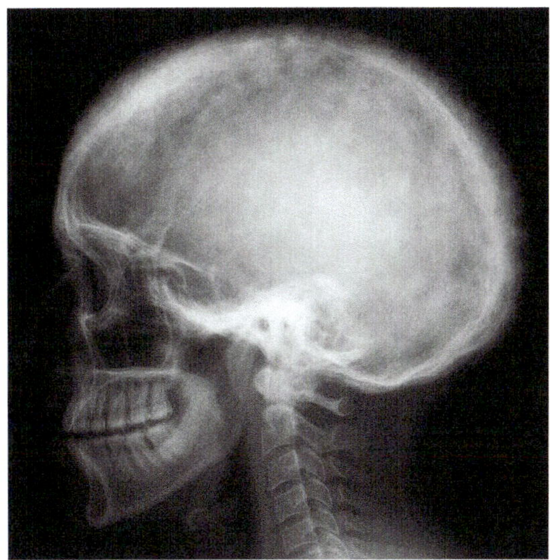

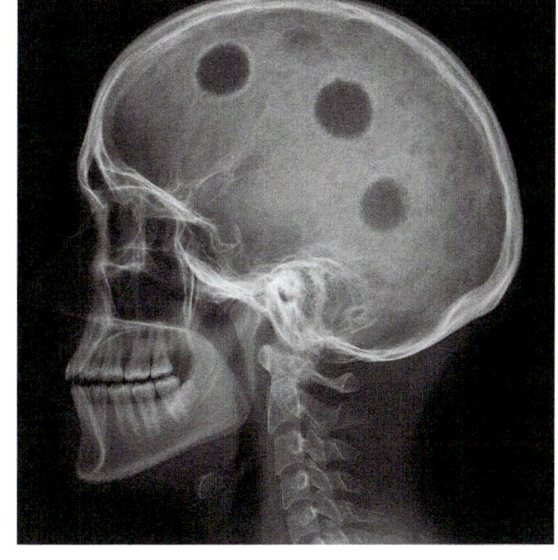

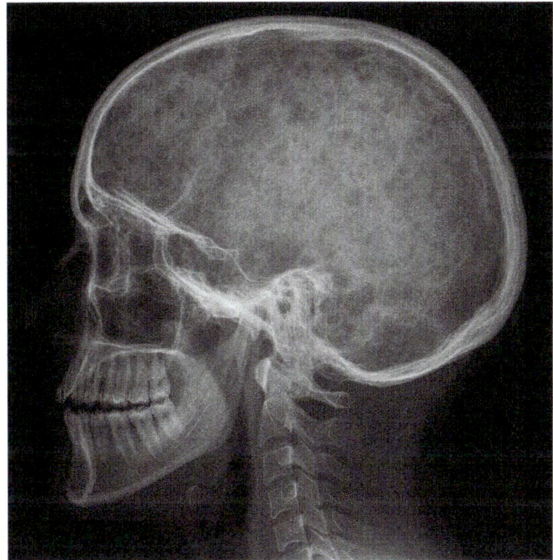

En **sacabocados**: Lesiones líticas (destrucción ósea) múltiples, bien definidas, sin borde esclerótico. Enfermedad principal: Mieloma Múltiple.

En **sal y pimienta**: Múltiples puntos líticos y escleróticos finos, aspecto granular. Enfermedad principal: Hiperparatiroidismo.

En **algodón**: Marcadas zonas osteoblásticas (formación ósea) irregulares y confluentes, aspecto algodonoso y engrosamiento cortical. Enfermedad principal: Paget óseo.

5. Enfermedades hereditarias del tejido conectivo

Las enfermedades hereditarias del tejido conectivo son un grupo heterogéneo de trastornos genéticos caracterizados por alteraciones estructurales en los componentes de la matriz extracelular, como el colágeno, la fibrilina o la osteogénesis. Estas alteraciones afectan principalmente al esqueleto, la piel, los vasos sanguíneos, las articulaciones y otros órganos con elevado contenido de tejido conectivo.

En este capítulo abordaremos tres de las entidades más representativas: la osteogénesis imperfecta, el síndrome de Marfan y el síndrome de Ehlers-Danlos. Aunque las bases moleculares de las tres son claramente distintas, comparten un fenotipo clínico marcado por la hiperlaxitud articular, la fragilidad esquelética o vascular, y una predisposición a complicaciones graves si no se reconocen y tratan precozmente.

Osteogénesis imperfecta

La osteogénesis imperfecta es una enfermedad genética causada por alteraciones en los genes que codifican el colágeno tipo I, fundamentales para la resistencia del hueso. La alteración en la síntesis, estructura o procesamiento del colágeno tipo I resulta en una mineralización ósea deficiente y una arquitectura trabecular anómala, confiriendo al hueso su característica fragilidad. La manifestación clínica cardinal es, por tanto, la presencia de fracturas recurrentes con traumas mínimos o incluso espontáneas.

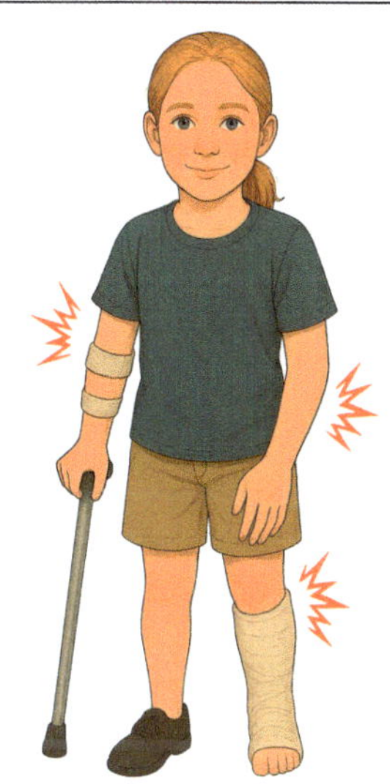

Según la forma clínica, puede haber también escleras azules, pérdida auditiva, dentinogénesis imperfecta, deformidades óseas, talla baja, laxitud articular y ligamentosa.

Clínicamente, la osteogénesis imperfecta puede confundirse con otras causas de fracturas recurrentes, incluyendo el maltrato infantil. El diagnóstico se basa en la clínica, radiografías y pruebas genéticas. No existe un tratamiento curativo, pero los bifosfonatos pueden reducir la tasa de fracturas. El manejo multidisciplinar incluye fisioterapia, ortopedia y apoyo audiológico y dental.

Síndrome de Marfan

El síndrome de Marfan es un trastorno autosómico dominante del tejido conectivo debido a mutaciones en el gen FBN1 que codifica la fibrilina-1. Afecta principalmente al sistema esquelético, ocular y cardiovascular.

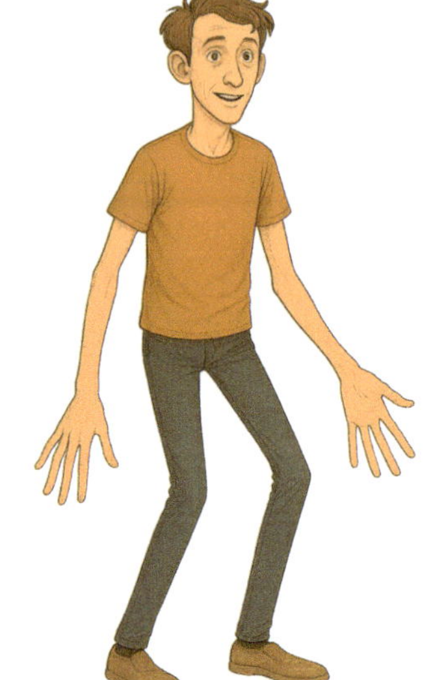

Se afectan fundamentalmente tres sistemas: esquelético, cardiovascular y ocular. Los pacientes presentan habitus longilíneo, aracnodactilia, pectus excavatum o carinatum, hiperlaxitud articular, ectopia lentis y, sobre todo, dilatación de la raíz aórtica, que puede evolucionar a disección aórtica y es la manifestación más grave y la que condiciona el pronóstico de la entidad.

El diagnóstico es clínico y genético con confirmación de las mutaciones en FBN1.

El tratamiento incluye betabloqueantes o antagonistas del receptor de angiotensina para ralentizar el crecimiento aórtico, controles ecocardiográficos frecuentes y cirugía profiláctica cuando la raíz aórtica supera ciertos diámetros. El ejercicio extenuante debe evitarse. El seguimiento ambulatorio es imprescindible.

Síndrome de Ehlers-Danlos

Los síndromes de Ehlers-Danlos agrupan un conjunto de trastornos hereditarios del colágeno que comparten hiperlaxitud articular, hiperextensbilidad y fragilidad cutánea y tendencia a hematomas por la fragilidad tisular.

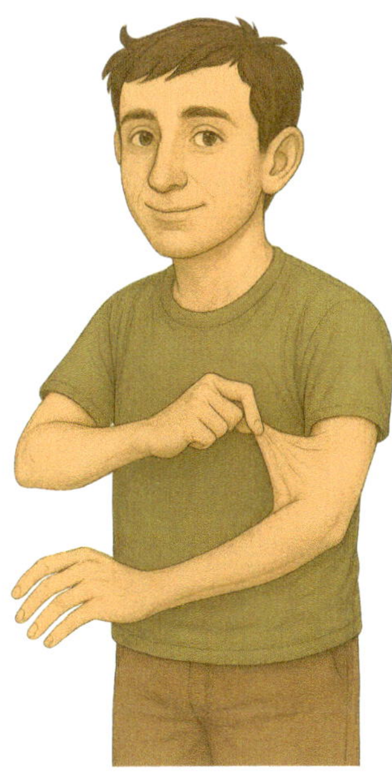

Existen múltiples subtipos con afectación de distintos genes y manifestaciones variables. El tipo hipermóvil es el más frecuente, mientras que el tipo vascular es el más grave, con riesgo de rotura arterial, intestinal o uterina.

Los pacientes pueden presentar dolor musculoesquelético crónico, luxaciones recurrentes y mala cicatrización. El diagnóstico es clínico, apoyado por criterios específicos y pruebas genéticas en los subtipos definidos.

El tratamiento es sintomático: fisioterapia, ortesis y seguimiento especializado. En el tipo vascular, es esencial el control de la tensión arterial y evitar procedimientos invasivos innecesarios.

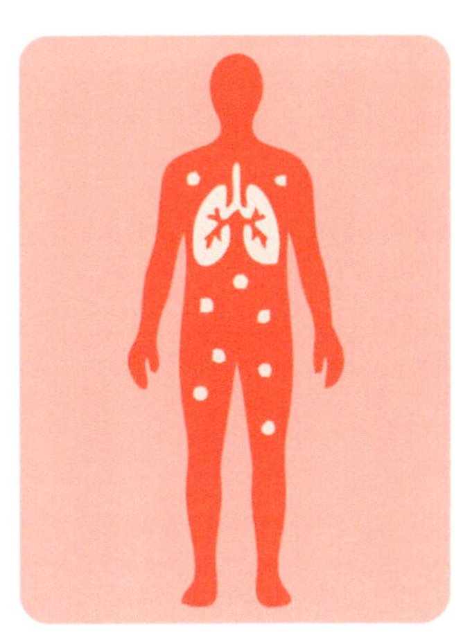

Bloque 5.

Enfermedades por depósito, acúmulo o infiltración

En este apartado se incluyen un grupo heterogéneo de entidades, no directamente relacionadas entre sí, pero que se caracterizan por la acumulación anormal de sustancias en diversos tejidos y órganos. A pesar de su diversa etiología, estas entidades comparten como denominador común la progresiva disfunción orgánica que ocurre debido al efecto masa de la infiltración, a la alteración estructural o a la interferencia metabólica que produce el material depositado.

La sarcoidosis, la amiloidosis y la enfermedad relacionada con IgG4 son las entidades incluidas en este grupo. Mientras que la sarcoidosis se caracteriza por la formación de granulomas no caseificantes mediados por una respuesta inmune exagerada, la amiloidosis se define por el depósito extracelular de fibrillas proteicas insolubles con una configuración beta-plegada. Por último, la enfermedad relacionada con IgG4 presenta infiltración tisular por células plasmáticas productoras de inmunoglobulina G4 y fibrosis.

Estas enfermedades, aunque difieren en su presentación clínica, hallazgos histopatológicos y abordaje terapéutico, comparten la capacidad de afectar múltiples sistemas orgánicos, presentar manifestaciones clínicas inespecíficas y sobre todo, suponer un desafío diagnóstico precisando, en la mayoría de los casos, de una biopsia tisular para su confirmación.

1. Amiloidosis

Introducción

El término amiloidosis es engañoso, ya que aunque proviene de las palabras griegas *a-myl(o)* (almidón)-*eid(és)* (que tiene aspecto)-*o-sis* (proceso patológico), no se trata de un depósito de almidón o polisacáridos, si no que la amiloidosis consiste en un depósito extracelular de proteínas mal plegadas con una estructura fibrilar característica. El error se debe a que cuando Virchow acuñó el término a mediados del siglo XIX lo hizo porque en los estudios histológicos las tinciones con yodo producían una reacción similar a la del almidón.

Existen distintas formas de amiloidosis, clasificadas según la proteína precursora involucrada. Entre las más relevantes están:

Tipo de amiloidosis	Características
De cadenas ligeras de inmunoglobulinas (AL)	Asociada a cadenas ligeras de inmunoglobulinas y relacionada con discrasias de células plasmáticas en patologías como el mieloma múltiple.
Secundaria (AA)	Secundaria a procesos inflamatorios crónicos como la artritis reumatoide o las infecciones crónicas.
Asociada con transtiretina (ATTR)	Depósito de ATTR normal pero que forma amiloide (antes se denominaba amiloidosis senil)
Hereditarias	Distintos tipos incluidas las asociadas a ATTR
Asociada a diálisis	Depósito de fibras derivadas de la beta2 microglobulina en pacientes con diálisis
Órgano específico	Depósito localizado en el ojo, sistema nervioso en Alzheimer, vejiga, etc. Sin afectación sistémica.

Presentación Clínica

Las manifestaciones de la amiloidosis dependen del órgano afectado. A continuación, se presenta una tabla con los principales sistemas comprometidos y sus síntomas:

Sistema	Clínica derivada de la infiltración amiloide	Tipo de amiloidosis
Cardiovascular	Insuficiencia cardíaca, miocardiopatía restrictiva, arritmias, septo engrosado	AL, ATTR (hereditar. y senil)
Renal	Proteinuria asintomática o nefrótica, insuficiencia renal progresiva	AL, AA
Neurológico (periférico)	Polineuropatía sensitivo-motora, disautonomía (hipotensión ortostática)	ATTR hereditaria, AL
Neurológico (central)	Demencia, amiloidosis vascular cerebral, ictus	ATTR senil
Gastrointestinal	Diarrea, malabsorción, gastroparesia, sangrado (fragilidad vascular), sobrecrecimiento bacteriano	AL, AA
Hepático	Hepatomegalia con o sin esplenomegalia, colestasis leve	AL, AA
Musculo-esquelético	Síndrome del túnel carpiano, artropatía amiloide, hipertrofia de los músculos, macroglosia	AL, ATTR hereditaria
Hematológico	Síndrome nefrótico con coagulación anómala, púrpura periorbitaria	AL
Pulmonar	Depósitos nodulares pulmonares, afectación intersticial	AL, localizada
Cutánea	Equimosis, púrpura, nódulos subcutáneos, engrosamiento de la piel, ojos de mapache	AL, ATTR hereditaria

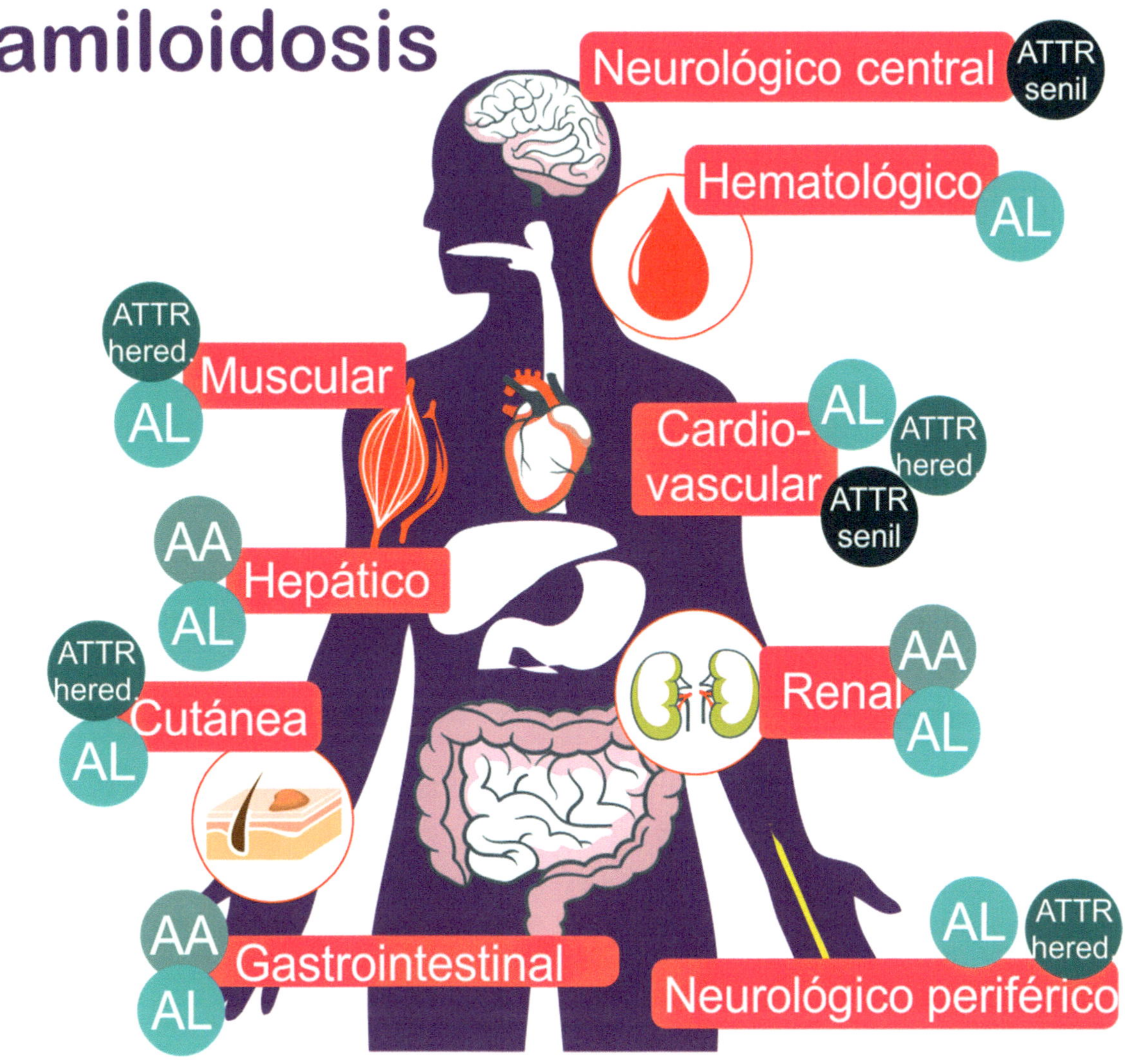
amiloidosis
Neurológico central
ATTR senil
Hematológico
AL
ATTR hered.
AL
Muscular
Cardio-vascular
AL
ATTR hered
ATTR senil
AA
AL
Hepático
ATTR hered.
AL
Cutánea
AA
AL
Renal
AA
AL
Gastrointestinal
AL
ATTR hered
Neurológico periférico

Diagnóstico

El diagnóstico de amiloidosis requiere una combinación de técnicas histológicas y estudios de imagen avanzados:

→ Biopsia

La biopsia es el pilar diagnóstico. Se pueden tomar muestras de tejido afectado (mucosa rectal, grasa abdominal, riñón, corazón, etc.) y teñir con rojo Congo observando birrefringencia verde bajo luz polarizada.

→ Técnicas de imagen

Ecocardiografía con strain longitudinal: Detecta engrosamiento miocárdico con disfunción diastólica característica. El músculo "brilla" en la ecocardiografía.

Resonancia magnética cardíaca (RM con realce tardío de gadolinio): Muestra patrones de depósito fibrilar específicos.

Gammagrafía con trazadores óseos (PYP, DPD): Detecta depósitos de transtiretina y permite diferenciar ATTR de AL.

→ Estudios de laboratorio

Electroforesis e inmunofijación sérica y urinaria para detectar cadenas ligeras monoclonales en sospecha de AI.

Biomarcadores cardíacos (NT-proBNP, troponinas) en amiloidosis cardíaca.

Tratamiento

El tratamiento varía totalmente dependiendo del tipo de amiloidosis diagnosticada ya que dirigirá a reducir la producción de proteínas amiloidogénicas propias y mejorar el daño orgánico.

➜ Amiloidosis AL

Quimioterapia con fármacos como bortezomib, lenalidomida y dexametasona.

Trasplante autólogo de progenitores hematopoyéticos en pacientes seleccionados.

➜ Amiloidosis AA

Control de la enfermedad subyacente.

Colchicina en fiebre mediterránea familiar.

➜ Amiloidosis por transtiretina (ATTR)

Patísiran e inotersén: ARN interferente que inhibe la producción de transtiretina.

Tafamidis: Estabilizador de transtiretina aprobado en amiloidosis cardíaca.

Trasplante hepático: en casos hereditarios avanzados.

➜ Tratamiento sintomático

Diuréticos para insuficiencia cardíaca.

Soporte nutricional en afectación digestiva.

Neuromoduladores para neuropatía amiloide.

	**Recuerda**
	➜ La amiloidosis es un grupo de enfermedades por depósito de proteínas de la que existen múltiples formas (AL, AA, ATTR). ➜ El diagnóstico se basa en biopsia con rojo Congo, estudios de imagen avanzada (eco, RM) y pruebas de laboratorio. ➜ El tratamiento varía según el tipo, desde quimioterapia hasta estabilizadores de transtiretina.

2. Enfermedad relacionada con IgG4

Introducción y etiología

La enfermedad relacionada con IgG4 es una patología fibro-inflamatoria crónica caracterizada por la infiltración tisular de linfocitos y células plasmáticas productoras de IgG4, fibrosis estoriforme (*patrón irregular de fibrosis que se asemeja a los radios de la rueda de un carro, con células fusiformes que irradian desde el centro*) y flebitis obliterativa. Puede afectar a múltiples órganos y simular diversas enfermedades autoinmunes, infecciosas o neoplásicas. La causa de la enfermedad es desconocida, aunque se cree que involucra una respuesta inmunológica aberrante con activación de linfocitos T y células B productoras de IgG4. Una predisposición genética y diferentes factores ambientales podrían contribuir a su desarrollo.

Presentación Clínica

La enfermedad relacionada con IgG4 muchas veces se presenta con síntomas leves y es diagnosticada al descubrir lesiones en las técnicas de imagen, al encontrar disfunción de los órganos afectos o por obstrucción o compresión. Es una enfermedad multisistémica que puede afectar diversos órganos, con manifestaciones como: paquimeningitis (afecta a la dura madre, capa externa de las meninges), hipofisitis, meningitis hipertensiva, pseudotumor retro-orbitario, tiroiditis de Riedel (infiltración y reemplazo del tejido tiroideo normal por tejido fibroso denso y cicatricial), Síndrome de Mikulicz (agrandamiento bilateral, indoloro y crónico de las glándulas parótidas, submandibulares y lagrimales debido a la infiltración de células plasmáticas productoras de IgG4), adenopatías hiliares y mediastínicas, nódulos pulmonares o engrosamiento pleural, aortitis y periaortitis, pancreatitis autoinmune tipo 1, colangitis esclerosante, nefritis túbulo-intersticial, nefropatía membranosa o fibrosis retroperitoneal (ver figura).

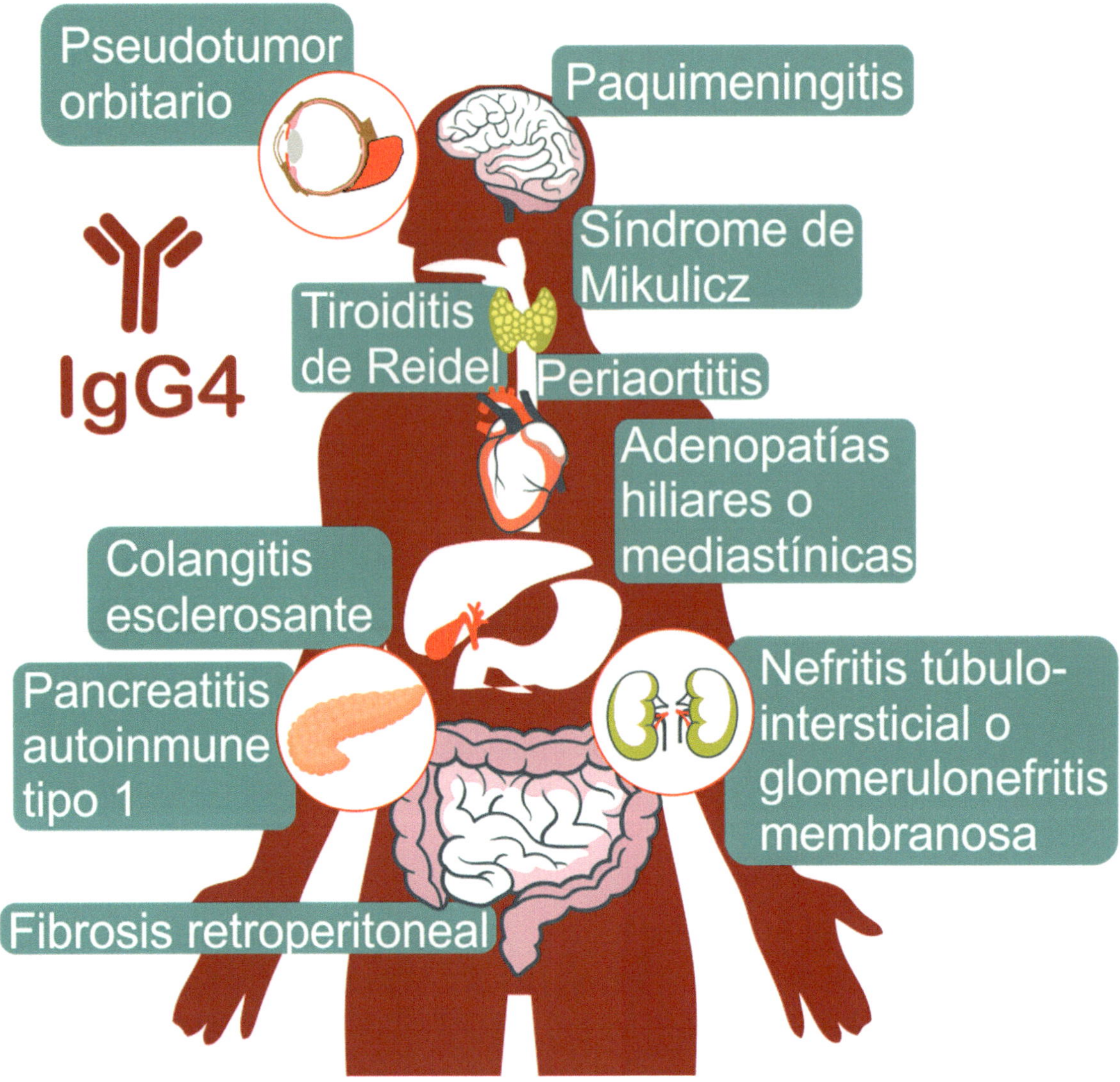

2. Enfermedad relacionada con IgG4

Diagnóstico

El diagnóstico se basa en:

> → **Elevación de IgG4 sérica** [*Atención: este dato de laboratorio no siempre está presente, su ausencia no excluye el diagnóstico*].
> → Afectación de múltiples órganos con **hallazgos radiológicos** compatibles.
> → **Biopsia** con infiltrado de **células plasmáticas IgG4+**, fibrosis estoriforme y flebitis obliterativa.
> → Buena respuesta a **glucocorticoides**.

Debe diferenciarse de enfermedades infecciosas como la tuberculosis o las micosis, neoplásicas como el linfoma y autoinmunes como la sarcoidosis o la granulomatosis con poliangeítis.

Tratamiento

El tratamiento de primera línea son los **glucocorticoides** (dosis inicial de prednisona en torno a medio mg/kg de peso), con una respuesta favorable en la mayoría de los casos. En pacientes con recurrencias o respuesta incompleta, se pueden emplear inmunosupresores como azatioprina, micofenolato mofetilo o rituximab.

Recuerda
→ La enfermedad relacionada con IgG4 es una patología fibro-inflamatoria multisistémica de origen inmunológico que puede simular diversas enfermedades, lo que dificulta su diagnóstico.
→ El diagnóstico se basa en la demostración de la elevación de la IgG4 en suero o la infiltración de los tejidos.
→ Los glucocorticoides son el tratamiento de elección.

3. Sarcoidosis

Introducción y etiología

La sarcoidosis es una enfermedad inflamatoria multisistémica caracterizada por la formación de **granulomas no caseificantes** en distintos órganos. Su etiología sigue siendo desconocida, aunque se considera una respuesta inmune exagerada ante diferentes antígenos ambientales en individuos genéticamente predispuestos. Se ha implicado la exposición a agentes infecciosos como *Propionibacterium acnes* o *Mycobacterium tuberculosis*, factores ambientales (polvo de sílice, metales) o disfunción inmunitaria con activación de macrófagos y linfocitos T CD4+. El predominio **pulmonar** de la sarcoidosis se debe a que el pulmón es una puerta de entrada natural de antígenos inhalados. Además, la activación del sistema inmunitario en el intersticio pulmonar favorece la formación de granulomas, afectando los ganglios linfáticos hiliares y mediastínicos en la mayoría de los casos.

Diagnóstico y estadificación

El diagnóstico de sarcoidosis se basa en
a) **la presentación clínica:**
- Afectación pulmonar o de adenopatías hiliares [90%]
- Presencia de adenopatías periféricas [30%]
- Lesiones cutáneas (eritema nodoso, pápulas, nódulos, lupus pernio) [25-30%]
- Artritis [5-10%]
- Afectación sistema nervioso (multineuritis craneal, meningitis, hipotálamo-hipófisis, la <u>parálisis facial bilateral</u> periférica es muy sugerente de sarcoidosis) [10%]
- Ocular (uveitis, conjuntivitis, epiescleritis) [20-30%]
- Afectación hepática o esplénica [20-30%]

- Cardíaca [5-10%]
- Renal (hipercalciuria, nefritis intersticial)

b) la visualización radiológica de las lesiones

c) la biopsia de un órgano afectado, que debe mostrar **granulomas epitelioides no caseificantes** para confirmar la sospecha de sarcoidosis.

Hay dos formas características de presentación aguda de la sarcoidosis:

- **Síndrome de Löfgren:**

  Artritis tobillos + eritema nodoso + adenopatías hiliares

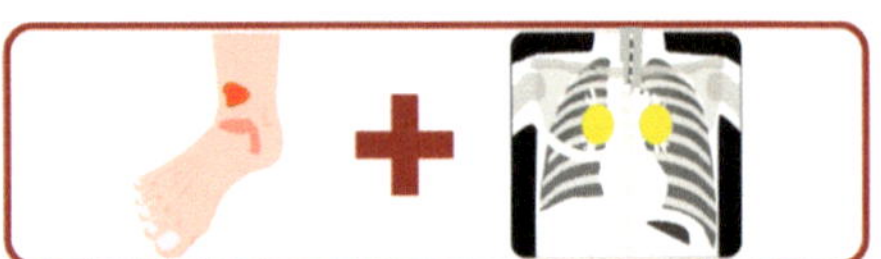

- **Fiebre uveoparotídea de Heerfordt**:

  Fiebre + parotiditis no supurativa + uveitis ± parálisis facial uni o bilateral.

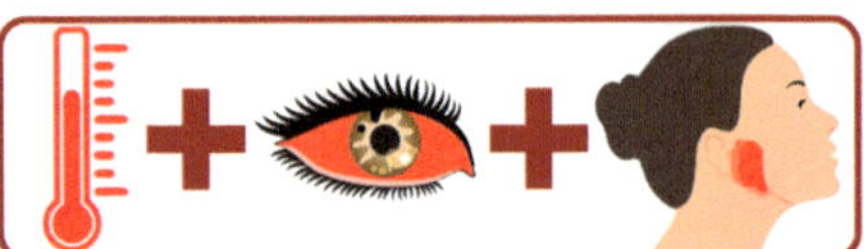

Las principales pruebas para continuar el estudio diagnóstico son:

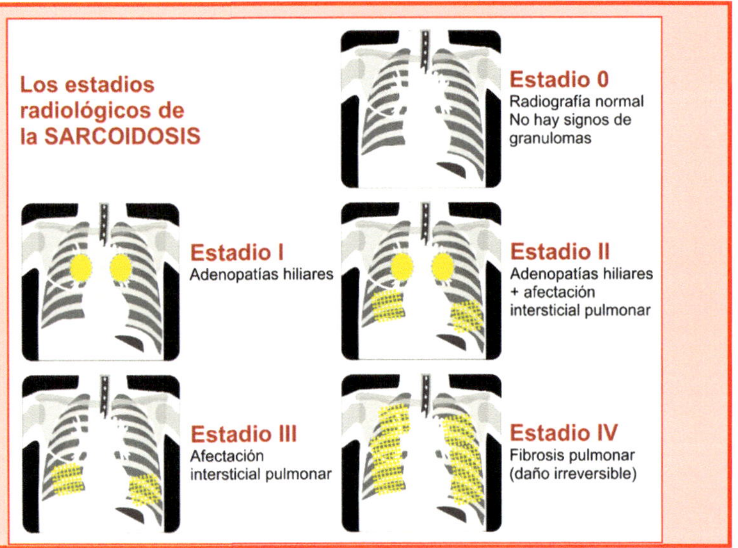

- → **Radiografía de tórax** (es clave para clasificar la enfermedad en 5 grupos)
- → **TC torácico** (alta resolución)
- → **PET-TC**: Útil sobre todo en presentaciones menos claras o para estudio de extensión.

→ **Análisis**:

- o Elevación de **calcemia** y **calciuria** (debido al aumento de calcitriol -1,25 dihidroxicolecalciferol- en los macrófagos de los granulomas)

- o **Enzima convertidora de angiotensina (ECA).** Tiene una baja sensibilidad (40-45%) y especificidad (80-90%) lo que la descarta como un marcador fiable para confirmar el diagnóstico, salvo en los pacientes con presentación clínica muy sugerente. Sí podría ser útil en el seguimiento de pacientes con valores iniciales de ECA elevados en caso de que su valor descendiera con el tratamiento.

- o La asociación de **linfopenia** aumenta la sospecha diagnóstica.

→ **Pruebas funcionales respiratorias**. En estadio III podría haber disminución de la difusión de carbónico. En fases avanzadas podría encontrarse un patrón restrictivo.

→ **Broncoscopia y lavado bronquial.** La broncoscopia, sobre todo con ecografía (EBUS) puede ser clave para la realización de una biopsia en adenopatías hiliares para confirmar la sarcoidosis. En el caso del lavado broncoalveolar (LBA) el **cociente entre CD4 y CD8**, que está habitualmente entre 1 y 2, aparece elevado a favor de los CD4 (>3,5). Por el contrario un índice por debajo de 1 sería muy poco sugerente de sarcoidosis y en caso de afectación intersticial sugeriría más una neumonitis por hipersensibilidad o una viriasis.

Diagnóstico diferencial

El diagnóstico de sarcoidosis requiere descartar infecciones granulomatosas, neoplasias hematológicas y otras enfermedades pulmonares. A continuación, se presenta una comparación con entidades que se caracterizan por granulomas o infiltración:

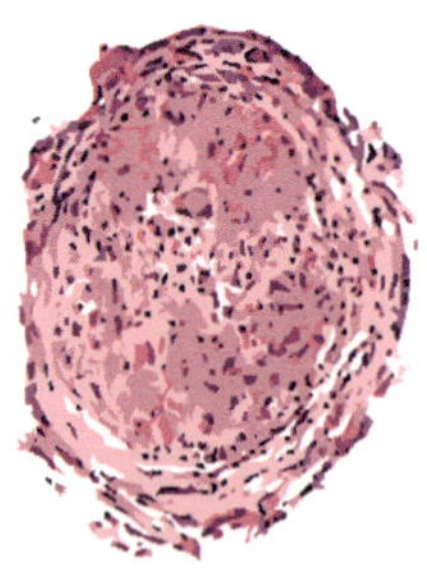

Enfermedad	Biopsia	Afectación más habitual
Tuberculosis	Granulomas caseificantes/ necrotizantes con bacilos ácido-alcohol resistentes	Pulmonar con cavitación, fiebre, pérdida de peso
Micosis sistémicas *(histoplasmosis, criptococosis)*	Granulomas caseificantes con levaduras intracelulares	Pulmonar con diseminación en inmunosuprimidos
Vasculitis con granulomatosis	Granulomas necrotizantes "mal formados"	Nódulos pulmonares, sin adenopatías
Neumonitis por hipersensibilidad	Granulomas mal formados, infiltrado linfoplasmocitario	Pulmonar, patrón en vidrio deslustrado en TC
Neumoconiosis	Granulomas con pigmentos minerales (sílice, berilio)	Pulmonar, con antecedente de exposición laboral
Linfoma	Infiltración difusa de células neoplásicas, sin granulomas		Poliadenopatías (asimétricas), hepatoesplenomegalia
Enfermedad relacionada con IgG4 (relación IgG4/IgG total elevada en suero o tejidos)	Infiltrado linfoplasmocitario denso con células plasmáticas IgG4+, fibrosis en "tormenta de remolinos"	En ocasiones afectación multiorgánica (páncreas, pulmones, riñones, glándulas salivales), adenopatías, fibrosis progresiva

Tratamiento

No todas las formas de sarcoidosis requieren tratamiento. En casos asintomáticos o con afectación pulmonar leve (Estadio I y II sin disfunción respiratoria), la recomendación es NO INICIAR TRATAMIENTO y mantener la observación, ya que la enfermedad suele remitir espontáneamente. En el caso de que haya afectación intersticial pulmonar (estadio III) o que las adenopatías provoquen una obstrucción bronquial, se valora iniciar tratamiento siendo los glucocorticoides el tratamiento de elección.

Glucocorticoides: primera línea en enfermedad sintomática. Se emplean habitualmente en dosis medias-altas de prednisona (0,5 mg/kg en formas pulmonares y 1 mg/kg en formas extrapulmonares), con reducción progresiva durante 6 meses hasta llegar a 5 mg. Después mantener ≥ 1 año en formas pulmonares y ≥ 2 años en formas extrapulmonares.

Inmunosupresores: en pacientes refractarios o dependientes de GC:
- **Metotrexato** (es la opción más frecuentemente utilizada por sus posibles efectos antigranulomatosos).
- Alternativas: Hidroxicloroquina, azatioprina o micofenolato mofetilo
- Infliximab o adalimumab (**anti-TNFα**): en casos graves o resistentes.

	**Recuerda**
→	La sarcoidosis es una enfermedad inflamatoria multisistémica con afectación pulmonar (parénquima e hilios) predominante.
→	El diagnóstico se basa en la clínica, la radiología y la biopsia, con exclusión de otras causas **granulomatosas**.
→	En muchos casos no será necesario tratarla. En formas sintomáticas se usan glucocorticoides, Si hay resistencia, inmunosupresores o biológicos.

4. ¿Cuándo sospechar estas entidades?

En la siguiente tabla se señalan los principales signos de sospecha de cada una de las tres entidades y algunos de los datos epidemiológicos o de tratamiento que las caracterizan.

Sistema u órgano afecto	Sarcoidosis	Amiloidosis	Enfermedad asociada a IgG4
Cutáneo	Eritema nodoso Lupus pernio Lesiones maculo-papulares	Fragilidad cutánea Hematomas	Placas cutáneas Pápulas
Cardiovascular	Arritmias (bloqueo) Cardiomiopatía	Insuficiencia cardíaca Arritmias Hipotensión ortostática	Periaortitis Aneurismas aórticos
Renal	Hipercalciuria Litiasis renal Nefritis renal (raro)	Proteinuria Síndrome nefrótico	Nefritis túbulo-intersticial
Hepático	Hepatomegalia	Hepatoesplenomegalia	Hepatomegalia Pseudotumor inflamatorio hepático
Neurológico	Parálisis nervios craneales (facial) Neuropatía periférica Meningitis Hipotálamo-hipófisis	Neuropatía periférica Túnel carpiano	Hipertrofia paquimeníngea Hipofisitis
Pulmonar	Adenopatías hiliares Enfermedad intersticial pulmonar	---	Nódulos pulmonares Engrosamiento pleural
Gastrointestinal	---	Estreñimiento/diarrea Disfunción autonómica	Pancreatitis autoinmune Obstrucción biliar
Ocular	Uveitis Conjuntivitis	---	Pseudotumor orbitario Dacrioadenitis

Sistema u órgano afecto	Sarcoidosis	Amiloidosis	Enfermedad asociada a IgG4
Linfático	Linfadenopatías	---	Linfadenopatías
Endocrino	Hipercalciuria	---	Diabetes mellitus de nueva aparición Hipofisitis Tiroiditis de Riedel
Vascular	---	---	Fibrosis retroperitoneal Periaortitis
Músculo-esquelético	Artralgias	Engrosamiento muscular Macroglosia	---
Glándulas salivares	Aumento glándulas salivares	---	Síndrome de Mikulicz
Principal afectación	Pulmón, piel, ojos y linfáticos	Según el tipo de amiloide (corazón, riñones, sistema nervioso)	Páncreas, glándulas salivares, retroperitoneo
Edad	Adultos jóvenes	Mayores de 50 años (asociada a otras enfermedades)	Mayores de 50 años (más frecuente en asiáticos)
Sexo	Algo más frecuente en mujeres	Igual en ambos sexos	Más frecuente en varones (3:1)
Clave anatomo-patológica	Granulomas	Proteínas amiloides	Elevación de IgG4, infiltración tejidos
Respuesta a glucocorticoides	Sí	No	Sí

Bloque 6.

Síndromes de dolor crónico o sensibilización central

Los síndromes de sensibilización central constituyen un grupo de trastornos crónicos caracterizados por una alteración en el procesamiento del dolor que da lugar a una hiperexcitabilidad del sistema nervioso central y a una amplificación anormal de las señales de dolor. Esta alteración neurofisiológica provoca que estímulos normalmente no dolorosos se perciban como dolorosos (alodinia) y que señales dolorosas se sientan con mayor intensidad (hiperalgesia). Entre las entidades que se incluyen en este grupo destacan:

→ Fibromialgia
→ Síndrome de fatiga crónica o encefalomielitis miálgica
→ Síndrome de intestino irritable
→ Sensibilidad química múltiple
→ Electrosensibilidad
→ Migraña crónica
→ Síndrome de vejiga dolorosa/cistitis intersticial y vulvodinia
→ Trastorno temporomandibular
→ Piernas inquietas

Estos trastornos comparten características como el dolor crónico generalizado, la fatiga, los trastornos del sueño, la hipersensibilidad sensorial y las alteraciones cognitivas. Su diagnóstico es fundamentalmente clínico y los estudios complementarios sirven sobre todo para descartar otras etiologías de procesos que pueden presentar cuadros clínicos similares. La información y la educación al paciente, que los profesionales se "crean" los síntomas del paciente y las medidas NO farmacológicas son los principales recursos terapéuticos. En este apartado desarrollaremos la fibromialgia y el síndrome de fatiga crónica, los 2 más habituales en reumatología.

1. Fibromialgia

La fibromialgia es un síndrome caracterizado por dolor musculoesquelético generalizado, acompañado de fatiga, alteraciones del sueño, síntomas cognitivos y otras manifestaciones somáticas. Se trata de una condición crónica cuya causa actualmente no es comprendida y donde no hay hallazgos en la exploración física o en los análisis que permitan confirmar inflamación. Afecta con mayor frecuencia a mujeres de mediana edad (proporción de 8-9 mujeres por cada hombre).

A lo largo de la historia ha recibido diversos nombres que reflejan la evolución en su comprensión médica. En el siglo XIX, se conocía como "fibrositis", suponiendo una base inflamatoria. Luego fue denominada "reumatismo psicógeno o tensional", reflejando la creencia de un origen psicológico. También se la ha llamado "síndrome miofascial", "síndrome de fatiga crónica" (aunque actualmente se consideran entidades distintas aunque relacionadas), "reumatismo de partes blandas", "reumatismo muscular" y "síndrome de dolor crónico generalizado". En los años 70, se popularizó el término "fibromialgia" (del latín "fibro" -tejido fibroso- y del griego "myo" -músculo- y "algia" -dolor-), que finalmente fue reconocido oficialmente por la OMS en 1992 como una entidad clínica definida, destacando el dolor muscular y de tejidos blandos como sus características principales.

El diagnóstico de la fibromialgia únicamente es **clínico**, ya que no existen pruebas de laboratorio o de imagen específicas para confirmarlo. Se basa en los criterios del American College of Rheumatology (ACR) 2016, que incluyen:

→ Dolor generalizado en al menos 4 de 5 regiones corporales durante al menos 3 meses.
→ Puntuación elevada en el índice de dolor generalizado (WPI) y la escala de gravedad de síntomas
→ Ausencia de otra enfermedad que explique los síntomas

La exploración física revela hipersensibilidad difusa, sin signos inflamatorios o artritis evidente. Existe una asociación entre la fibromialgia y la neuropatía de fibras finas. Es importante realizar un diagnóstico diferencial con enfermedades sistémica inmunomediadas como el lupus eritematoso sistémico, hipotiroidismo, síndrome de Sjögren, polimialgia reumática y miopatías.

Tratamiento

El tratamiento de la fibromialgia es **multimodal** e incluye:

1. **Medidas no farmacológicas** (fundamentales en casi todos los pacientes):
   – **Ejercicio físico** (aeróbico y fortalecimiento muscular progresivo).
   – **Terapia cognitivo-conductual** para mejorar el <u>afrontamiento del dolor</u>.
   – **Educación** del paciente sobre la naturaleza de la enfermedad.
   – Higiene del **sueño** y estrategias para la regulación del **estrés**.

2. **Tratamiento farmacológico** (individualizado según los síntomas):
   – **Antidepresivos tricíclicos** (amitriptilina) e **inhibidores de la recaptación de serotonina y noradrenalina (IRSN)** (duloxetina) para el dolor y la fatiga.
   – **Anticonvulsivantes** (pregabalina o gabapentina) en casos con predominio de dolor neuropático.
   – **Relajantes musculares** (ciclobenzaprina) en algunos casos.
   – Evitar ~~opioides~~ y ~~AINEs~~, ya que suelen ser ineficaces.

La fibromialgia es una condición de curso fluctuante, y su manejo requiere un enfoque centrado en el paciente, con un plan terapéutico adaptado a sus necesidades y limitaciones. El paciente debe participar activamente en la toma de decisiones respecto a su tratamiento y en el abordaje del afrontamiento del dolor.

2. Síndrome de fatiga crónica/encefalomielitis miálgica

El síndrome de fatiga crónica o encefalomielitis miálgica (SFC/EM) es una enfermedad debilitante caracterizada por fatiga persistente e inexplicada, que no se alivia con el descanso, y que se asocia a síntomas neurocognitivos, autonómicos e inmunológicos. Afecta con mayor frecuencia a mujeres (3 a 4 mujeres por cada hombre) y puede desencadenarse tras infecciones virales o eventos estresantes.

El SFC/EM ha recibido diversos nombres que reflejan las distintas teorías sobre su etiología. En los años 1930-1950 se conoció como "neurastenia" o "enfermedad de Beard". Durante un brote en el Royal Free Hospital de Londres en 1955, se denominó "encefalomielitis miálgica", sugiriendo una base neurológica. En los años 1980, tras un brote en Incline Village (Nevada), se popularizó el término "enfermedad de Tahoe" o "gripe de Yuppie". En 1988, los CDC propusieron el nombre "síndrome de fatiga crónica", aunque muchos pacientes y algunos médicos lo consideraron un nombre que trivializaba la gravedad de la enfermedad. También se ha conocido como "síndrome de disfunción inmune crónica" y "enfermedad neuroendocrina inmune sistémica". En 2015, el Instituto de Medicina de EE. UU. propuso renombrarla como "enfermedad de intolerancia al esfuerzo sistémico" (SEID), aunque internacionalmente la terminología más aceptada actualmente es EM/SFC (Encefalomielitis miálgica/síndrome de fatiga crónica), reconociendo la complejidad de esta condición debilitante.

El diagnóstico del SFC/EM es **clínico** y se basa en los Criterios del Instituto de Medicina de 2015, que requieren la presencia de:

> → Fatiga persistente durante al menos 6 meses, que no se explica por otra enfermedad y no mejora con el descanso.
> → Malestar tras el esfuerzo, donde síntomas y fatiga empeoran tras actividad física o mental mínima.
> → Alteraciones del sueño, con insomnio no reparador o fragmentado.
> → Al menos uno de los siguientes:
>   o Deterioro cognitivo (dificultad para concentrarse, niebla mental).
>   o Intolerancia ortostática (mareo o taquicardia al estar de pie)

Para descartar otras causas, se recomienda realizar análisis de sangre (hemograma, función tiroidea, marcadores inflamatorios) y pruebas de imagen en casos seleccionados.

Tratamiento

No existe un tratamiento curativo para el SFC/EM, por lo que la estrategia es **sintomática** y **multidisciplinaria**:

1. **Medidas no farmacológicas** (fundamentales en casi todos los pacientes):
   – **Pacing o** manejo energético: evitar el sobreesfuerzo y equilibrar la actividad con el descanso.
   – **Terapia cognitivo-conductual,** útil en la adaptación a la enfermedad.
   – **Ejercicio físico de baja intensidad,** si es tolerado, evitando el empeoramiento tras el esfuerzo.
   – Higiene del **sueño** con rutinas regulares.

2. **Tratamiento farmacológico** (individualizado según los síntomas):
   – Para el **dolor**: amitriptilina, gabapentina o pregabalina.
   – Para alteraciones del **sueño**: melatonina o hipnóticos de acción corta en casos seleccionados.
   – Para la **fatiga**: algunos pacientes pueden beneficiarse de bajas dosis de IRSN como duloxetina.

Bloque 7.

Síndromes autoinflamatorios

Enfermedades autoinflamatorias sistémicas monogénicas

Enfermedad	Sintomatología más habitual	Edad de aparición	Molécula alterada en la inmunidad	Tratamiento más habitual	Herencia
Fiebre Mediterránea Familiar (FMF)	Episodios recurrentes de fiebre, dolor abdominal, pleuritis, artritis que duran 1 a 3 días (Desarrollo de amiloidosis)	Infancia o adolescencia	Pirina (MEFV)	Colchicina, antiinflamatorios	AR
Enfermedad de Still del adulto	Fiebre alta diaria, erupción cutánea, artritis, linfadenopatía	Adultez temprana	Desconocida, disfunción de citoquinas (IL-1, IL-6, TNF)	Glucocorticoides, metotrexato	No hereditaria
Síndrome de Muckle-Wells	Fiebre recurrente, urticaria, artralgia, pérdida de audición, amiloidosis	Infancia	Criopirina (NLRP3)	Anakinra, canakinumab (inhibidores IL-1)	AD
Síndrome de CINCA/ NOMID.[10]	Fiebre, urticaria, artritis crónica, deformidades óseas, meningitis aséptica	Neonatal o lactancia	Criopirina (NLRP3)	Anakinra, canakinumab (inhibidores IL-1)	AD
Síndrome autoinflamat. familiar inducido por frío (FCAS)	Fiebre, rash urticaria, artralgias, inyección conjuntival tras exposición al frío	Infancia (primer año)	Criopirina (NLRP3)	Anakinra, canakinumab (inhibidores IL-1)	AD

---

[10] CINCA/NOMID: Chronic Infantile Neurological Cutaneous Articular/Neonatal-Onset Multisystem Inflammatory Disease.

Enfermedad	Sintomatología más habitual	Edad de aparición	Molécula alterada en la inmunidad	Tratamiento más habitual	Herencia
	(de horas de duración)				
Síndrome de Blau	Artritis granulomatosa, erupción cutánea, uveítis	Infancia	NOD2/ CARD15	Corticosteroides, inmunosupresores	AD
Síndrome de Hiper-IgD (HIDS)	Fiebre recurrente, rash cutáneo, adenopatías, dolor abdominal	Infancia temprana	Mevalonato quinasa (MVK)	Anakinra, canakinumab (inhibidores IL-1)	AR
Síndrome de PAPA.[11]	Pioderma gangrenoso, artritis, acné conglobata	Infancia	PSTPIP1	Corticosteroides, inmunosupresores	AD
Síndrome de PFAPA.[12]	Fiebre periódica, estomatitis aftosa, faringitis, adenitis cervical	Infancia temprana	Desconocida	Glucocorticoides, cimetidina	No hereditaria
Síndrome TRAPS.[13]	Fiebre prolongada, dolor abdominal, rash migratorio, mialgia, amiloidosis	Infancia	Receptor de TNF (TNFRSF1A)	Glucocorticoides, Anakinra, canakinumab (inhibidores IL-1) Etanercept (antagonista TNF)	AD
Deficiencia de IL-1 Receptor Antagonista	Pustulosis neonatal, osteomielitis, pericarditis	Neonatal	IL1RN	Anakinra (inhibidor IL-1)	AR

---

[11] PAPA: Pyogenic Arthritis, Pyoderma gangrenosum, and Acne.

[12] PFAPA: Periodic Fever, Aphthous Stomatitis, Pharyngitis, Adenitis.

[13] TRAPS: Tumor Necrosis Factor Receptor-Associated Periodic Syndrome.

Enfermedad de Still del adulto

La enfermedad de Still del adulto es una entidad autoinflamatoria infrecuente caracterizada por un cuadro clínico sistémico con fiebre alta diaria, exantema evanescente y artritis. Su fisiopatología se relaciona con una activación exagerada del sistema inmune innato, especialmente de macrófagos y neutrófilos, con elevación de interleucinas proinflamatorias como IL-1, IL-6 e IL-18. No se asocia a autoanticuerpos, lo que la diferencia de enfermedades autoinmunes clásicas.

La presentación clínica típica incluye fiebre diaria elevada (habitualmente vespertina), artralgias o artritis (en ocasiones erosivas si el curso es crónico), **rash cutáneo asalmonado evanescente** coincidiendo con los picos febriles y odinofagia. Son frecuentes la linfadenopatía, hepatoesplenomegalia, pleuritis o pericarditis. En el laboratorio destacan leucocitosis con neutrofilia, ferritina marcadamente elevada (puede superar los 3000 ng/mL), VSG y PCR elevadas, y transaminasas discretamente aumentadas. ANA y FR suelen ser negativos.

El diagnóstico es de exclusión y se apoya en criterios clínicos tras descartar infecciones, neoplasias y otras enfermedades autoinmunes. Es fundamental considerar la evolución bifásica de la enfermedad: una forma sistémica autolimitada y otra crónica con predominio articular.

El tratamiento se basa en AINEs y glucocorticoides en los casos leves o moderados. En formas graves o con mala respuesta se utilizan fármacos inmunosupresores (metotrexato, ciclosporina) y biológicos dirigidos frente a IL-1 (anakinra, canakinumab) o IL-6 (tocilizumab).

Fiebre mediterránea familiar

La fiebre mediterránea familiar (FMF) es una enfermedad autoinflamatoria monogénica, hereditaria, de transmisión autosómica recesiva, causada por mutaciones en el gen MEFV, que codifica la proteína pirina. Esta alteración da lugar a una activación inapropiada del inflamasoma y una sobreproducción de interleucina 1β, responsable del cuadro clínico.

Afecta con mayor frecuencia a individuos de origen mediterráneo (judíos sefardíes, árabes, armenios y turcos) y suele debutar en la infancia o adolescencia. Se caracteriza por **episodios autolimitados de fiebre acompañados de serositis**:

- Peritonitis (dolor abdominal intenso)
- Pleuritis (dolor torácico unilateral)
- Sinovitis (monoartritis, frecuentemente de rodillas o tobillos).

Los ataques duran entre 1 y 3 días y se resuelven espontáneamente, con normalidad clínica entre episodios. El exantema eritematoso en piernas (eritema de los maléolos) también puede estar presente.

Durante las crisis hay elevación de reactantes de fase aguda (PCR, VSG) y leucocitosis. El diagnóstico es clínico. La confirmación genética es útil, aunque no siempre imprescindible.

La complicación más temida es la amiloidosis AA, especialmente en casos mal controlados, pudiendo conducir a insuficiencia renal. El tratamiento de elección es la colchicina, que previene los brotes y reduce el riesgo de amiloidosis. En casos resistentes, pueden emplearse inhibidores de IL-1 (anakinra, canakinumab).

Síndrome VEXAS

El síndrome VEXAS es un trastorno autoinflamatorio adquirido [el primero adquirido descrito en la literatura]. Está causado por mutaciones somáticas, es decir que no afectan a las líneas germinales, en el gen UBA1. Este gen codifica una enzima clave en la vía de la ubiquitinación. Al estar asociado al cromosoma X es más frecuente en varones (95%). Se caracteriza por un cuadro inflamatorio sistémico con fiebre y compromiso multiorgánico:

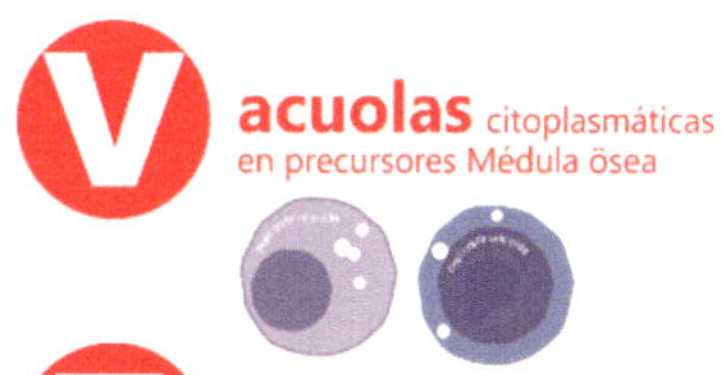

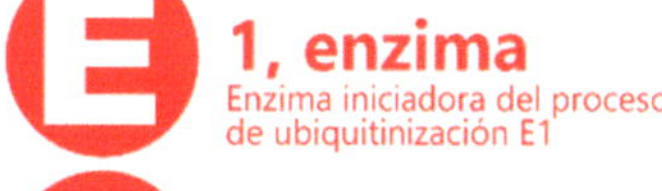

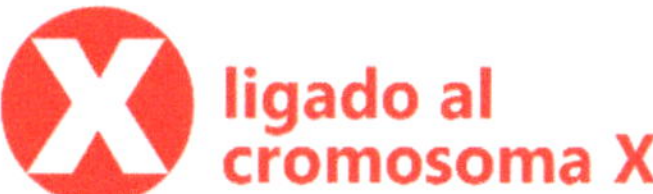

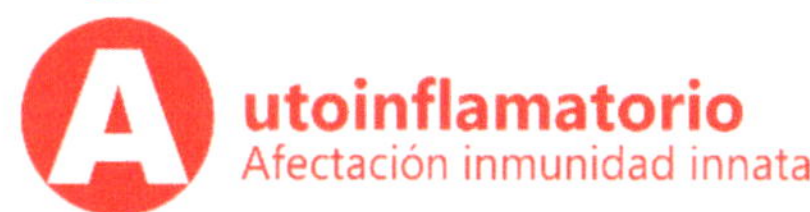

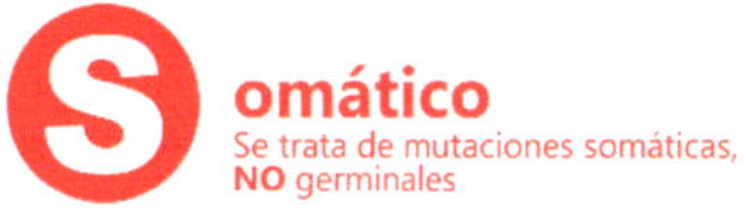

- afectación cutánea (desde dermatosis neutrofílica a vasculitis)
- de los cartílagos (condritis auricular o nasal)
- pulmonar (infiltrados pulmonares en 50%)
- afectación hematológica (anemia macrocítica en el 90-95% de los casos, linfopenia 80% y trombocitopenia 60-70%)
- elevación de reactantes de fase aguda.

Es una de las causas a descartar en los pacientes mayores, fundamentalmente varones mayores de 50 años, con fiebre recurrente sin foco claro, sobre todo cuando asocian patología inflamatoria sistémica. En algunas ocasiones su presentación puede semejar a la de una policondritis recidivante ya que muchos pacientes con síndrome VEXAS presentan inflamación del cartílago auricular y nasal, artritis y vasculitis. La afectación traqueal también puede ocurrir en ambas enfermedades.

La presencia en las pruebas de laboratorio de citopenias con macrocitosis y sobre todo descubrir en el estudio de médula ósea la existencia de vacuolas en los precursores mieloides y eritroides caracteriza la enfermedad. También es habitual la presencia de gammapatías monoclonales. La confirmación se realizaría don estudio genético de la mutación en UBA1.

Responde mal al tratamiento con glucocorticoides y otros inmunosupresores. Se han utilizado antiJAK y puede requerir trasplante de médula ósea.